U0312044

常见心肺血管疾病诊治与康复

主　编　刘　磊　曹　雪　李　赫
副主编　郑　岩　孟奭帅　李玉梅　王　强
编　委（按姓名汉语拼音排序）

　　　　曹　雪（哈尔滨医科大学附属第四医院）
　　　　代　茜（哈尔滨医科大学附属第二医院）
　　　　贾　宇（哈尔滨医科大学附属第四医院）
　　　　李　赫（哈尔滨医科大学附属第四医院）
　　　　李双星（哈尔滨医科大学附属第一医院）
　　　　李玉梅（哈尔滨医科大学附属第四医院）
　　　　刘　彬（海南医学院第一附属医院）
　　　　刘俊艳（哈尔滨医科大学附属第四医院）
　　　　刘　磊（海南医学院第一附属医院）
　　　　刘　娜（哈尔滨医科大学附属第四医院）
　　　　孟奭帅（哈尔滨医科大学附属第一医院）
　　　　申星花（哈尔滨医科大学附属第四医院）
　　　　孙丽秀（哈尔滨医科大学附属第四医院）
　　　　王　强（中国中医科学院望京医院）
　　　　于　瑶（哈尔滨医科大学附属第二医院）
　　　　赵　帅（哈尔滨医科大学附属第二医院）
　　　　赵艳茹（哈尔滨医科大学附属第四医院）
　　　　郑　岩（哈尔滨医科大学附属第四医院）

北京大学医学出版社

图书在版编目（CIP）数据

常见心肺血管疾病诊治与康复 / 刘磊，曹雪，李赫主编 . —北京：北京大学医学出版社，2022.6

ISBN 978-7-5659-2606-8

Ⅰ.①常… Ⅱ.①刘…②曹…③李… Ⅲ.①心脏血管疾病 – 诊疗②肺疾病 – 诊疗③心脏血管疾病 – 康复④肺疾病 – 康复

Ⅳ.① R54 ② R563

中国版本图书馆 CIP 数据核字（2022）第 043436 号

常见心肺血管疾病诊治与康复

主　　编：刘　磊　曹　雪　李　赫

出版发行：北京大学医学出版社

地　　址：（100191）北京市海淀区学院路 38 号　北京大学医学部院内

电　　话：发行部 010-82802230；图书邮购 010-82802495

网　　址：http://www.pumpress.com.cn

E-mail：booksale@bjmu.edu.cn

印　　刷：中煤（北京）印务有限公司

经　　销：新华书店

责任编辑：法振鹏　　责任校对：靳新强　　责任印制：李　啸

开　　本：787 mm×1092 mm　1/16　　印张：17.25　　字数：366 千字

版　　次：2022 年 6 月第 1 版　　2022 年 6 月第 1 次印刷

书　　号：ISBN 978-7-5659-2606-8

定　　价：80.00 元

　　心血管系统由心脏、血管以及在其内流动的血液组成，其作用好比人体的发动机及其动力传输系统，将营养物质送到全身各组织，并将组织代谢的废物运走。心肺血管系统疾病是临床常见病、多发病，在内科疾病中所占比例较大，已成为影响人类健康的重要疾病。随着传染病的控制，心肺血管疾病在人口死亡原因中所占比例更为突出。因此，提高我国心肺血管系统疾病诊治水平、降低其发生率和病死率，已成为心肺血管内科医师共同努力的目标。近年来，随着对心肺血管系统疾病的深入研究，各种诊疗指南也在不断更新，新的诊治手段及对疾病的新认识、新研究等不断涌现。为了在广大临床医师中普及和更新心肺血管疾病的诊断和治疗知识，进一步满足心肺血管内科相关专业人员的临床需要，帮助广大临床医师在临床工作中更好地认识、了解相关疾病，正确诊断与治疗疾病，并最终提高临床疾病的诊断率与治愈率，编者在参阅国内外相关研究进展的基础上，结合临床实践与经验编写了本书。

　　本书共分为6章，基本包括了心血管系统的常见病和多发病的诊断和治疗要点。对涉及的每一种疾病的诊疗过程，包括临床表现、辅助检查、诊断、治疗方案和临床经验进行了清晰阐述。同时，结合我国当前医疗纠纷发生率呈现上升趋势的大背景，本书重点突出诊断和治疗处理上的临床经验介绍，把有丰富临床经验高年资医师的临床思维方法和经验介绍给年轻医师，以期他们不走或少走弯路。书中还特别强调了如何做好病情告知和医患沟通，帮助年轻医师更好地构筑和谐的医患关系。本书立足临床实践，内容全面翔实、重点突出，力求深入浅出、方便阅读，是一部实用性很强的关于心肺血管疾病诊断与治疗的医学著作，适合心肺血管内科临床专业人员以及基层医务工作者使用。

　　本书在编写过程中得到了多位同道的支持和关怀，他们在繁忙的医疗、教学和科研工作之余参与撰写，在此一并表示衷心的感谢。

　　由于编者水平所限，文中不足之处在所难免，望广大读者不吝赐教。

编　者

目 录

第一章 心律失常的诊治 ………………………………………………… 1

   第一节 缓慢性心律失常 …………………………………………… 1

   第二节 期前收缩 …………………………………………………… 13

   第三节 预激综合征与室上性心动过速 …………………………… 18

   第四节 心房颤动和心房扑动 ……………………………………… 22

   第五节 室性心动过速 ……………………………………………… 30

   第六节 心律失常的康复护理 ……………………………………… 39

第二章 心力衰竭的诊治 ………………………………………………… 49

   第一节 急性左心功能衰竭 ………………………………………… 49

   第二节 急性右心功能衰竭 ………………………………………… 62

   第三节 难治性心力衰竭 …………………………………………… 70

   第四节 终末期心力衰竭 …………………………………………… 74

   第五节 高排血量性心力衰竭 ……………………………………… 76

   第六节 收缩性心力衰竭 …………………………………………… 85

   第七节 舒张性心力衰竭 …………………………………………… 93

   第八节 心力衰竭的康复护理 ……………………………………… 98

第三章 心肌病的诊治 …………………………………………………… 109

   第一节 病毒性心肌炎 ……………………………………………… 109

   第二节 扩张型心肌病 ……………………………………………… 113

   第三节 肥厚型心肌病 ……………………………………………… 117

   第四节 限制型心肌病 ……………………………………………… 121

   第五节 酒精性心肌病 ……………………………………………… 123

第六节　致心律失常型心肌病 …………………………………………… 128

第七节　心律失常性心肌病 ……………………………………………… 134

第八节　心肌病的康复护理 ……………………………………………… 139

第四章　冠状动脉粥样硬化性心脏病的诊治 …………………………… 152

第一节　稳定型心绞痛 …………………………………………………… 152

第二节　不稳定型心绞痛 ………………………………………………… 158

第三节　急性心肌梗死 …………………………………………………… 166

第四节　冠心病的康复护理 ……………………………………………… 178

第五章　高血压的诊治 …………………………………………………… 188

第一节　高血压 …………………………………………………………… 188

第二节　继发性高血压 …………………………………………………… 197

第三节　高血压危象 ……………………………………………………… 211

第四节　高血压的康复护理 ……………………………………………… 216

第六章　肺血管疾病的诊治 ……………………………………………… 224

第一节　肺动脉高压 ……………………………………………………… 224

第二节　肺栓塞 …………………………………………………………… 235

第三节　慢性阻塞性肺疾病 ……………………………………………… 249

第四节　支气管哮喘与心源性哮喘 ……………………………………… 254

第五节　肺血管疾病的康复护理 ………………………………………… 262

后记 ……………………………………………………………………… 268

参考文献 ………………………………………………………………… 269

第一章 心律失常的诊治

第一节 缓慢性心律失常

一、病态窦房结综合征

（一）案例分析

【主诉】患者男性，71 岁，因"发现心跳慢 10 年，反复乏力、头晕、黑矇半年，加重 1 周"来诊。

【提示】患者为老年男性，既往查体发现心跳慢，近半年反复乏力、头晕、黑矇，心电图提示窦性心律，心率 47 次 / 分。从临床看，应首先考虑是否因心动过缓导致重要脏器及肢体供血不足而产生上述症状。

1. 病史采集

【病史询问思路】主要应围绕乏力、头晕及黑矇的发作特点和伴随情况。例如，既往有无基础心脏疾病，有无心电图或动态心电图等检查，有无高血压、糖尿病、冠心病等情况，有无相关药物治疗史，有无甲状腺功能减退、颅脑疾病等病史。

【问诊主要内容】主要询问患者既往心动过缓病史和伴随症状。

（1）患者 10 年来心电图或动态心电图检查情况：了解患者是否有自我心率监测，心动过缓是持续性还是发作性，心动过缓时是否有伴随症状。病态窦房结综合征常由窦房结及其周围组织退行性病变或纤维化所致，也常见于冠心病、心肌炎和心肌病。多数患者心率下降是一个逐渐进展的过程，心电图及动态心电图可见整体心率偏慢，临床症状表现轻重不一；但有些患者可出现发作性心动过缓，即患者平时心率在正常范围，间断出现窦性停搏或心率突然显著减慢，此时患者常伴有胸闷、心前区不适、头晕、黑矇等症状，自扪脉搏常显著下降。

（2）近半年乏力、头晕及黑矇的发作特点：病态窦房结综合征的病程较长，一般进展缓慢，早期可无明显症状；随着疾病进展，患者可出现乏力、记忆力减退、活动耐量下降等表现。由于患者多为老年人，症状缺乏特异性，因而容易被忽略。大多数患者常在病情进一步加重，出现头晕、黑矇甚至晕厥等心脏、脑重要脏器严重灌注不足的症状时才会就诊。头晕、黑矇可数天发作1次，严重时1d发作数次。窦性停搏有时发生在夜间或平卧位，患者症状较轻。如果窦性停搏发生在站立位或行走中，患者症状较重；严重时，甚至摔倒摔伤。

（3）发病以来是否做过心电图或动态心电图检查

1）病态窦房结综合征心电图表现包括：①窦性心律，心率≤40次/分，持续时间≥1 min；②二度Ⅱ型窦房传导阻滞；③窦性停搏＞3.0 s；④窦性心动过缓伴有频发房性期前收缩、短阵心房颤动、心房扑动、室上性心动过速等，快速心律失常发作终止恢复窦性心律时，可出现窦性停搏，恢复时间＞2.0 s。

2）病态窦房结综合征动态心电图表现包括：①24 h总窦性心率减少（＜8万次）；②24 h窦性平均心率减慢（＜60次/分）；③反复出现＞2.0 s长间歇。

（4）基础心脏疾病病史，既往心血管用药史、抗心律失常药物应用情况：冠心病、心肌病、心肌炎是病态窦房结综合征的重要原因，也是决定治疗策略的重要影响因素，需要围绕这些疾病进行问诊。例如，患者是否存在高血压、高脂血症、糖尿病、吸烟、早发冠心病家族史等冠心病高危因素；近期是否有呼吸道或胃肠道症状合并发热（若继而出现心动过缓症状，则提示存在心肌炎）；既往是否有心肌病；既往是否合并有快速心律失常；近期是否有应用影响心率的药物（尤其是抗心律失常药物）及应用剂量、应用指征等；应注意药物原因引起的可逆性心动过缓。

【提示】问诊时，注意了解患者有无高血压、冠心病、糖尿病病史，注意药物治疗依从性和血压控制情况。查体时，注意患者基本生命体征测量。听诊时，注意心率情况。病态窦房结综合征患者听诊时，要耐心计数其心率，以便判断窦性心动过缓的严重程度；延长听诊时间有助于发现频率和节律异常，如窦性停搏、窦房传导阻滞的长间歇。部分患者合并阵发性心房颤动时，可发现心率绝对不规整，第一心音强弱不等症状，注意通过心电图、心电监测及动态心电图寻找心动过缓的客观证据。

【现病史】患者男性，71岁，因"发现心跳慢10年，反复乏力、头晕、黑矇半年，加重1周"就诊。患者10年前查体时发现心率50次/分，多次行心电图检查，心率均为50～55次/分。平素无胸闷、气短，无头晕、黑矇等不适，未进一步诊治，近半年自觉活动耐量下降，记忆力减退，时有头晕不适，偶有一过性黑矇，自扪脉搏多在45次/分左右。近1周黑矇发作较前频繁，有时1d发作数次。发病以来，饮食、睡眠正常，二便正常，体重无明显改变。

【既往史】有高血压病史20年，最高血压160/90 mmHg，平素服用苯磺酸氨氯地平（络活喜）5 mg/d，血压120/70 mmHg。1年前冠状动脉CTA检查提示：可见斑块，无明显狭窄。否认糖尿病病史，无烟酒等不良嗜好。

2. 体格检查

【体格检查结果】体温 36.5℃，脉搏 42 次 / 分，呼吸 20 次 / 分，血压 118/76 mmHg，精神尚可，无病理性面容，皮肤、黏膜无黄染苍白，口唇无发绀，颈静脉无怒张，肝颈静脉回流征阴性。双肺呼吸音清，未闻及干、湿啰音。心尖冲动点位于第 5 肋间锁骨中线内 0.5 cm，心率 42 次 / 分，心律齐，未闻及病理性杂音。腹软，无压痛、反跳痛，肝脾肋下未触及，双下肢不水肿。

3. 辅助检查

【提示】患者心电图提示严重窦性心动过缓，清醒状态下心率不足 50 次 / 分；动态心电图提示 24 h 总心率不足 6 万次，同时合并窦性停搏、房性心动过速，结合患者病史、临床症状，病态窦房结综合征诊断明确。

【辅助检查的内容及意义】

（1）实验室检查

①血常规和凝血功能：有无白细胞、中性粒细胞增高，凝血功能是否在正常范围，对于评估患者下一步能否接受器械植入有重要意义。

②生化检查：了解患者肝肾功能、电解质是否正常，初步评估患者血脂、血糖情况。

（2）心电图

①常规心电图：根据患者临床表现和体格检查，初步诊断为病态窦房结综合征。为进一步明确诊断，需要进行常规心电图检查。常规心电图是最基础、最方便的检查手段，在疾病发作期可记录特征性改变，如窦性停搏、窦房传导阻滞等。心电图检查可了解基本心率和心律，明确心动过缓是否有逸搏或逸搏心律。考虑心律失常具有间歇性发作的特点，常规心电图记录时间较短，可能会漏诊，心电图正常也不能完全除外，患者有发作性心动过缓。因此，只要心电图中曾经记录到心动过缓的客观证据，就可以诊断，无须反复检查。

②动态心电图：对于常规心电图正常但有头晕、黑矇症状的患者，可以考虑进行动态心电图检查。动态心电图能证实是否存在缓慢性心律失常、评价心动过缓严重程度、了解临床症状与心动过缓之间的关系。病态窦房结综合征患者在各种缓慢心律失常的基础上，还可以合并快速心律失常。动态心电图对病态窦房结综合征的诊断有重要意义。

③超声心动图：了解心脏各腔室大小、心功能情况和各瓣膜功能情况，判断患者是否合并心肌病、心肌炎等。

【辅助检查结果】

（1）心电图检查：窦性心动过缓，心率 42 次 / 分。

（2）动态心电图：24 h 总心率 58 740 次，平均心率 38 次 / 分，最慢心率 30 次 / 分，最快心率 72 次 / 分，＞2.0 s 间歇 457 次，最长间歇 4.10 s（为房性心动过速后窦房结恢复时间）；房性期前收缩 4321 次，短阵房性心动过速 5 阵。

（3）心脏超声心动图：各房室内径在正常范围，室间隔及左、右室壁厚度正常，运动协调，收缩厚度正常，各瓣膜形态结构、启闭运动未见明显异常；大动脉关系、内径正常，心包腔未见异常；静息状态下，心内结构及血流未见明显异常。

4. 诊断

【本例诊断】心律失常、病态窦房结综合征、窦性心动过缓、窦性停搏、房性心动过速、高血压。

5. 治疗

（1）药物治疗：病态窦房结综合征病程一般较长，大多是不可逆转病变，药物治疗疗效有限。由于临床上缺乏长期有效提高心率的药物，所以药物治疗仅作为应急处理，或是起搏治疗前的过渡。常用药物如下：

①阿托品：具有抗胆碱作用，能抑制迷走神经、增加心率。用法和剂量为每次 0.3 mg，3 ~ 4 次 / 日，口服；紧急时可予 0.5 ~ 2 mg 静脉推注。不宜用于青光眼和前列腺肥大的患者。

②异丙肾上腺素：为非选择性肾上腺素受体激动剂，对窦房结本身自律性无影响，可增加交界区或心室等下级起搏点自律性；仅在心动过缓已影响血流动力学，但又暂时无法行起搏治疗前急救用。用法和剂量为 1 ~ 2 g/min，静脉泵入。心肌缺血或心功能严重受损患者易导致快速室性心律失常，应谨慎。

（2）心脏起搏器：植入心脏起搏器是病态窦房结综合征患者唯一有效的治疗措施。在判断起搏器植入适应证时，要注意生理性心动过缓（常发生于训练有素的运动员）除外。对于运动员和运动量长期较大的年轻人来说，平时心率就比较慢，可能在 40 ~ 50 次 / 分，静息和睡眠时心率则更慢，但窦房结功能正常，也无症状，心率慢是由于迷走神经张力增高引起的，一般不考虑起搏治疗。同时还要注意，并非心率低于某一特定水平的患者都需要起搏治疗，而是这种缓慢的心率是否给患者带来不适症状。这是因为导致病态窦房结综合征的病理生理机制无法改变，因此起搏治疗的目的主要是改善患者的症状。对于症状性心动过缓患者，起搏治疗可对患者的生活质量带来益处，也能使部分患者的生存时间延长。在考虑是否进行起搏治疗时，应仔细评估上述心律失常与症状的关系，包括使用动态心电图或事件记录器进行多次间断心电监测。此外，窦房结功能障碍也可表现为窦房结变时功能不良，对运动或应激无反应或反应低下，频率适应性起搏器可使这类患者在体力活动时心率提高以适应生理需要。

6. 术后管理及患者随访

起搏器植入术后一般不会因植入手术而长期服用药物，药物治疗常常是针对患者自身基础疾病的。起搏器植入术后有些特殊的注意事项，主要包括：

（1）术后 7 d 拆线。

（2）术后 1~2 周，限制植入起搏器一侧的手臂活动；术后 3 个月内，避免上肢剧烈运动。

（3）如发现切口处有发热、流液及明显疼痛，应及时复诊。

（4）术后 3 个月行起搏器测试，以后每 6~12 个月定期复查一次。

（5）就医时，请务必告知医生安装有起搏器。

（6）请远离磁场及振动设备。

（二）疾病知识拓展

1. 目前心脏起搏治疗建议

（1）Ⅰ类：记录有症状的窦房结功能障碍，包括经常出现导致症状的窦性停搏（证据水平：C）。有症状的辨识性不佳者（证据水平：C）。由于某些疾病必须使用某类药物，而这些药物又可引起窦性心动过缓并产生症状者（证据水平：C）。

（2）Ⅱa 类：窦房结功能障碍导致心率＜40 次/分，症状与心动过缓之间存在明确的证据（证据水平：C）。有不明原因晕厥者，临床上发现或电生理检查诱发窦房结功能障碍（证据水平：C）。

（3）Ⅱb 类：清醒状态下心率低于 40 次/分，但症状轻微者（证据水平：C）。

（4）Ⅲ类：无症状的窦房结功能障碍者（证据水平：C）虽有心动过缓症状，但已经证实并非由窦性心动过缓引起（证据水平：C），由于服用非必须应用的药物导致的窦性心动过缓（证据水平：C）。

2. 永久起搏器植入术

（1）手术条件及准备：起搏器植入术必须在严格的无菌条件下，在专门的电生理导管室进行；手术应由专门从事该项专业工作的技术队伍完成，包括受过专门训练的专科医生、工程技术员和护士。相对固定的人员有利于提高手术成功率，减少并发症。此外，心导管室仪器也是手术成功的关键。①X 线机：能通过前、后位和侧面观察心脏影像，带有影像增强、电视屏幕及摄像等功能。②起搏分析仪：用于起搏导线定位时的参数测试。③心电监护仪：能了解心脏起搏是否有效，并持续监测手术过程中患者的心律变化，以保证安全。④血压和血氧饱和度仪：监测重要生命体征，有助于及时发现病情变化并处理，保证患者安全。⑤除颤器、麻醉机及急救药品：安装起搏器时，心内插入导线是一项有创性操作，心室颤动发生率尽管很低，但危害很大，尤其对心功能差的患者风险更大。

（2）术中患者麻醉方案及药物选择：经静脉插入心内膜电极导线的起搏器植入手术均采用局部麻醉，一般用 0.5%~1% 利多卡因，术前可给予少量镇静剂（如地西泮）；对于儿童和少数老年人或因其他原因不能配合手术的患者，可加用静脉麻醉。

（3）起搏导线及脉冲发生器植入技术：经静脉植入起搏器技术的要点包括静脉选

择、起搏导线固定、电极参数测试、连接并植入起搏器。常用的起搏器电极导线的静脉路径包括锁骨下静脉、头静脉和腋静脉，在这些静脉入路闭塞或其他原因不能应用的情况下，可考虑颈内或颈外静脉路径。采用锁骨下静脉和腋静脉穿刺技术较为方便快捷，头静脉切开技术难度稍大，两种方法各有利弊。对于专科医生来说，必须掌握静脉切开和静脉穿刺两套本领，这样在遇到疑难病例时才不会束手无策。

电极导线沿血管内腔顺行进入右心房及右心室，插送的过程应始终在X线透视下进行，做到"无阻力送管"，以确保安全。对于合并有先天性心脏病、心脏外科术后和大心脏患者，术前应仔细研究心脏X线片、超声心动图检查结果。手术时，应在切开或穿刺静脉前，先对患者行X线透视，再次了解其心肺状态，以便在发生并发症时有X线影像相对照。

为保证术后起搏器正常工作，应将起搏导线固定在稳定而且起搏参数满意的部位。除X线影像的指导外，起搏参数测试也是起搏器植入术中的一个重要步骤。由于心腔内各部位起搏参数不同，术者应将电极导线送入理想部位。起搏阈值指能刺激心肌，引起心脏激动（夺获）的最小电量，以一定脉宽下电压高低（临床常用）或一定电压下脉宽大小来表示。阈值过高会引起术后起搏器不夺获，或增加起搏器电池消耗。一般规定，在脉宽0.5 ms下，心房起搏阈值应 < 1.5 V，心室应 < 1.0 V，另一重要起搏参数是心腔内P波和R波振幅，是保证起搏器同步工作的关键。一般心房内P波振幅应 > 1 mV，心室R波振幅应 > 5 mV。

脉冲发生器可埋植于胸前左侧或右侧，囊袋应大小适宜。脉冲发生器应置于胸大肌筋膜之上，避免过深或过浅，以防止出血、肌肉刺激或囊袋破溃。

二、房室传导阻滞

（一）案例分析

【主诉】患者女性，43岁，因"胸闷、气短1周，突发晕厥1次"来诊。

【提示】患者为中年女性，既往无心脏病史，近1周感胸闷、气短，因晕厥摔倒来诊，来诊时心电图显示：三度房室传导阻滞，伴有交替性左右束支传导阻滞，室性逸搏心律，心室率35次/分。从临床看，应首先考虑心源性头晕。

1. 病史采集

【病史询问思路】主要围绕胸闷、气短发作特点，伴随情况应询问其胸闷的诱因、部位、性质程度、有无放射痛、发作时长和频率，缓解趋势、与呼吸运动等的关系；气短与活动的关系、活动耐力情况，有无夜间阵发性呼吸困难等心力衰竭症状；晕厥发作前是否有前驱症状，意识丧失持续时间，是否伴有四肢抽搐、排便失禁等情况；既往是否有基础心脏病，以往有无心电图或动态心电图等检查；有无高血压、糖尿病、冠心病等情况，有无相关药物治疗史；有无系统性疾病史，如结节病、淀粉样变性及神经肌肉疾病。

【问诊主要内容】主要询问患者胸闷、气短发作特点和晕厥发作情况。

（1）胸闷、气短发作特点：针对患者近1周胸闷气短发作特点，询问其发病前是否有呼吸道或消化道感染的症状、是否有剧烈胸痛等不适。一般来说，一些急性和可逆情况下的房室传导阻滞，例如洋地黄中毒、迷走神经张力增高、急性感染、电解质紊乱、急性下壁心肌梗死导致的房室传导阻滞往往是暂时的；当引起房室传导阻滞原发病因被去除后，大多数便逐渐恢复正常的房室传导。另外，慢性缺血性心脏病、原发性传导系统退化性改变、扩张型心肌病，以及其他一些慢性器质性心脏病导致的房室传导阻滞常常是持久或永久性的。这是因为房室传导系统已发生不可逆的器质性改变。

（2）患者晕厥发作情况：应询问其是否有前驱症状、晕厥持续时间、是否有抽搐、能否自行转醒、清醒后是否合并肢体活动异常等方面情况。完全性房室传导阻滞患者晕厥发作的常见原因有长时间心脏停搏、心排血量锐减、发生急性脑缺血等，患者立即意识丧失，有时伴有抽搐。此外，快速室性心动过速或室性心动过速蜕变为心室颤动，也是导致晕厥发作的原因。

（3）患者心电图或动态心电图检查：房室传导阻滞是指房室交界区不应期延长所引起的房室之间传导缓慢或中断的现象。阻滞部位可在房室结、希氏束及双束支。按阻滞的严重程度可分为一、二、三度。一度传导阻滞表现为每次冲动的传导时间延长，二度传导阻滞表现为部分冲动传导中断，三度传导阻滞表现为全部冲动均不能下传。

1）一度房室传导阻滞的心电图表现为：①P-R间期 > 0.20 s。②每个窦性P波后均伴随与之相关的QRS-T波群。理论上这一延迟可以在传导系统的任意部位，但实际上多见于房室结或以上的部位，QRS波无明显增宽，若QRS时限明显延长，要考虑阻滞部位位于房室结以下。

2）二度房室传导阻滞部分心房激动不能传导到心室，房室传导比例为2：1、3：2、4：3。二度房室传导阻滞又可以分为两型，Ⅰ型为文氏阻滞，或称为莫氏Ⅰ型；Ⅱ型又称为莫氏Ⅱ型。二度Ⅰ型房室传导阻滞心电图表现为：①P波规律出现，P-R间期逐渐延长，直到1个P波后脱漏1个QRS波群。②在心室脱漏后的第一个P-R间期又恢复至初始的时限，然后再次逐渐延长，周而复始地出现。二度Ⅰ型房室传导阻滞几乎都发生于房室结水平，尤其伴有窄QRS波时。二度Ⅱ型房室传导阻滞心电图表现为：①P波规律出现，P-R间期相等，但有周期性P波不能下传，发生心室脱漏。②发生心室脱漏的长R-R间期等于短R-R间期的2倍或整数倍。二度Ⅱ型房室传导阻滞的水平常常在房室结以下，因此多有QRS时限增宽，且QRS越宽大畸形，说明逸搏点位置越低，发生猝死的风险越大。

2：1房室传导阻滞是一种特殊类型，每个P波中就有一个P波被阻滞不能传导至心室。因此，无法判断 P-R 间期是否延长。因而，无法从心电图判断是二度Ⅰ型还是Ⅱ型传导阻滞。QRS 波时限是否增宽，以及 Holter 中是否记录到二度Ⅰ型或Ⅱ型阻滞的心电图表现，有助于进一步判断阻滞类型。

3）三度房室传导阻滞又称为完全性房室传导阻滞。心房的冲动完全不能传到心室，心电图表现为：①P-P 间期和 R-R 间期有各自的规律性，P 波与 QRS 波群无关。②P 波频率较 QRS 波群快。③QRS 波群为房室交界区逸搏心律或室性逸搏心律。完全性房室传导阻滞的位置可以在房室结，也可以在房室结以下。根据 QRS 波时限和频率有助于判断阻滞部位。高度房室传导阻滞通常是指 P 波和 QRS 波群的传导比例 > 3：1。

4）基础疾病及心脏疾病病史、既往心血管药物治疗史：由于成人完全性房室传导阻滞常见于各种原因引起的普遍心肌瘢痕化，尤其是缺血性心脏病、扩张型心肌病、原发性传导系统退化性变（Lenegre-Lev 病）以及高血压。房室传导阻滞的预后和治疗取决于许多因素，包括病史、症状、病因、心功能状态、阻滞程度和阻滞部位。

【提示】通过问诊了解患者既往无特殊病史，2 年前心电图曾发现二度房室传导阻滞，但患者未进一步诊治。本次发病前无发热、呼吸道或消化道感染病史，无剧烈持续胸闷、胸痛等症状。查体时，注意患者生命体征；听诊时，注意肺部呼吸音及啰音情况，评估患者是否合并有心功能不全。心脏查体注意心率、心音变化等情况。

【现病史】患者女性，43 岁，因"胸闷、气短 1 周，突发晕厥 1 次"来诊。患者近 1 周无明显诱因出现胸闷，多于活动时出现，伴有气短，无剧烈胸痛，夜间阵发性呼吸困难，无咳嗽、咳痰，无夜间阵发性呼吸困难，曾自扪脉搏 40 次/分左右，未进一步诊治。半天前，在等公共汽车时无明显诱因突发晕厥、摔倒在地，伴四肢抽搐，持续 1～2 min 后自行转醒。转醒后感到乏力、头晕，无肢体活动障碍。为进一步诊治由 120 急救车送入急诊。急诊心电图显示：三度房室传导阻滞，伴有交替性左右束支传导阻滞，室性逸搏心律，心室率 35 次/分，头颅 CT 未见异常。发病以来，饮食、睡眠正常，活动耐量下降，二便正常，体重无明显改变。

【既往史】既往身体健康，否认高血压、糖尿病、高脂血症等病史，否认其他病史。既往 2 年前体检心电图发现二度房室传导阻滞，患者未进一步诊治。

2. 体格检查

【体格检查结果】体温 36.8℃，脉搏 53 次/分，呼吸 20 次/分，血压 140/86 mmHg，神志清，精神尚可，无病理性面容，面部皮肤可见瘀斑，口唇无发绀，颈静脉无怒张，肝颈静脉回流征阴性。双肺呼吸音粗，未闻及干、湿啰音。心尖冲动点位于第 5 肋间锁骨中线内 0.5 cm，心率 53 次/分，心律不齐。第一心音强弱不等，偶可闻及响亮亢进的第一心音；第二心音正常或反常分裂，未闻及病理性杂音。腹软，无压痛、反跳痛，肝脾肋下未触及，双下肢不水肿。

3. 辅助检查

【提示】根据患者病史、症状和心电图检查，可以明确诊断为完全性房室传导阻滞。

【辅助检查内容及意义】

（1）实验室检查

①血常规和凝血功能：有无白细胞、中性粒细胞增高，凝血功能是否在正常范围，这对判断患者下一步能否接受器械植入有重要意义。

②生化检查：了解患者肝肾功能、电解质是否正常，初步评估患者血脂、血糖情况。

（2）心电图

①常规心电图：根据患者既往心电图及急诊心电图，初步诊断为完全性房室传导阻滞。常规心电图是最基础、最方便的检查手段。通过心电图检查可了解患者心率和心律、房室传导阻滞的程度和部位，逸搏心律来源部位。逸搏部位越低、心室率越低，越不稳定，越容易发生血流动力学不稳定，更需要引起重视。

②动态心电图：对于心律失常为间歇性或阵发性的患者，一次常规心电图可能不足以对病情诊断提供有效的信息。动态心电图对患者进行连续 24 h 的记录，会对心律失常诊断提供更有力、更全面的依据，同时由于心律失常阵发性的特点，因此临床上只要记录到房室传导阻滞客观证据就可作为诊断依据，无须反复检查验证。

③超声心动图：了解心脏各腔室大小、心功能情况和各瓣膜功能情况。

【辅助检查结果】

（1）常规心电图检查提示：完全性房室传导阻滞，交替性左右束支阻滞，室性逸搏心律，心房率 84 次 / 分，心室率 50 次 / 分。

（2）心脏超声心动图：各房室内径属正常范围，室间隔及左、右室壁厚度正常，运动协调，收缩厚度正常；各瓣膜形态、结构启闭运动未见明显异常；大动脉关系、内径正常；心包腔未见异常；静息状态下心内结构及血流未见明显异常。

4. 诊断

【本例诊断】心律失常、完全性房室传导阻滞、交替性左右束支传导阻滞、室性逸搏心律。

5. 治疗

该患者系完全性房室传导阻滞合并晕厥发作，心电图提示逸搏位点低，同时合并有交替性左右束支传导阻滞，应尽快完成起搏器植入；患者入院后再次因长时间心室停搏而出现黑矇、晕厥前兆等症状，考虑立即进行临时起搏器植入术。

（1）心脏临时起搏器的适应证：临时心脏起搏模式包括经静脉心内膜起搏、心外膜起搏、经食管心脏起搏和经胸心脏起搏，绝大多数临时心脏起搏采用经静脉心内膜起搏模式。心脏临时起搏系统包括起搏电极导线和临时起搏脉冲发生器。临时起搏电极导线头端有两个电极用于心脏电信号的感知和夺获，尾端带有两个针式插头与临时起搏脉冲发生器相连，常见的心脏临时起搏器适应证如下：

①急性心肌梗死期发生的窦性心动过缓（包括窦性停搏或窦房阻滞）、二度或三度房室传导阻滞。

②心脏外科围手术期的房室传导阻滞、窦性心动过缓、心房颤动时的长 R-R 间期等。

③药物（主要有受体阻滞剂、洋地黄、Ⅰ类和Ⅲ类抗心律失常药物、钙拮抗剂等）所致的心动过缓。

④心动过缓，或虽无心动过缓但心电图有双束支阻滞、不完全性三分支阻滞将要接受全身麻醉及大手术者。

⑤电解质紊乱引起的心动过缓。

⑥具有永久起搏指征，但因感染、身体条件或其他原因而暂不能实施者。

⑦需要更换永久性起搏器时发现患者有起搏依赖的情况。

⑧无法通过导管消融根除，药物治疗无效并且不宜用药或电复律的室上性心动过速或室性心动过速，需要临时采用猝发脉冲刺激终止心动过速者。

（2）临时心脏起搏器的植入方法：一般尽可能在 X 线透视指导下进行操作。如果为客观条件或患者病情所限而无法在 X 线透视下施行，就应该尽量选用带漂浮球囊的临时起搏电极。

①静脉穿刺一般选用股静脉、锁骨下静脉或右颈内静脉途径进行穿刺，将鞘管插入静脉并将临时起搏电极导线送至右心室。如果在没有 X 线透视的情况下进行床旁盲插，应首选锁骨下或右颈内静脉途径。

②放置电极。穿刺成功并插入鞘管之后，通过鞘管将临时起搏电极送至右室心尖部或其附近。放置过程中，应注意操作轻柔，以免诱发恶性室性心律失常。放置妥当后，即将电极远端与临时起搏的脉冲发生器负极相连接，近端电极与正极相连接。

③起搏阈值测定。在测定起搏阈值后，为保证起搏安全，起搏输出应设置为阈值的2.5 倍以上。

④电极的固定。留置鞘管，用针线固定鞘管以防脱出静脉。起搏电极出鞘管外的部分盘绕后，以乙醇纱布覆盖，然后以无菌贴膜或胶布固定。电极导线与临时起搏器的连接头部分最好也粘贴到体表，以免因牵拉而脱位。

结束操作之前，应常规行胸部透视检查是否有气胸或血胸。同时，确认电极位置情况。

（二）疾病知识拓展

1. 永久性起搏器

植入心脏起搏器可改善三度房室传导阻滞患者的生存率，尤其是发生过晕厥的患者。对于三度房室传导阻滞的患者，即使心室率＞40次／分也应该强烈建议其进行永久性起搏治疗，因为实际上决定安全性的关键因素不是逸搏心律的频率，而是逸搏心律的起源部位（是在房室结、希氏束内还是希氏束下），对一度房室传导阻滞的患者起搏治疗的必要性难以定论。二度Ⅰ型房室传导阻滞的部位通常是在房室结内，进展为三度房室阻滞并不常见，除非患者伴有症状，一般不需起搏治疗。二度Ⅱ型房室传导阻滞多为结下阻滞（希氏束及以下部位），特别是宽 QRS 时限者，易进展为三度房室传导阻滞，预后较差，起搏治疗是必须的。

植入起搏器前还需考虑房室传导阻滞是否是永久性的。可逆性的原因（如电解质紊乱）需先予以纠正。有些疾病可能经过其自然病程而缓解（如莱姆病），有些房室传导阻滞有望恢复（如因可识别的、可避免的生理性因素引起的迷走神经张力过高；围术期低温所致房室传导阻滞；房室传导系统附近手术后局部炎症所致房室传导阻滞）。相反，有些情况下（如结节病、淀粉样变、神经肌肉疾病）即使房室传导阻滞暂时恢复，但考虑疾病可能不断进展，仍需安装起搏器。

2. 目前房室传导阻滞的起搏建议

（1）Ⅰ类：任何阻滞部位的三度房室传导阻滞和高度房室传导阻滞，并发有症状的心动过缓（包括心力衰竭）或有继发于房室传导阻滞的室性心律失常（证据水平：C）。

长期服用治疗其他心律失常或其他疾病的药物，而该药物又可导致三度房室传导阻滞和高度房室传导阻滞（无论阻滞部位）并发有症状的心动过缓者（证据水平：C）。

清醒状态下任何阻滞部位的三度房室传导阻滞和高度房室传导阻滞且无症状的患者，被记录有3 s 或更长的心脏停搏，或逸搏心率＜40次／分，或逸搏心律起搏点在窦房结以下者（证据水平：C）。

清醒状态下任何阻滞部位的三度房室传导阻滞和高度房室传导阻滞，无症状的心房颤动和心动过缓者有一个或更多至少5 s 的长间歇（证据水平：C）导管消融房室结后出现的任何阻滞部位的三度房室传导阻滞和高度房室传导阻滞（证据水平：C）。

心脏外科手术后没有可能恢复的任何阻滞部位的三度房室传导阻滞和高度房室传导阻滞（证据水平：C）。

神经肌肉疾病导致的任何阻滞部位的三度房室传导阻滞和高度房室传导阻滞，如强直性肌营养不良、卡恩斯 - 塞尔综合征（Kearn-Sayre 综合征）、进行性假肥大性肌营养障碍、腓侧肌萎缩患者，有或没有心动过缓的症状（证据水平：B）。

伴有心动过缓症状的二度房室传导阻滞，无论分型或阻滞部位（证据水平：B）。

任何阻滞部位的无症状三度房室传导阻滞平均心室率＜40次／分或40次／分，伴有心脏增大或左室功能异常或阻滞在房室结以下者（证据水平：B）。

无心肌缺血下运动时的二度或三度房室传导阻滞（证据水平：C）。

（2）Ⅱa类：成人无症状的持续性三度房室传导阻滞，逸搏心率低于40次／分，不伴有心脏增大（证据水平：C）。

电生理检查发现在 His 束内或以下水平的无症状性二度房室传导阻滞（证据水平：B）。

一度或二度房室传导阻滞伴有类似起搏器综合征的血流动力学表现（证据水平：B）。

无症状的二度Ⅱ型房室传导阻滞，且为窄 QRS 波者，当二度Ⅱ型房室传导阻滞伴有宽 QRS 波者，包括右束支传导阻滞，则适应证升级为Ⅰ类（证据水平：B）。

（3）Ⅱb类：神经肌肉病，如强直性肌营养不良、进行性假肥大性肌营养障碍、腓侧肌萎缩患者，导致的任何程度房室传导阻滞（包括一度房室传导阻滞）有或没有相关症状，不能确定房室传导阻滞会进一步进展者（证据水平：B）。

某种药物或药物中毒导致的房室传导阻滞，但停药后可改善者（证据水平：B）。

（4）Ⅲ类：无症状的一度房室传导阻滞（证据水平：B）。

发生于希氏束以上或未确定阻滞部位是在希氏束内或以下的二度Ⅰ型房室传导阻滞（证据水平：C）。

可以自行恢复且不会再发生的房室传导阻滞 [如药物中毒性、莱姆病（Lyme disease）、一过性迷走神经亢进或有 / 无症状的睡眠呼吸暂停综合征导致的低氧]（证据水平：B）。

（三）基层医师工作要点

（1）缓慢性心律失常临床上比较常见，因起病缓、进展慢、症状轻，未引起重视，要学会认识，尤其要对非特异性症状加以排查。

（2）要了解某些缓慢性心律失常发作突然，症状严重时产生晕厥，甚至致命，要及时认识、及时抢救。

（3）心电图是诊断缓慢性心律失常的重要手段，有时需要 Holter 和长程心电监测，注意排查一过性迷走神经亢进、电解质紊乱、药物等引起的心动过缓。

（4）药物治疗缓慢性心律失常的作用有限，有症状和危重的缓慢性心律失常需要起搏器治疗。

（5）掌握临时起搏器植入术。了解永久起搏器植入适应证，危重症患者及时转诊。

（曹 雪）

第二节 期前收缩

一、案例分析

【**主诉**】患者男性，36岁，主因"间断心悸、胸闷2年"入院。

【**提示**】心悸症状鉴别：心悸症状包括各种类型及原因引起的心脏搏动不适的感觉，多与心律失常性疾病相关。患者常描述为"心跳得厉害""跳得很乱""心提到嗓子眼"等不同不适症状，有时与胸闷症状伴随或难以鉴别。问诊时需注意了解心悸症状是否为持续性，或为频发表现，或为单个出现，是否可感觉到心脏或脉搏跳动的节律、间歇、显著加快、显著减慢或明显紊乱，是否发作时数过脉搏或测过血压，常可通过症状细节判断心律失常类型。间断出现的"落空感"是期前收缩的典型症状，其他典型症状包括间断出现的"停跳"症状、"突然忽悠一下"，甚至是间断的咳嗽症状。"落空感"或"停跳"症状是由期前收缩发生后的代偿间歇引起的，由于代偿间歇内心室充盈时间延长，形成过度充盈、心排血量增加，引起一次心脏搏动显著增强的症状。所以，如果听诊或触诊脉搏时，可发现该症状紧随期前收缩出现。

（一）病史采集

【**病史询问思路**】心悸症状若表现为间断"落空感"一瞬即逝，应怀疑由期前收缩后代偿间歇或其他原因引起的长间歇造成。期前收缩可能为房性期前收缩或室性期前收缩，频发期前收缩的患者也可能出现非持续性房性或室性心动过速；其他原因的长间歇可能由窦房结功能异常、房室传导阻滞或房性引起，房性期前收缩有时可引起心电图称之为"房早未下传"的现象，期前收缩下传在交界区遇到不应期引起心室未被激动。期前收缩与其他长间歇在症状上常常难以区分，需要进一步问诊其他心律失常现象，严重者包括头晕、黑矇、晕厥甚至猝死后生还。心电学证据尤为重要，既往的各种心电图、动态心电图等资料都是诊断最重要的依据，如确定存在频发期前收缩或心动过速，应进一步寻找可能导致心律失常的原因，需要鉴别的主要病因及危险因素包括高血压、各种器质性心脏疾病、陈旧性心肌梗死、急性心肌炎、各种心肌病等。本例患者2年前出现心悸症状时有呼吸道感染表现，应注意鉴别急性心肌炎，但心悸最初出现后已过2年，慢性心肌炎较少见，除关注心肌损伤标志物外，条件允许的情况下还应查心脏磁共振（CMR）寻找可能的心肌瘢痕组织，问诊时应注意有无活动耐量下降、慢性下肢水肿等心功能不全表现。

【**现病史**】患者2年前咽部不适、咳嗽2周，诊断为上呼吸道感染，其间出现心悸、胸闷，心悸症状表现为间断出现的"落空感"，无胸痛、头晕、黑矇、晕厥，每次发作经 5 ～ 60 min 可缓解，每 4 ～ 5 日发作 1 次至每日发作 1 ～ 2 次。于当地医院查胸部 X 线片、心电图未见明显异常，给予酒石酸美托洛尔 12.5 mg，bid 口服，2 周后基本无发作，停用上述药物。半年前再次上呼吸道感染并出现心悸、胸闷症状，与前基本相同，再次服用酒石酸美托洛尔，查 Holter 提示全天心搏数 133 705 个，室性期前收缩 37 172 个，其中 2876 次成对室早和 2 阵非持续性室速，停用酒石酸美托洛尔、辅酶 Q_{10}，为进一步诊治来我院。患者自发病以来，饮食、二便正常，活动耐量无明显受限。

【既往史】患者既往体健，否认高血压、糖尿病、心肌炎等病史。否认家族心肌病病史。

（二）体格检查

1. 期前收缩的常见体征及体格检查重点

期前收缩患者如非期前收缩密集时，常难以发现异常体征，诊断主要依靠患者症状及心电图证据诊断。如期前收缩较多者，心脏听诊可能闻及提前的心音，相应脉搏短绌，之后为一个较长的间歇，脉搏上表现为一次"漏搏"，如为连续二联律或三联律可表现为脉率过缓。听诊和脉搏触诊如果发现上述情况，且与患者症状相伴随，在初诊时对诊断非常有价值，需要注意鉴别的是窦房结功能异常或房室传导阻滞造成的长间歇，虽然脉搏表现上相近，但因无实际心室收缩，故相应"漏搏"时不可闻及心音。另外，体格检查时需注意有无器质性心脏病表现或可能继发期前收缩的体征，如心界是否扩大，或甲状腺是否肿大等。

2. 期前收缩的病因与诱发因素

室性期前收缩与其他类型心律失常机制类似，由局灶兴奋与折返两种机制引起，目前认为以局灶兴奋及微折返机制为主。少数类型如分支和乳头肌相关及心肌梗死后瘢痕相关室早 / 室速被认为以局部折返机制为主。室性期前收缩的密集发生有时可与交感神经兴奋相关，如紧张、疲劳等，此类患者 Holter 检查常可发现夜间期前收缩较少；另一部分患者期前收缩频率与心动过缓相关，夜间及心率较慢时反而室早较多，与情绪等相关不明显。有明显诱因的室性期前收缩患者，如无诱因时期前收缩较少，应以避免诱因为主，常不需要更积极的治疗措施。与交感兴奋相关的室性期前收缩患者应用受体阻滞剂可能有效，而与心动过缓相关者反而不适合应用受体阻滞剂。

【体格检查结果】血压 134/76 mmHg，心率 105 次 / 分，呼吸 14 次 / 分，体温 36.3℃，双肺呼吸音清，双肺未闻及干、湿啰音，叩诊心界不大，心律不齐，可闻及提前出现的心音，伴相应脉搏短绌，未闻及杂音，双下肢不水肿，其余无明显异常。

（三）辅助检查

【提示】室性期前收缩心电图表现为宽大畸形的 QRS 波群，与 P 波无关，期前收缩后一般为完全性代偿间歇。读图时首先应注意 P 波与 QRS 波群的关系，以鉴别房性期前收缩伴室内差异性传导。其次，应注意期前收缩的 QRS 波群形态是否一致，如不一致也可能为融合波（其前必有相关的 P 波）或多源性室性期前收缩，最好多次做心电图或进行动态心电图检查，如为单一形态的期前收缩可进一步判断该期前收缩的起源部位。根据案例心电图可判断为右心室流出道部位起源的室性期前收缩。

【辅助检查结果】

（1）血液检查：常规检查血、尿、便常规，血生化、心肌损伤标志物、凝血、感染筛查均无异常。

（2）超声心动图：左心室舒张末内径 5.1 cm（BSA：2.3），LF：60.0%，二尖瓣、三尖瓣轻度反流。

（3）动态心电图：心率 55 ~ 124 次 / 分（平均 86 次 / 分），总心搏数 109 608 次，室性期前收缩 16 329 次，室早负荷 14.9%，室性期前收缩呈单一形态。

（4）电生理检查：经电生理标测证实最早激动点位于右心室流出道区域，遂进行射频消融。

【分析】室性期前收缩起源部位对于判断室性期前收缩的性质和预后有较大意义。如流出道部位室性期前收缩以特发性为多，而特发性室性期前收缩较少出现于心尖部及游离壁；特发性发生室性心动过速时演变为心室颤动的风险相对较小，有时持续性室速对血流动力学影响较小；如果需要射频消融，特发性流出道期前收缩的成功率较高，而乳头肌、心外膜来源的室性期前收缩等则往往消融效果不是很理想。由于胸前导联尤其是 V_1 ~ V_3 导联对判断室性期前收缩起源部位极为重要，需特别注意严格按照心电图操作规范定位、放置。由于心脏在胸腔内位置和心脏本身结构的变异，体表心电图定位室早起源一般在一定区域内较准确，而难以精确定位到起源局部，如主动脉窦来源室性期前收缩与左心室流出道来源室性期前收缩，虽有心电图表现上的差异，但很难做到单纯通过心电图准确区分。

（四）诊断

【提示】室性期前收缩患者在评估症状程度和发生频率的同时，必须对其进行定性诊断，确定为器质性室性期前收缩或特发性室性期前收缩。定性诊断主要依据病史是否存在陈旧性心肌梗死、心功能不全、风湿性心脏病等常见器质性心脏疾病。除病史以外，一般需筛查电解质、甲状腺功能，除可逆性继发因素外，查超声心动图（有条件可做心脏磁共振成像）以排除心功能不全心脏瓣膜病或心肌病；如有可疑的冠心病症状或病史，应考虑进行冠状动脉 CTA 或冠状动脉造影检查。

【诊断】频发室性期前收缩、非持续性室性心动过速。

【分析】流出道来源室性期前收缩（包括左心室和右心室）绝大多数为无器质性心

脏病的特发性室性期前收缩，预后相对较好，药物及射频消融治疗效果好，尤其是右心室流出道来源的室性期前收缩消融成功率可达90%或以上；而左心室游离壁、右心室游离壁心尖部等部位起源，或图形提示为心外膜起源的室性期前收缩则多由器质性心脏病引起，易发生室速、心室颤动。

（五）治疗

【提示】根据欧洲心脏病学会（ESC）指南《室性心律失常和心脏性猝死管理》，该患者属于有症状的右心室流出道室性期前收缩，期前收缩高度频发，且曾服用药物治疗效果不佳，可考虑进行射频消融治疗（为Ⅰ类适应证，证据水平：B）。

1. 药物治疗

入院后停用酒石酸美托洛尔、辅酶Q_{10}，暂避免应用抗心律失常药物，从入院至出院未予任何口服或静脉药物。

【分析】期前收缩患者如有明显症状影响生活，或期前收缩发作非常频繁（负荷＞10%）时，一般需要药物或手术治疗。常用治疗药物包括美托洛尔或维拉帕米，美西律、普罗帕酮、索他洛尔及胺碘酮也有效果，但出于不良反应的顾虑，对于预后较好的室性期前收缩患者一般很少使用后四种药物。室性期前收缩治疗有效的标准，一般认为是全天室早负荷减少70%以上。其对血流动力学影响极小，如无症状可不予处理，注意纠正病因或诱因即可给该患者使用辅酶Q_{10}。

2. 射频消融治疗

【射频消融术】入院第3日行电生理检查，经静脉三维标测证实最早激动点位于右心室流出道区域，遂进行射频消融，右心室及部分肺动脉解剖建模，圆点为室早起源点，位于右心室流出道区域。

射频消融是通过射频发生器将交流电能转变为射频能释放于消融电极顶端，造成电极接触部位的局部组织损伤，发生凝固坏死，继而瘢痕化、失去电生理功能的一种微创手术。在室性期前收缩治疗中，主要是应用三维空间建模与标测技术，在磁场和电场定位下，重建出相关心内膜及血管空间结构，并参照体表或心内固定位置电极，标记兴奋区域激动的相对时间，将最早激动的位置认为是室性期前收缩的起源局灶或折返传出点，一般以此为靶点进行治疗。对于特殊类型的室性心律失常则据其机制略有不同，如分支相关室性期前收缩常以浦肯野纤维电位（P电位）为靶点，而瘢痕相关室早/室速则需标记瘢痕区并寻找可能的折返或通道位置，此类手术的并发症包括血管穿刺部位血肿、动静脉瘘、心脏穿孔、心脏压塞，各种不同部位、不同程度的传导阻滞等。

【术后观察及随访】术后患者未服用抗心律失常药物，术后半年随访未再出现心悸、胸闷症状。

【本例分析】患者以间断心悸、胸闷为症状，表现为密集的"落空感"，符合典型的单个期前收缩症状，既往日常生活中未出现过持续心悸、黑矇、晕厥病史，无器质性心脏疾病史，不符合室性心动过速表现；Holter 结果也以单个和部分成对期前收缩为主，首先诊断为高度频发的室性期前收缩。进一步对室性期前收缩原因进行筛查，由于右心室流出道室性期前收缩多为特发性，结合病史无冠心病病史、EF 值正常，也无右心室心肌病证据，考虑为特发性室性期前收缩（如需进一步除外病因，可考虑冠状动脉 CTA 或心脏磁共振成像等检查，磁共振成像检查是发现心肌水肿、瘢痕与纤维化等异常的常用手段）。对症状性高度频发的特发性室早，β 受体阻滞剂效果不佳，应考虑射频消融治疗。射频消融后需门诊随访，在无抗心律失常药物情况下，1 ~ 3 个月后复查 ECG、Holter 及 UCG，评价治疗效果。

二、疾病知识拓展

（一）室性期前收缩相关心肌病

对于特发性室性期前收缩，如发作非常频繁，可能引起左心室扩大、射血分数下降的表现，进而出现临床心功能不全的症状、体征，为扩张型心肌病表现。如无其他引起扩张型心肌病的明确病因，如缺血性心肌病、长期未控制的高血压等，可考虑为室性期前收缩相关心肌病（曾与其他心律失常引起的扩张型心肌病统称为"心动过速性心肌病"）。室早相关心肌病的发生机制有别于其他类型心动过速性心肌病，其总心搏次数常无显著增加，推测与室性期前收缩发生过程中心室异常的收缩顺序及其引起的神经体液调节异常有关。室性期前收缩的全天负荷，即室性期前收缩占全部心搏的百分比，是预测是否会出现室性期前收缩相关心肌病的关键。多数报道中的患者室早负荷在 15% 或 20% 以上，最少的室早负荷为 10%，然而并没有观察到室早负荷的多少与室早相关心肌病发生率的直接相关性。室早相关心肌病患者如经过射频消融治疗，室性期前收缩显著减少，其心脏结构及功能常常可以恢复。

（二）室性心动过速危险分层

室性心动过速目前主要以持续时间分类，心电图、Holter 等发现的 > 3 个连续的室性快速心搏，至持续时间 < 30 s 的称为"非持续性室性心动过速"，持续 30 s 以上的称为"持续性室性心动过速"。以室性心搏的心电图形态是否一致分为单形性室性心动过速与多形性室性心动过速，多形性室性心动过速中还包括一种特殊类型的尖端扭转型室性心动过速，表现为电轴方向正负交替逐渐变化。持续性、多形性均为室性心动过速的高危表现，易导致血流动力学障碍，可引起黑矇、晕厥、猝死，也易恶化为心室颤动。持续的多形性室性心动过速一经发现应立即进行电复律（是否同步需要根据波形紊乱情况而定）。持续的单形性室性心动过速应立即判断血流动力学是否稳定，如存在血压偏低或直立性不耐受等表现应尽快给予同步电复律。室性心动过速发生前短时间内，有时

可观察到某些心电"预警"现象，如室早 R 波出现在 T 波上（"R on T"现象）、T 波振幅的隔位交替变化（T 波电交替），需特别警惕。

三、基层医师工作要点

（1）期前收缩是临床上常见的一种心律失常现象，少量期前收缩属于生理现象，可不予处理。期前收缩频发（＞1000 次／日）可能引起临床症状，但房性期前收缩和一般的频发室性期前收缩预后一般较好。

（2）对于一般患者，如因体检发现频发期前收缩，应结合病史、体格检查进行合理的检查，如 Holter、超声心动；除器质性心脏病并评估频发程度外，如有器质性心脏疾病应进一步对因治疗。

（3）对于室性期前收缩高度频发，且为症状性特发性室性期前收缩患者，应考虑采用药物控制或射频消融方式减少期前收缩的负荷，以避免出现心动过速性心肌病。当患者频发多形性期前收缩，或期前收缩高度频发时，可考虑转诊至上级医院或心脏专科医院进行诊治。

（4）如房性期前收缩或室性期前收缩无症状，或发生频率不高，一般无须处理。如期前收缩症状严重影响患者生活，可试用受体阻滞剂类药物如酒石酸美托洛尔、维拉帕米或中药治疗。

（申星花）

第三节　预激综合征与室上性心动过速

一、案例分析

【主诉】患者男性，27 岁，发作性心悸 10 年。

【提示】患者为青年男性，间断心悸。按常见的思路应当考虑心律失常的可能。要进一步鉴别心律失常的原因。心悸作为首诊症状时的鉴别要点。

（一）病史采集

【病史询问思路】

（1）注意询问发病年龄，诱发因素，发作频率。

（2）询问心悸有无突发突止特点。

（3）注意询问伴随症状，有无血流动力学紊乱。

（4）注意询问终止方式。

【现病史】患者10年前无明显诱因出现心悸，自数脉率极快，伴出汗及轻微恶心，无呕吐及黑朦、晕厥，症状持续10余分钟突然终止，患者未进一步就诊。此后患者上述症状间断发作，均无明显诱因。1年前患者症状再发，持续1 h不缓解就诊于当地医院，诊断为"预激综合征"。给予按压颈动脉窦后症状消失。此后患者症状发作时自行刺激咽部或按摩颈动脉窦可终止。3个月前症状发作时上述方法不能缓解，再次就诊于当地医院，予以静脉推注普罗帕酮后发作终止，患者今日为求进一步治疗来我院。患者自发病以来饮食、睡眠、二便正常，体重增加。

【既往史】患者既往体健，否认食物、药物过敏史。

【分析】根据患者症状特点，考虑阵发性室上性心动过速可能性大。

（二）体格检查

【体格检查结果】体温36.4℃，脉搏70次/分，呼吸16次/分，血压110/74 mmHg，心前区无明显隆起及凹陷，心尖搏动点位于左锁骨中线内1 cm，无抬举样搏动。各瓣膜区触诊未及震颤，未及心包摩擦感。心律齐整，心脏各听诊区未闻及杂音及附加心音。叩诊心界不大。双肺呼吸音清，未闻及明显干、湿啰音，腹部平坦，腹软、无压痛，肝、脾未触及。双下肢无水肿。

【分析】患者体格检查无明显阳性发现。实际上阵发性室上性心动过速（paroxysmal supraventricular tachycardia，PSVT）患者在症状发作间期很难通过体格检查发现明显阳性体征。但是我们可以通过体格检查排除一些问题，如是否合并甲状腺疾病和是否存在其他的心脏基础病。在心动过速发作期，通过体格检查可以发现患者心率增快，且节律齐整。若节律不齐整，S_1强弱不等，需要考虑心房颤动的可能。部分房室折返性心动过速的患者由于心房和心室同时收缩，可见颈静脉搏动，如"大炮波（canon wave）"。

（三）辅助检查

1. 血液检查

（1）血常规：BC：4.78×10^9/L，Hb：154 g/L，PLT：203×10^9/L。

（2）血生化：Scr：84 mmol/L，K：3.53 mmol/L，ALT：23 IU/L，AST：30 IU/L，心肌肌钙蛋白I（cTnI）：0.02 ng/ml，BNP：81 pg/ml。

（3）凝血功能：PT：10.2 s，APTT：29.3 s，D-dimer：0.02 mg/L。

（4）心肌损伤标志物：入院后完善，CK-MB等心肌损伤标志物结果均为阴性。

2. 影像学检查

（1）心电图：①患者窦性心律下可见delta波，考虑为预激综合征可能。同时，心

电图可见 V_1 导联主波及预激波方向均为正向，应诊断为 A 型预激综合征。②患者发作时心电图上可见窄 QRS 波心动过速，考虑为房室结前传，旁道逆传的顺传型。

（2）超声心动图：心内结构及功能未见异常。

【分析】本例患者青年发病，心悸症状突发突止，可通过刺激迷走神经方式终止心动过速，ECG 可见预激波，考虑符合预激综合征（WPW 综合征，A 型）及 PSVT 诊断。

（四）诊断

【本例诊断】阵发性室上性心动过速、A 型预激综合征。

【鉴别诊断】PSVT 的鉴别诊断主要考虑：①是否为 PSVT，是否存在窦性心动过速、室速、心房颤动等其他快速性心律失常可能。②考虑为何种 PSVT。通常意义的 PSVT 包括 3 种类型：房室结折返性心动过速（AVNRT）、房室折返性心动过速（AVRT）及房性心动过速（AT）。准确鉴别三种心动过速的方式有赖于心腔内电生理检查的结果。

（五）治疗

该患者接受射频消融术，术中证实为左侧旁道。消融后心电图可见预激波消失，随访无心动过速发作。

二、疾病知识拓展

（一）预激综合征治疗方式

预激综合征作为一种传导束解剖学变异的疾病，药物治疗在很大程度上只能起到终止急性发作的作用，长期维持效果不佳。可以选择的主要药物包括 β 受体阻滞剂、普罗帕酮、维拉帕米等。

（二）预激综合征发作时终止方式

部分患者因心动过速发作就诊。终止方式可考虑刺激迷走神经。常用的方法包括刺激咽部、瓦尔萨尔瓦（Valsalva）动作（目前还提出了改良 Valsalva 动作，即快速下蹲并双手抱拳紧压胸骨中下段处做 Valsalva 动作）、压迫眼球（注意避免双侧同时压迫），曾用的按压颈动脉方法现在不推荐应用。

1. Valsalva 动作

Valsalva 动作分为 4 个时相，phase 1 是深吸气过程，肺迅速膨胀，可以压迫主动脉导致主动脉内压有一过性升高。phase 2 即 Valsalva 动作，紧闭声门做呼气动作，这时候胸膜腔内压显著升高甚至达到正值，导致回右心血量显著降低，虽然此时肺循环被压缩，能相应地向左心室挤压一部分血液，但仍然不能代偿减少的回右心血量减少，所以这个时相回左心血量也是降低的，主动脉内压也因此相应降低，反射性兴奋交感神经引起心动过速。phase 3 是紧闭的声门突然松开的一个短暂时相，由于此时胸膜腔内压骤降，肺回缩对主动脉的压迫突然撤除，所以这个时相主动脉内压有一个短暂的降低，引起心率短暂升高。phase 4 才是重点，由于之前紧闭声门引起的胸膜腔内压升高撤除了，所以大量的血液被抽吸进入右心，相应的回左心血量快速增加，主动脉内压也相应升高，反射性兴奋迷走神经，导致心脏受抑制。这个时相也正是 Valsalva 动作兴奋迷走神经的关键。

2. 药物终止

（1）腺苷：10 mg 快速静脉推注，起效快、半衰期短，但可造成一过性传导阻滞、窦性停搏，患者可能出现黑矇、晕厥，需要有所防范，高龄患者应避免应用。另外，腺苷可能造成患者面色潮红，呼吸困难，但多可迅速恢复。值得注意的是，如果 AVRT 为逆向性，即激动向上传导经房室结、向下传导经房室旁路，如应用腺苷可完全阻断房室结传导，这样来自心房的快速激动全经旁路下传，导致室速或心室颤动，其后果可想而知。

（2）盐酸普罗帕酮：为 Ⅰ C 类抗心律失常药物，用于终止 PSVT 时可给予 70 mg 缓慢静脉推注，推注时注意心律监测。若不能终止，可于 20 ～ 30 min 后再次静脉推注，一般不超过 210 mg。若患者存在严重冠心病、陈旧性心肌梗死或心功能不全，应禁用。

（3）维拉帕米：CCB 类药物，可给予 5 mg 静脉推注，推注时间为 5 ～ 10 min。

（4）β 受体阻滞剂：可减慢心动过速时心室率但终止发作效果差，与腺苷相同，维拉帕米和 β 受体阻滞剂也不适用于逆向性 AVRT，因为其可阻断房室结传导，但并不能影响旁路的传导。

（5）胺碘酮：一般不用作终止 PSVT 发作的一线用药。

3. 电复律

PSVT 一般不引起血流动力学变化。但对于高龄、心功能不佳的患者，长时间持续发作或发作时心室率过快，还是可以引起血压下降，严重时可导致循环衰竭。所以，必要时要考虑紧急电复律。电复律时一般选择 50 ～ 100 J 的同步电复律，复律后警惕窦性停搏的风险。

4. 射频消融

由于 PSVT 是一类先天性传导束解剖变异的疾病，所以根治只能通过射频消融的方式。该技术的原理为通过射频能量损毁慢径或旁道。目前 PSVT 一类推荐的治疗方式为射频消融术。该手术治疗 PSVT 的成功率高达 97％ 以上，且并发症低。术后一般不需要服用药物维持疗效。

三、基层医师工作要点

（1）通过典型发作症状，心电图可以识别典型 PSVT 的患者。

（2）可以处理 PSVT 急性发作，掌握一般的终止方式。

（3）可以向患者提出进一步进行射频消融术的治疗。

（曹　雪）

第四节　心房颤动和心房扑动

一、案例分析

【主诉】患者男性，73 岁，主因"间断心悸 1 年余，加重伴头晕 40 min"入院。

【提示】心悸是指患者自觉心脏跳动的不适感或心慌感。作为心内科最常见的症状之一，心悸的可能病因范围极其广泛：

（1）心律失常：尤其是期前收缩、心房颤动（房颤）、心房扑动（房扑）、房性或室性心动过速（房速、室速）或阵发性室上性心动过速（阵发性室上速）等快速性心律失常；除此之外，缓慢性心律失常可因长 R-R 间期后的心搏更为有力而导致心悸。

（2）器质性心脏病：冠心病、心脏瓣膜病、先天性心脏病、心功能不全等各种器质性心脏病，均可有心悸表现。

（3）引起心率增快的病理情形：较常见者如发热、甲状腺功能亢进症、贫血及低血糖等。

（4）剧烈运动，精神紧张，饮用酒、浓茶、咖啡等饮料或服用致心率增快的药物后。

（5）心脏神经症及其他心身疾病：器质性疾病需除外。

（一）病史采集

【疾病问诊思路】对于以心悸为主诉的患者，问诊时应包括：病程、发作频率、每次发作有无诱因，持续时间起始和终止特点程度轻重、有无颈部搏动感、多尿等表现；是否曾合并血流动力学障碍或黑蒙、晕厥等表现及是否有胸痛、呼吸困难、出汗、发热、头痛等伴随症状；是否有焦虑、抑郁、精神紧张等表现；近期有无腹泻、呕吐、感染等情形；既往有无器质性心脏病、心血管病危险因素以及甲状腺、贫血相关病史等。

【现病史】患者老年男性，1 年来间断发作心悸，伴胸闷、乏力、出汗，无胸痛、恶心、呕吐，无黑蒙、晕厥。平时活动耐量不受限。每月发作 1 ~ 3 次，无明显诱因，偶于夜间睡眠时发作，曾于发作时行心电图检查，诊断为"心房颤动"，并服用普罗帕酮

150 mg，tid 治疗。40 min 前进食后再发心悸，程度较前剧烈，并伴头晕，尤以站立时明显，遂来院就诊。自起病以来患者精神、饮食、二便正常，睡眠欠佳，体重无明显下降。

【既往史】高血压病史 10 余年，血压最高 200/100 mmHg，平时服用氨氯地平 5 mg/d，血压控制在 130/80 mmHg 左右，其余无特殊。

（二）体格检查

【提示】心悸、乏力、头晕、呼吸困难、活动耐量下降等是快速性心律失常共同的症状。确切诊断有赖于心电图等检查，但仔细的病史和体格检查不仅能提供一些诊断线索，更重要的是有助于迅速评估患者病情是否存在可纠正的诱因、是否需要紧急处理，还能对可能的并发症进行风险评估、对既往治疗效果进行评价、为长期治疗方案的制定提供重要依据。除此之外，在问诊、体格检查时应注意寻找可能导致心律失常的基础疾病证据，如心功能不全、心脏瓣膜病、先天性心脏病、呼吸系统疾病、甲状腺功能异常以及其他内分泌系统疾病的相关体征。

【体格检查结果】体温 36.2℃，呼吸 18 次 / 分，血压 100/50 mmHg，神志清楚，可平卧，无颈静脉充盈或怒张。双肺呼吸音清，未闻及干、湿啰音。心界不大，心率 150 次 / 分，心律齐，未闻及病理性杂音。双下肢无水肿。

【分析】就本例患者而言，心律绝对不齐、第一心音强弱不等、脉搏短绌是房颤的标志性体征。房颤发作时 R–R 间期不规则，当 R–R 间期缩短时心室舒张期充盈不足，故下一跳搏出量不足，外周动脉搏动减弱或消失，从而发生第一心音强弱不等、脉搏短绌等现象。另外，患者发作时的多尿症状也是房性心律失常的特征之一，可能与心房利尿钠肽分泌增多有关。突发突止一般认为是阵发性室上性心动过速的特征之一，但很多快速性心律失常发作时均为一跳期前收缩触发，表现为突然发作。黑矇、晕厥既可为快速心率（尤其是合并器质性心脏病者），也可为长 R–R 间期所致，如为后者，应用抗心律失常药时应谨慎，而血流动力学状况是心律失常临床评估的最重要方面，无论是室上性还是室性心律失常，当血压稳定时可以从容评估、检查或处理，而血压下降明显时则应立即复律。

（三）辅助检查

1. 实验室检查
血常规、尿常规、粪便常规、甲状腺功能均无明显异常。

2. 心电图
体表心电图是诊断心律失常最基本的方法。

3. 经胸超声心动图（B 类）
左心房 38 mm，左心室射血分数 62%。胸部 X 线检查无明显异常。

【分析】快速性心律失常的心电图诊断要点包括发作时 QRS 波宽窄、节律、P 波和 QRS 波关系、P 波和 QRS 波形态以及与静息心电图对比等。

（1）房颤的体表心电图特点：①心律绝对不规则，即 R-R 间期不等且找不到等倍数规律；②P 波消失；③心房激动显示大小不等、节律不齐的 F 波支配，其频率＞300 次/分。一般来说，无论 QRS 波宽窄，当心律绝对不规则时首先应考虑房颤可能。如房颤患者出现心律规则且心率较慢的情况，应考虑是否合并三度房室传导阻滞，心室由交界区自主节律支配。另外，F 波在某些导联可较大且近于规则，例如左上肺静脉驱动或围绕二尖瓣环大折返主导的房颤 V 导联 F 波可呈宽大、规则的"锯齿波"形态，但在其他导联仍为不规则的"颤动波"表现。

（2）房扑为心房内大折返导致的心律失常，其心房由规则的折返激动支配，表现为体表规则的 F 波。房扑可分为两类：①典型房扑：即三尖瓣环峡部依赖的房扑，最多见者为围绕三尖瓣环的逆钟向大折返，在体表心电图上表现为 F 波在下壁导联呈负向锯齿波、在 V₁ 导联为窄小正向波的经典房扑图形。也偶见围绕三尖瓣环的顺钟向大折返，其 F 波方向、形态与前者相反，在下壁导联为正向、在 V 导联为负向，称为反向典型房扑。②不典型房扑：即非三尖瓣环峡部依赖的房扑，其折返环可能在右心房其他部位或左心房，根据折返环部位和机制 F 波可表现为不同的形态，多见于合并器质性心脏病或曾接受过导管消融或心脏手术的患者。

房扑患病率约为房颤的 1/10，但经常见于房颤患者，典型房扑的 F 波频率多为 300 次/分左右，而房室下传比例以 2∶1 ~ 4∶1 为多，故心室率多为 150 次/分、100 次/分或 75 次/分，偶见房室以 1∶1 比例下传而心室率高达 300 次/分者。当心率为 300 次/分或 150 次/分左右时，F 波可能与 QRS 波或 T 波重叠，不易辨认而难与 PSVT 等鉴别。在分析接近两种心率的心动过速心电图时应考虑是否存在房扑可能，并仔细与窦性心律心电图对比观察是否存在隐藏的下波，尤其是合并房颤者 Valsalva 动作和按摩颈动脉窦等刺激迷走神经的手法或腺苷等药物有助于一过性降低房室传导比例、显露 F 波。除此之外，在判读房颤、房扑患者体表心电图时，还应注意有无其他心肺疾病征象，如冠心病、肥厚型心肌病和肺栓塞等，并应注意房室传导、Q-T 间期等与房颤诱因及药物治疗密切相关的指标。

（3）房颤、房扑根据体表心电图即可确定诊断，欧美指南均将体表心电图作为房颤的确诊手段。其他辅助检查的目的在于发现房颤、房扑诱因和基础病因，对房颤、房扑进行分类并评估和治疗相关的临床情况等，主要包括：

①实验室检查：血常规、血生化、甲状腺功能、凝血功能等。重点在于注意有无与房颤、房扑有关的可纠正因素，如感染、贫血、电解质异常、甲状腺功能异常等，以及与抗栓、抗心律失常药物治疗有关的指标，如肝肾功能、电解质、甲状腺功能和凝血功能等。脑钠肽（BNP）有助于心功能不全的鉴别和评估，但房颤本身也可导致 BNP

升高。

②胸部 X 线检查：评估心肺基础疾病，服用胺碘酮者用于动态监测是否存在肺间质病变。

③超声心动图：确定是否存在器质性心脏病，评估心房、心室大小，瓣膜状况及是否存在心功能不全等。《欧洲心脏病学会心房颤动管理指南》建议所有房颤患者均应行经胸超声心动图检查（Ⅰ C 类）。经食管超声心动图用于复律前除外心房血栓。

④动态心电图：用于评估心率控制状况及明确症状与房颤、房扑发作的相关性等。

（四）诊断

【诊断】心律失常、阵发性心房颤动、阵发性心房扑动、高血压病 3 级极高危。

【分析】《欧洲心脏病学会心房颤动管理指南》将房颤分为 5 类：

（1）初次诊断房颤：以前从未诊断过房颤，不论房颤持续时间及症状轻重。

（2）阵发性房颤：能自行终止，一般每次发作不超过 48 h 但也可持续达 7 d，7 d 内经药物或电复律转复者也视为阵发性房颤。

（3）持续性房颤：持续 7 d 以上，包括持续 7 d 以上后经药物或电复律者。

（4）长程持续性房颤：持续 1 年以上并准备采用节律控制策略者。

（5）永久性房颤：患者和医师决定接受房颤心律，放弃节律控制尝试。永久性房颤和长程持续性房颤的界定在于是否准备采用节律控制策略。

（五）治疗

1. 紧急治疗方案及理由

【方案】予吸氧、心电监护，开放静脉通路，给予胺碘酮 150 mg 缓慢静脉推注后以 600 mg 加入 5% GS 500 ml 泵入，泵速 50 ml/h（胺碘酮 1 mg/min），6 h 后减为 25 ml/h（胺碘酮 0.5 mg/min）转复为窦性心律。

【理由】房颤、房扑发作时的急诊处理原则包括：

（1）处理可能的可逆诱因，例如饮酒、腹泻、电解质紊乱、感染、肺栓塞以及内分泌因素等。

（2）心室率控制：房颤、房扑发作时如有血流动力学不稳定则应立即复律，如血流动力学稳定则既可选择心率控制又可选择转复窦性心律急诊，控制心室率一般选择起效较快的 β 受体阻滞剂、维拉帕米或地尔硫䓬等药物。对合并左心室收缩功能不全者可静脉应用西地兰，病情较重者也可持续泵入胺碘酮控制心室率，而维拉帕米和地尔硫䓬等非二氢吡啶类钙拮抗剂因其负性肌力作用，可加重心功能不全。

（3）转复窦性心律：房颤、房扑的窦性心律转复包括电复律和药物复律两种方式，血流动力学不稳定时应立即予以电复律，血流动力学稳定时既可选择药物复律也可选择电复律。对于无器质性心脏病的房颤、房扑患者，药物复律首选伊布利特或普罗帕酮等转复成功率较高、心外不良反应较少的药物。其中伊布利特为Ⅲ类抗心律失常药，通过增加慢钠内向电流、阻滞快速延迟整流钾通道而延长复极，其作用具有"频率依赖性"，即心率越快，抗心律失常作用和延长 Q-T 间期作用越明显，伊布利特转复窦性心律成功率高、起效快，但可导致尖端扭转型室速，因此用药前后应密切进行心电监护，并避免使用其他延长 Q-T 间期的药物。普罗帕酮为ⅠC类抗心律失常药，通过阻滞钠通道延长动作电位时程、减慢心房肌自律性和传导速度而达到抗心律失常效果，其抗心律失常作用也具有频率依赖性。和伊布利特相比，普罗帕酮起效较慢，转复过程中可能因心房率减慢反而加速房室结前传而导致心室率加快甚至发生室性心律失常。另外，对于反复发作的阵发性房颤患者，有人推荐发作时给予普罗帕酮 450 ~ 600 mg 顿服，但首次使用必须在院内监护条件下进行。

对于有心肌肥厚、心功能不全或心肌缺血等器质性心脏病的患者，可给予胺碘酮转复。胺碘酮兼具四类抗心律失常药物作用，是目前房颤药物转复和窦性心律维持有效的药物，但其心外不良反应较多，尤其是甲状腺功能异常等发生率较高，还可能出现间质性肺损伤，在用药前应进行甲状腺功能、胸部 X 线等检查；应用胺碘酮转复房颤时，如给予负荷量及维持量 24 h 后仍未转复可予以电复律，此时胺碘酮可起到易化复律的作用。同样，对一次电复律不成功的患者，也可静脉给予胺碘酮易化后再次电复律。

电复律转复房颤、房扑较药物复律更为迅速，在心房不大、持续时间较短者成功率较高。在转复房颤时一般予以同步，双相 200 J 或单相 360 J 复律，而转复房扑时往往以较小能量即可奏效。电复律前应用地西泮或咪达唑仑等药物镇静，并严密监测生命体征，注意是否有急性肺水肿、心动过缓等并发症发生。一次复律不成功者可将电极片位置由心尖—胸骨旁移至前胸后背、改用电极板并加大下压力度、换用双相或高能除颤器，给予药物易化复律等。多次电复律者应注意皮肤灼伤问题。

房颤、房扑患者转复窦性心律时可使心房血栓脱落，转复后心房钝抑也易于产生血栓并引发栓塞。对于持续时间≥ 48 h 的房颤或房扑，应在转复前 3 周到转复后 4 周给予口服抗凝药物治疗，并于转复前行 TE 检查以除外左心房血栓；对于持续时间＜ 48 h 者，在复律前可不给予口服抗凝药物，可给予普通肝素或低分子量肝素后再转复。对于血流动力学不稳定需要立即电复律者，应给予普通肝素或低分子量肝素后再行复律，不要因抗凝问题延误复律抢救。复律后是否长期口服抗凝药物治疗应根据卒中风险而非心律失常是否复发决定。

2. 维持治疗方案及理由

【方案】华法林 3 mg，qn，根据 INR 调整剂量；胺碘酮 200 mg，tid，1 周后减为 200 mg，bid，2 周后减为 200 mg，qd。

【理由】

（1）血栓栓塞预防：房颤和房扑的维持治疗包括血栓栓塞预防、心率控制和节律控制三大方面。其中，血栓栓塞预防是唯一有明确证据能降低死亡和卒中风险的治疗策略，因此在房颤治疗中居于首要地位。房颤与房扑、阵发性房颤与持续性房颤血栓栓塞预防的原则相同。传统上应用 CHADS2 评分对房颤患者进行血栓栓塞风险评估并指导抗凝治疗。CHADS2 风险评估根据以下危险因素评分：心力衰竭（congestive heart failure，C）、高血压（hypertension，H）、年龄（age，A）、糖尿病（diabetes，D）、脑卒中（stroke，S）、（合并脑）卒中或 TIA 发作史计 2 分，年龄 ≥ 75 岁、高血压病史、糖尿病和近期心力衰竭史各计 1 分，总分为 6 分。《心房颤动抗凝治疗中国专家共识》推荐，如 CHA2DS2 评分 ≥ 2 分，卒中风险等级为高危，应长期口服抗凝药物治疗；如为 1 分，风险等级为中危，可长期口服抗凝药或阿司匹林；如为 0 分，则风险等级为低危，无须抗凝治疗。

CHADS2 评分的缺点在于对中、低危患者的风险评估不够精细。CHA2DS2 评分为 0 分者卒中每年发生率仍达 1.9%，而 1 分者每年达 2.8%，在这些患者中如仅给予阿司匹林甚至不给予抗凝治疗，其卒中风险仍不容忽视。CHADS2 评分为 1 分被分入中危组比例很大，而中危患者并未给出明确的抗栓选择，因此近年来欧美指南建议使用更细致的 CHA2DS2-VASC 评分。CHA2DS2-VASC 评分在 CHA2DS2 评分基础上将年龄 ≥ 75 岁由 1 分改为了 2 分，增加了血管疾病、年龄 65 ~ 74 岁、性别（女性）三个危险因素，最高评分为 9 分。CHA2DS2-VASC 评分 ≥ 2 分者应口服抗凝药，评分 1 分者则根据患者个体情况决定。CHA2DS2-VASC 评分主要基于欧美的研究结果，能否应用于亚洲人群尚缺乏足够证据。结合我国现状，近年来仍根据 CHA2DS2 评分指导国人抗凝治疗决策，而 CHA2DS2-VASC 评分体系目前也逐渐被接受。

华法林是用于房颤血栓栓塞预防最经典的口服抗凝药物。华法林为维生素 K 拮抗剂，可抑制凝血因子 Ⅱ、Ⅶ、Ⅸ、Ⅹ 合成，用于非瓣膜病性房颤，可使脑卒中风险下降 2/3、病死率下降 1/4。华法林抗凝强度通过血液国际标准化比值（INR）来测定，非瓣膜病性房颤 INR 目标为 2.0 ~ 3.0，通常于服药后第 3 天、第 7 天和第 10 天化验 INR，一般于第 2 次或第 3 次化验时达标者不需调整剂量。如第 3 天 INR 已升至 1.5 以上则应注意密切观察，否则 INR 过高易增加出血风险，INR 稳定者可每月复查 1 次。华法林经肝酶 P450 系统代谢，受食物和药物影响很大，因此食物和药物变动时应复查 INR。阿司匹林也是传统上用于房颤抗凝治疗的药物，但实际上阿司匹林用于房颤血栓栓塞预防的证据十分有限，《欧洲心脏病学会心房颤动管理指南》不建议将阿司匹林单用作为房颤抗栓治疗方案（Ⅲ A 类）；而阿司匹林＋氯吡格雷双联抗血小板治疗的房颤卒中预防效果不及华法林，出血率则较华法林高。

根据对北京 32 家医院 11 496 例房颤患者的研究，在 CHADS2 评分 ≥ 2 分的患者中仅 31.3% 服用华法林。对出血风险的顾虑是华法林应用不足的重要原因。华法林治疗中出血常常和 INR 波动有关，尤其是服药早期发生率最高。同时，应注意控制各项出血高危因素，如高血压、既往出血史、饮酒以及外伤等。HAS-BLED 评分有助于对出血高危患者的识别，包括高血压、肝肾功能损害、卒中、出血史、INR 波动、老年（年龄 > 65 岁）、药物（如双联抗血小板治疗药物或非甾体类抗炎药）或酗酒等因素，HAS-BLED 评分 ≥ 3 分时服用口服抗凝药应谨慎。

（2）控制心室率：房颤药物治疗策略分为心率控制和节律控制两类，其目标均为改善症状。既往比较两种策略的大规模随机对照试验（RCT）均提示节律控制在死亡、卒中等硬终点并不优于心率控制，而药物不良反应等反而更多，多数患者以控制心率即可达到控制症状的目的。但也有证据提示节律控制策略的生存获益受限于现有抗心律失常药的窦性心律维持率和不良反应。在临床实践中，应根据年龄、房颤持续时间、左心房大小、症状、心功能状况、是否合并器质性心脏病或可能影响药物治疗的其他疾病、是否适宜于导管消融或其他非药物治疗等综合评估房颤患者长期维持窦性心律的可能性和可能获益，并与治疗的不良反应进行权衡，选择合适的治疗策略。

心室率控制的一线药物为 β 受体阻滞剂和非二氢吡啶类钙拮抗剂。地高辛口服对静息心室率控制效果较好，而对活动后心室率增快者效果较差，且起效较慢，需监测地高辛浓度，多用于合并心功能不全患者，对于心室率未达标者可联合应用地高辛和 β 受体阻滞剂/非二氢吡啶类钙拮抗剂中的一种，仍未达标者可以口服胺碘酮控制心室率。关于心室率控制的目标是采用严格的心率控制（静息心率 ≤ 80 次/分）还是宽松的心率控制（静息心率 ≤ 110 次/分）存在争议。《心房颤动患者管理指南》建议，对于症状明显的房颤患者采取严格的心率控制，而对于无症状且左心室功能正常者可考虑宽松的心率控制，如果活动时症状明显，可行运动试验据以调整心率控制目标。而《欧洲心脏病学会心房颤动管理指南》建议以宽松的心率控制作为初始治疗方案。

（3）维持窦性心律：以抗心律失常药物维持窦性心律的目的在于控制房颤症状。现有抗心律失常药的长期窦性心律维持率均较低，药物节律控制的目标在于降低房颤发作次数而非完全维持窦性心律。同时，应注意抗心律失常药的致心律失常作用和其他不良反应。为了尽量降低不良反应发生风险，在应用抗心律失常药物治疗房颤时可采用短期、间断的使用策略，例如在药物或电复律后或导管消融后数周至数月内应用抗心律失常药物，或在房颤发作较频繁时短期应用一段时间后停用。

在选择抗心律失常药物时，应将安全性放在首要位置来考虑，而不是有效性。对于无器质性心脏病的房颤患者，一线用药为普罗帕酮、索他洛尔或盐酸决奈达隆，胺碘酮则作为二线选择；对于合并心肌缺血、心脏瓣膜病或心肌肥厚的患者，可考虑索他洛尔、胺碘酮或盐酸决奈达隆；对于合并心功能不全的患者，可选择胺碘酮。所有抗心律失常药物均应于用药前和用药数天内行心电图检查，尤其注意 P-R 间期、QRS 波和 Q-T 间期等指标，用药过程中也应定期复查并避免其他导致 Q-T 间期延长的因素。服用胺碘酮者还应注意监测甲状腺功能、胸部 X 线片以及其他与其不良反应相关的症状、体征。

3. 出院治疗方案及理由

【方案】患者服用胺碘酮仍有房颤发作，遂行导管消融治疗。目前术后 1 年，无房性心律失常复发。

【理由】房颤是一种慢性疾病，往往需要长期、终身治疗和随诊。但近年来导管消融技术的进展已使相当一部分房颤患者得到根治。其原理在于房颤的发生机制与肺静脉触发等驱动机制和心房基质的维持机制有关，而导管消融则通过隔离肺静脉以及心房线性消融或电位消融等基质改良消除房颤的驱动机制和维持机制。对于已经是一种抗心律失常药治疗无效的有症状的阵发性房颤，已有很多RCT证实导管消融成功率明显优于药物治疗，目前已被公认为房颤导管消融的指征，而在有经验的中心导管消融也可作为阵发性房颤的一线治疗方案。就持续性房颤和长程持续性房颤而言，虽然导管消融成功率相对较低，但也优于药物治疗，一些观察性研究提示房颤导管消融可能改善卒中、死亡等长期预后，但目前尚无RCT证据。导管消融治疗阵发性房颤的成功率约为70%，持续性房颤约为50%，主要并发症包括心房食管（≤0.5%）、围手术期卒中（≤1%）、心脏压塞（1%~2%）和肺静脉狭窄等，围手术期死亡率<0.2%。《欧洲心脏病学会心房颤动管理指南》将药物治疗无效的阵发性房颤列为导管消融的Ⅰ类指征，而将有症状持续性房颤或长程持续性房颤列为其Ⅱa类指征。

导管消融是典型房扑的常规根治手段。典型房扑为围绕三尖瓣环的大折返，以导管消融阻滞三尖瓣环峡部线即可阻断其折返环，如以三尖瓣环峡部阻滞线双向阻滞为消融终点，复发率可达5%以下。房扑消融前后应注意术前3周至术后4周规范口服抗凝药物治疗。术后复发房性心律失常者短期内多为三尖瓣环峡部阻滞线传导恢复所致，而远期则多为房颤发作所致。

二、疾病知识拓展

新型口服抗凝药（NOAC）是近年来房颤治疗领域显著的进展之一。华法林受食物药物影响大，需定期抽血监测INR且常常需要调整剂量，因此应用率和INR达标率均不满意。而达比加群、利伐沙班、阿哌沙班和依度沙班等NOAC可以固定剂量使用，起效快，无须监测INR，受药物和食物影响小，目前达比加群和利伐沙班已在国内常规应用。达比加群为直接凝血酶（Ⅱa因子）抑制剂，利伐沙班为直接Xa因子抑制剂。在相关大规模RCT中，达比加群110mg，bid和利伐沙班20 mg，qd在预防卒中或体循环栓塞的有效性方面，以及严重出血等安全性方面均不劣于华法林，而出血性卒中发生率低于华法林。达比加群80%经肾排泄，利伐沙班35%经肾排泄，在应用于合并肾功能不全房颤患者时均应减量。在血肌酐清除率（CCR）≤50 ml/min者应将利伐沙班减为15 mg，qd。而在CCR≤30 ml/min者应将达比加群减为75 mg，bid。在CCR≤15 ml/min的终末期肾病患者，两者均无明确证据，而华法林的安全性尚可接受，需口服抗凝治疗时应选择华法林，而目前认为植入机械瓣和中度与重度二尖瓣狭窄的房颤患者只能应用华法林抗凝。

左心耳封堵术是房颤抗凝治疗的另一种方法。非瓣膜病性房颤左心房血栓90%来自左心耳，因而可通过介入方式以封堵器堵闭左心耳达到预防血栓栓塞的目的。目前关于左心耳封堵术的两项RCT提示其对房卒中预防效果和华法林类似，而远期出血风险可能较低。其即刻成功率达98%，30天内的并发症发生率约为4%。《欧洲心脏病学会心房颤动管理指南》建议左心耳封堵术适用于长期口服抗凝药物存在禁忌的房颤患者（Ⅱb类）。

就房颤消融治疗而言，除了经典的经导管射频消融之外，还可以通过其他方式实现肺静脉隔离乃至心房基质改良。例如，外科微创手术也是房颤消融的选择之一，尤其以胸腔镜下双极射频或冷冻消融隔离肺静脉最为常用，一些学者开始探索在单次手术中联合应用介入和外科手段治疗房颤的"杂交"术式。冷冻球囊隔离肺静脉有效性和导管消融相近，虽然X线暴露较多但操作更为简单，已得到越来越多的认可。

三、基层医师工作要点

（1）和其他快速性心律失常一样，房颤、房扑的急诊处理时首先应注意血流动力学是否稳定。

（2）房颤、房扑治疗中应注意原发疾病和合并情况的识别和处理，如心肌炎、心功能不全、电解质紊乱、内分泌疾病尤其是甲状腺功能异常等。

（3）房颤的长期治疗中抗凝是重点，根据患者情况通过共同决策可选择导管消融等节律控制或抗凝＋心率控制等方案。

（刘 磊）

第五节 室性心动过速

一、案例分析

【主诉】患者男性，25岁，工人。主因"反复发作性心悸2年，再发4天"入院。

（一）病史采集

【病史询问思路】患者为年轻男性，反复发作心悸2年，近4天来再次发作。按照常规临床思路，病史询问应注意如下几点：

（1）明确患者不适感为临床所描述的"心悸"：心悸（palpitation）是人们主观上感觉对心脏跳动的一种不适或心慌感。心率缓慢时常感到心脏搏动有力，心率较快时常感到心跳不适。心悸发生时，心率可快可慢，也可以心律不齐，心率和心律正常时也可以发生心悸。患者常常主诉"能感觉到自己的心跳""心跳得很重""心跳得像打鼓一样""心跳到嗓子眼""心慌得好像做了亏心事一样"等。

（2）追问发作诱因：如劳累、精神因素、饮酒等发作诱因可用于鉴别心悸为生理性或病理性。①生理性原因所致心悸多见于剧烈运动或精神过度紧张状态，以及饮酒、浓茶、咖啡，使用某些药物后。②病理性原因所致心悸诱因多不明确，且多和原发病关系明显。如阵发性室上性心动过速所致心悸多为突发突止，无明显诱因；部分期前收缩患者的心悸可表现在交感神经兴奋性增加时。

（3）详细询问病程：应详细询问患者心悸病程长短、每次发作持续时间、疾病进展情况、如何终止等；器质性病因所致心悸多病程较长，病程逐渐进展等。

（4）伴随症状：根据伴随症状不同，多提示不同病因及不同严重程度。

①伴心前区疼痛者，常见于冠状动脉粥样硬化性心脏病，如心绞痛、心肌梗死，或心肌炎、心包炎、心脏神经症等。

②伴发绀者，常见于先天性心脏病、右心功能不全、休克等。

③伴呼吸困难者，见于急性心肌梗死、心肌炎、心包炎、心力衰竭、重症贫血等。

④伴发热者，见于急性传染病、风湿热、心肌炎、心包炎、感染性心内膜炎等。

⑤伴晕厥、黑矇、抽搐者，见于高度房室传导阻滞、心室颤动、阵发性心动过速、病态窦房结综合征等。患者一旦有晕厥病史，则提示病情危险程度相对较高，因此问诊时必须询问患者是否有黑矇和晕厥的相关症状。

⑥伴贫血者，见于各种原因引起的急性失血，此时常有虚汗、脉搏微弱、血压下降或休克，且慢性贫血时心悸多在劳累后明显。

⑦伴消瘦、出汗、食欲亢进者，见于甲状腺功能亢进症。

⑧伴阵发性高血压者，见于嗜铬细胞瘤。

【现病史】患者自2年前起，反复无明显诱因下出现心悸，无法自行终止，无胸闷胸痛，无头晕头痛，无呼吸困难，无黑矇晕厥，每次发作时至当地医院查心电图示：室上性心动过速可能，给予药物治疗后好转（具体不详），症状反复。患者4天前再次出现心悸症状，与之前类似，遂至我院门诊查心电图示：室性心动过速（室速），今来我院求进一步诊治，拟以室性心动过速收住入院。病程中患者精神尚可，无畏寒发热，无咳嗽咳痰，无恶心呕吐，无腹痛腹泻，饮食尚可，睡眠欠佳，大小便正常，近期体重无明显变化。

【分析】患者年轻男性，反复发作性心悸，发作时症状不重，无黑矇晕厥，外院心电图提示室上性心动过速（室上速）可能，但我院心电图提示室性心动过速可能。分析患者现病史时，应注意考虑如下几点：

（1）根据患者症状及就诊经历，考虑患者快速性心律失常可能性较大，但具体是哪一种心律失常，还需进一步探究。

（2）患者外院心电图提示室上性心动过速，但我院心电图提示室速。按照一元论，患者同时患有上述两种疾病的可能性极低，很有可能是室性心动过速的特殊类型（如窄QRS波的分支型室速），或者是室上速伴差异传导，这还需要发作时心电图的进一步分析和电生理检查的确诊。在还未确诊之前，一定要按照其中严重者处理，因此入院后应首先考虑患者室速可能。

（3）患者虽然室速可能性大，但是根据对患者症状的评估，无黑矇晕厥等症状提示患者虽然心动过速反复发作，但尚不影响血流动力学，因此目前初步评估患者病情尚稳定。

【既往史】否认高血压、糖尿病、冠心病等慢性病史；否认结核、乙肝等传染性疾病史；否认食物、药物过敏史；否认手术史、外伤史及输血史。预防接种随社会。

【个人史】生于原籍，久居当地，否认疫水接触史，否认有毒物质接触史，否认吸烟史，否认酗酒等不良嗜好。未婚未育。

【家族史】自诉其祖父及母亲有肥厚型心肌病史。

【分析】根据患者现病史分析，患者快速性心律失常基本明确，高度怀疑室速，根据患者既往史、个人史和家族史，主要应分析患者心律失常所合并的器质性疾病类型、室速的诱发因素等。

（1）患者既往史中，没有高血压、糖尿病、冠心病等慢性病史，提示患者合并器质性心脏病可能性较小。

（2）但患者家族史中，提示其家族有肥厚型心肌病遗传倾向，且肥厚型心肌病患者较常合并各类室性心律失常，因此应予以鉴别。

（二）体格检查

【提示】①室速患者体格检查可为阴性；②室速患者体格检查中最重要的部分，是观察评估在室速发作状态下患者的生命体征情况，如血流动力学不稳，则应紧急处理。

【体格检查结果】体温 37.2℃，脉搏 158 次 / 分，呼吸 14 次 / 分，血压 96/54 mmHg。患者神志清，精神尚可，两肺呼吸音清，未闻及干、湿啰音，心前区无隆起，心界无扩大，心率 62 次 / 分，心律齐，余各瓣膜听诊区未闻及杂音及额外心音，未闻及心包摩擦音。腹平软，无压痛、反跳痛，移动性浊音阴性，无双下肢水肿，生理反射存在，病理反射未引出。

（三）辅助检查

（1）血、尿、便三大常规，肝肾功能、电解质、凝血功能、甲状腺功能、输血前八项无异常，脑钠肽 394.00 ng/L。

（2）心电图检查：异位心律，阵发性左心室特发性室性心动过速（左后分支来源）。

（3）心脏超声检查：各室腔大小正常范围（LAD：31 mm，LVDd：49 mm，IVS：10 mm，LVPW：10 mm，EF：69.0%）；各瓣膜回声及开放尚可；室间隔与左心室后壁厚度正常，呈异向运动，搏动尚可；主肺动脉内径未见异常，心脏超声提示心内结构未见明显异常。

【分析】心律失常发作时的心电图是室速患者诊断治疗的重要依据。根据患者心电图检查，可以得到如下信息：

（1）患者发作时心电图并非典型宽 QRS 波心动过速，因此可以解释为何患者早期发病时当地医院会误诊为"室上性心动过速"。

（2）虽然 QRS 波较窄，但从心电图上可以明显看出，下壁导联 Ⅱ、Ⅲ、aVF 上P 波与 QRS 波无关，房室分离明显，因此可考虑为室性心动过速。但患者心电图并非常见室速所表现出的宽 QRS 波，因此考虑室速来源部位较高（如心室间隔的高位）或传导束支之上（如房室束支的分支）。

（3）患者血液化验结果及心脏超声结果均正常，未见明显器质性心脏病，此患者可考虑为特发性室性心动过速，即指发生在心脏结构和功能正常者的室速。该类室速发作时均为单形性，血流动力学稳定，患者预后良好。

（四）诊断与鉴别诊断

【诊断】心律失常、阵发性左心室特发性室性心动过速，左后分支来源。

【分析】室性心动过速的诊断主要考虑如下几个方面：

1. 临床特征

室性心动过速的临床特征取决于以下几个方面：①基础心脏疾病的存在及其严重程度、室速的频率和持续时间、房室收缩顺序的丧失和心室激动顺序改变对收缩功能的影响等。其常见的临床表现包括：少数室速患者可无症状，尤其是特发性室速和心室率较慢的器质性心脏病室速患者，其常于体检或者心电图检查时偶然发现。②多数室速可引起心排出量减少和低血压等，患者多主诉心悸、头晕、视觉障碍和焦虑等精神改变。③根据患者基础疾病不同，临床症状可有所不同。如缺血性心脏病患者室速可诱发心绞痛，持续时间较长的室速则可诱发和加重心功能不全。④快室率或发作持续时间长的室速可致血压降低，甚至导致循环衰竭和休克，严重者可引起晕厥或心脏性猝死。

2. 心电图与动态心电图诊断

体表同步 12 导联心电图和动态心电图是诊断室速最重要的方法之一，特点为：①3 个或 3 个以上的室性期前收缩连续出现；②除少数束支来源室速外，大多数室性心动过速的 QRS 波形态畸形的时限 > 0.12 s，ST-T 波方向与 QRS 波主波方向相反；③心室率 100 ~ 250 次 / 分，心律规则，但也可略不规则；④室性心动过速时发生房室分离现象；⑤出现室性融合波。

【鉴别诊断】虽然室性心动过速的 QRS 波宽大畸形，但必须与其他的宽 QRS 波心动过速相鉴别，包括室上性心动过速伴差异传导、经房室旁路前传的逆向型房室折返性心动过速、经房室旁路前传的房性心动过速以及起搏器介导的心动过速等。少数左心室特发性室速的 QRS 波宽大畸形不明显，须注意鉴别。鉴别诊断时需注意以下几点：

（1）临床资料的采集：包括基础心脏病的病史和特征、心动过速发作时的血流动力学变化如黑矇或晕厥等，药物或迷走神经刺激能否终止心动过速和有无起搏器植入史等。

（2）仔细阅读患者窦性心律时的心电图特征：窦性心律下心电图是否有预激波表现，是否出现束支传导阻滞现象，是否有异常 Q 波，以及窦性心律时的心电图是否记录到与宽 QRS 波心动过速形态相同的室性期前收缩等。

（3）仔细分析宽 QRS 波心动过速发作时的心电图特征。

（4）心腔内电生理检查：如上述鉴别诊断方法仍不明确，可考虑行心内电生理检查以确定诊断。

对于宽 QRS 波心动过速的鉴别诊断，目前临床上较常采用的为 Brugada 四步诊断法。

【有助于室速诊断的其他辅助检查】对于室速的诊断，下列这些检查虽然不能给予直接的证据，但可以起到辅助诊断或鉴别诊断的作用。

（1）心脏超声：提示患者是否存在心瓣膜病和心肌肥厚，准确测定心腔大小，了解心功能状态。

（2）影像学检查：心脏磁共振成像（MRI）检查能较明确识别心脏脂肪组织和纤维化的瘢痕组织，对有些心脏疾病如致心律失常性右心室心肌病等有重要的诊断价值。

（3）冠状动脉 CT 和冠状动脉造影：了解冠状动脉有无病变及其程度，对室性心动过速的病因诊断、鉴别诊断和治疗有重要价值。

（4）电生理检查：对于体表心电图不能明确诊断的室性心动过速，心腔内电生理检查是极其重要的诊断方法，可以明确室性心动过速的发生机制，有助于指导制订导管射频消融治疗方案。

（五）治疗

患者入院后完善检查排除禁忌后，行导管射频消融术。手术过程为：常规消毒，铺巾，穿刺左、右侧股静脉，经左股静脉置入 CS、HIS 导管，经右股静脉置入 RVA 导管；

基础心律为窦性心律，测 HV 间期为 58 ms，心室 S_1S_1：400 ms 刺激房室分离，心室程序刺激未诱发心动过速；静脉滴注异丙肾上腺素后，右心室 $S_1S_2S_3S_4$ 400/250/250/240 ms 刺激诱发心动过速（QRS 波形态为右束支＋左前分支阻滞型）室分离，测量心动过速下 HV 间期为 –30 ms，诊断左心室特发性室速。遂予局麻下穿刺右侧股动脉送入 20 极标测导管，EnSite-Velocity 三维标测系统指导下构建左心室间隔模型，激动标测提示最早心室激动位于左后分支远端，送入消融导管至靶点区域；窦性心律下局部标测到 V 波前碎裂的前向 P 电位，诱发心动过速后靶点区 V 波前有 P 电位，局部 30W 55℃放电 10 s 心动过速终止；继续放电 240 s 巩固消融后静脉滴注异丙肾上腺素 2 次，静脉推注阿托品后行心室 Burst、程序刺激，未诱发室性心动过速；心房程序刺激诱发出短阵的长 R-P 窄 QRS 波心动过速自行终止，再次刺激无法再诱发上述心动过速。手术成功。

二、疾病知识拓展

室性心动过速（室速）是指激动起源于希氏束以下水平的左或右心室肌或心脏特殊传导系统，至少连续 3 个或 3 个以上的快速性室性异位激动。多见于各种器质性心脏病和心功能不全患者，但近年来在无器质性心脏病的青少年患者中也并不少见。室性心动过速发作时，尤其是心室率快的室性心动过速，一方面可明显增加心脏负担，对于心脏有严重病变或心脏功能严重损害时可致血流动力学障碍；另一方面快室率室速可致电学异常使其蜕变为心室颤动，从而导致患者死亡，因此及时诊断和治疗室性心动过速至关重要。

（一）室性心动过速的分类

1. 根据临床表现分类

（1）血流动力学稳定性室速：此类多为心室率较慢的室速，发作时患者可无症状或症状轻微，多诉心悸、心跳过重、心动过速等，此时患者血压在正常范围，意识清楚。

（2）血流动力学不稳定性室速：此类室速多为快室率室速，发作时轻者可出现一过性头晕，乏力或黑矇；重者可发生晕厥与意识丧失，甚至可导致心脏性猝死，尤其是有严重的器质性心脏病或心功能不全的患者。此病例患者属于前者。

2. 根据心电图形态分类

（1）非持续性室速：室速发作持续时间 < 30 s，能自行终止的为非持续性室速。非持续性室速可为单形性，也可为多形性。其常见于起源右心室流出道的特发性室速和致心律失常性右心室心肌病室速。急性心肌梗死期间的多形性室速常为非持续性室速。

（2）持续性室速：室速发作持续时间 ≥ 30 s 或室速发作持续时间虽 < 30 s 但伴有明显的血流动力学障碍须行紧急干预者，均为持续性室速。同样，其形态学可为单形性，

也可为多形性室速。多数器质性心脏病室速为持续性室速。

（3）无休止性室速：无休止性室速的定义为室速持续时间超过 24 h，应用的所有抗心律失常药物及电复律均不能有效终止其发作者。

（4）单形性室速：室速发作时，心电图同一个导联上的室性 QRS 波形态均相同者称为单形性室速。特发性室速几乎均为单形性室速，在器质性心脏病室速中单形性室速也是十分常见的。

（5）多形性室速：室速发作时，心电图同一个导联上的室性 QRS 波形态呈现 2 种或 2 种以上的形态称为多形性室速。多形性室速稳定性较差，容易发展为心室颤动，发生在长 QT 综合征患者的尖端扭转型室速是多形性室速的一种。

（6）双向性室速：这种室速较为少见，其实也属于多形性室速。主要表现为心动过速时心电图同一导联上的室性 QRS 波主波方向正负双向交替出现。这种室速往往和洋地黄中毒相关。

（7）束支折返性室速：束支折返性室速是一种单形性室速，其通常发生在扩张性心肌病患者，也可见于冠心病患者。心动过速时其折返环涉及希浦系统，即激动沿希氏束的右束支向下传导，跨过室间隔，激动再经左束支向上逆传，因此心动过速通常在心电图上显示为左束支传导阻滞（LBBB）图形。极少数束支折返性室速的折返环与上述完全相反，其心动过速则表现为右束支传导阻滞（RBBB）图形。

3. 根据室速的病因分类

（1）特发性室速：临床上经体格检查、心电图、超声心动图，甚至心脏磁共振成像和冠状动脉造影等检查均未能发现心脏结构和功能异常证据者，发生在这些患者的室速称为特发性室速。此类室速约占所有室速的 10%，多发生在青少年患者。

（2）器质性心脏病室速：也称为病理性室速，常见的病因包括：冠心病尤其是心肌梗死后、致心律失常性右心室心肌病、急性心肌炎、扩张型心肌病、肥厚型心肌病、先天性心脏病及心脏外科手术后等。

（3）遗传性室性心律失常：是离子通道疾病所致的遗传性室性心律失常，近年来越来越受到人们的关注。遗传性室性心律失常包括：①先天性长 QT 综合征（LQTS）；② Brugada 综合征；③短 QT 综合征（SQTS）；④儿茶酚胺敏感性多形性室速（CPVT）等。其中 LQTS 和 CPVT 的主要表现形式为多形性室速，而 Brugada 综合征和 SQTS 所致的室性心律失常的表现形式以室速少见，而以心室颤动较常见。

（4）电解质紊乱及抗心律失常药物所致的室速：电解质紊乱如低钾血症和低镁血症等常可诱发包括室速在内的室性心律失常，尤其对有器质性心脏病和心功能不全的患者。由于电解质紊乱如低钾血症等可导致细胞膜电位改变，影响细胞膜的电除极和复极，因此在心脏结构正常和心功能正常的患者也可导致室性心律失常。

绝大多数抗心律失常药物都可以作用于离子流，不同程度地影响动作电位。其中致动作电位明显延长的Ⅲ类和 A 类抗心律失常药物更易导致室速等室性心律失常，如索他洛尔、依布利特、奎尼丁和普鲁卡因胺等。此外，IC 类抗心律失常药物普罗帕酮以及洋地黄中毒等也可引起室速等室性心律失常。

4. 根据室速合并的基础疾病分类

（1）冠心病室速：冠心病室速是最常见的器质性心脏病室速。心绞痛、急性心肌梗死、陈旧性心肌梗死瘢痕以及心肌血运再灌注治疗措施，都可引起室性心律失常。冠心病室速可为单形性、多形性、尖端扭转性或加速性室性自主节律。陈旧性心肌梗死致瘢痕形成时，其室速可为单形性；急性心肌梗死期间，其室速可为多形性；心肌血运再灌注治疗时，会出现加速性室性自主节律，后者常是再灌注有效的指标之一。

（2）先天性心脏病室速：先天性心脏病室速多发生在心脏外科矫正术后，这与外科手术瘢痕或修补缺损的塑料补片有关，因手术瘢痕与塑料补片是室速折返机制的基础。较常见者为法洛四联症和室间隔缺损矫正术后所发生的单形性室速。

（3）心肌病室速

①肥厚型心肌病室速：是一种常染色体显性遗传性疾病，其疾病特点为广泛或局部的心肌细胞肥厚、畸形、排列紊乱、间质胶原增生和纤维化的组织学变化，形成不稳定的基础，由于兴奋传导的各异向性及传导速度和不应期的不一致性，使得折返形成，从而导致非持续性或持续性室速。室速是肥厚型心肌病患者心脏性猝死的主要原因之一，必须重视并及时治疗。

②扩张型心肌病室速：扩张型心肌病常与心功能不全并存，由于其心肌细胞代偿性肥大，心肌纤维排列紊乱、扭曲、间质组织分隔，导致心肌离子通道水平重构，形成激动的不均一性传导，从而引起室速扩张型心肌病室速。其可为单形性，也可为多形性；可为持续性，也可为非持续性。快室率室速易导致血流动力学障碍，血压下降，甚至猝死。

③右心室心肌病室速：过去称为致心律失常性右心室发育不良，世界卫生组织现命名为致心律失常性右心室心肌病。该病多为进展性疾病，其特异性病理改变为右心室流出道或右心室被累及的其他部位的心肌被脂肪或纤维组织所替代。由于室速或其他室性心律失常多为患者的首发症状，且病变主要累及右心室，故而得名。绝大多数室速起源于右心室流出道，少数起源于流入道或右心室其他部位，因此室速心电图 QRS 波常呈现 LBBB 型。右心室心肌病室速可为单形性，但更多为多形性。快室率室速可致血流动力学紊乱，甚至猝死。

（4）心力衰竭室速：心力衰竭是一种综合征，室性心律失常在慢性心力衰竭患者中非常常见，多个研究证实，大约 50% 的患者有非持续性室速和其他室性心律失常。其发病机制较为复杂，基础器质性心脏病如心肌缺血、神经激素的参与、电解质紊乱和酸碱平衡失调等均可与室性心律失常有关，反复发生的非持续性和持续性室速可诱发和加重心力衰竭甚至心脏性猝死。

（5）特发性室速：指发生在心脏结构和功能正常者的室速，该类室速发作时均为单形性，血流动力学稳定，患者预后良好。

（二）室速的治疗要点

1. 室速治疗原则

对于血流动力学稳定的室速，临床上常静脉给予抗心律失常药物以终止室速的发作。对于血流动力学不稳定的室速首选电复律治疗，目的是尽快终止室速，维持稳定有效的血液循环，防止循环衰竭、心脏停搏或猝死。无休止性室速对抗心律失常药物和电复律治疗均无效，急诊行导管射频消融治疗可能是唯一的治疗措施，对于器质性心脏病合并持续性室性心动过速的患者，应建议植入型心脏转复除颤器（ICD）治疗，以预防心脏性猝死。

2. 急症处理

（1）药物治疗

①器质性心脏病室速：如果患者血流动力学稳定，可首先选用药物治疗。冠心病室速、心力衰竭室速和右心室心肌病室速等首选胺碘酮，也可应用利多卡因治疗。

胺碘酮的静脉使用方法：静脉负荷剂量静脉维持。首剂负荷量先给予 100 ~ 150 mg，溶液稀释后缓慢注入（约 10 min），必要时可在 10 ~ 15 min 后重复给予 100 ~ 150 mg 静脉维持：1 ~ 2 mg/min，维持 6 h，随后以 0.5 ~ 1.0 mg/min 维持 18 h，第 1 个 24 h 内总量一般为 1200 mg，最高不超过 2000 mg。普罗帕酮可应用于先天性心脏病室速等，对于冠心病室速和心力衰竭室速等不建议使用。

②特发性室速：应根据室速的心电图确定其起源部位，右束支阻滞伴心电轴左偏，可能对维拉帕米敏感，心电轴不偏或右偏伴左束支阻滞图形，可选用受体阻滞剂或非二氢吡啶类钙拮抗剂；如无效则可考虑应用普罗帕酮，必要时选择胺碘酮治疗。

③尖端扭转型室速：这类室速应努力寻找和去除导致 Q-T 间期延长的病因，停用可能诱发的药物。治疗上首选静脉应用镁盐。对心动过缓和明显长间歇依赖者可考虑心房或者心室临时起搏治疗，也可短时使用提高心率的药物，如阿托品、异丙肾上腺素以等待临时起搏器安置。先天性长 Q-T 间期综合征治疗应选用受体阻滞剂，对于基础心室率明显缓慢者，可考虑起搏联合受体拮抗剂治疗。

（2）非药物治疗

①电复律：如室速时患者血流动力学不稳定或为无脉搏室速，应尽早行电复律，双向 200 J，单向 360 J，单次复律不成功者可重复多次；如患者血流动力学虽有改变，但心电监护显示室速波形振幅较大尚未发展至心室颤动，可行同步电复律治疗。先从 50 J 开始，如无效可考虑逐渐递增至 100 ~ 200 J。对于复律失败者可尝试给予抗心律失常药物后再行复律。

②心肺复苏：对于无脉搏室速，应立即启动基础心肺复苏，在电复律或电除颤的同

时给予胸外按压、开放气道和给氧等其他心肺复苏治疗。

3. 预防室速复发

抗心律失常药物和电复律可终止室速发作，但并不能根治室速。因此，室速发作终止后必须给予有效的抗心律失常药物维持治疗，以预防室速复发，但长期应用抗心律失常药物可能会带来不良反应，应该严密观察。导管消融可能是目前唯一的根治性治疗措施，尤其是对于特发性室速患者特发性室速的消融成功率高，器质性心脏病室速的成功率较低，消融后复发率也较高。此外，病因与诱因治疗如改善心肌供血、纠正低血钾、积极治疗心力衰竭等也十分重要。

三、基层医师工作要点

室性心动过速的基层医师处理原则：

（1）及时识别和诊断室性心动过速：了解室速发生时的常见症状，同时懂得识别基本的室速心电图。

（2）及时发现和纠正室速的诱因：了解室速的常见病因和诱因，如冠心病、心肌病、电解质紊乱等。

（3）准确评估室速的危险程度：室速严重时可影响血流动力，应注意监测并评估患者生命体征，发现室速的潜在病因，评估室速的危险程度。

（4）掌握室速的基本治疗原则，可紧急处理部分室速：了解室速复律的常用药物，同时熟练掌握电复律操作，能在血流动力学不稳定的室速患者中及时进行电复律治疗。

（5）及时转诊：绝大多数室速的治疗仍然建议射频消融手术，室速急性发作稳定后应及时转诊，评估 ICD 治疗和导管消融治疗的指征。

（孙丽秀）

第六节 心律失常的康复护理

一、疾病概述

（一）定义

心律失常（cardiac arrhythmia）是指心脏激动过程中出现冲动起源异常（包括部位、

频率及节律）和（或）冲动传导异常。

（二）分类

心律失常按其发生原理可分为冲动形成异常和冲动传导异常两大类；按照心律失常发生时心率的快慢，可分为快速性与缓慢性心律失常两大类。

1. 冲动形成异常

（1）窦性心律失常：①窦性心动过速；②窦性心动过缓；③窦性心律不齐；④窦性停搏。

（2）异位心律可分为被动性和主动性异位心律。

1）被动性异位心律：①逸搏（房性、房室交界性、室性）；②逸搏心律（房性、房室交界性、室性）。

2）主动性异位心律：①期前收缩（房性、房室交界性、室性）；②阵发性心动过速（房性、房室交界性、室性）；③心房扑动、心房颤动；④心室扑动、心室颤动。

2. 冲动传导异常

（1）生理性：干扰和房室分离。

（2）病理性：①窦房传导阻滞；②房内传导阻滞；③房室传导阻滞；④束支阻滞或分支阻滞或室内阻滞。

（3）房室间传导途径异常：预激综合征。

（三）治疗原则

治疗原则包括：发作时心律失常的控制与预防复发、去除病因病灶、改良基质等。

1. 药物治疗

常用药物有钠通道阻滞剂、β肾上腺素受体阻滞剂、选择性延长复极过程药物、钙拮抗剂。长期服用抗心律失常药均可产生不同程度的不良反应，临床应用时应严格掌握适应证，注意不良反应。

2. 手术治疗

外科手术治疗目前主要是用于治疗房颤合并其他心脏病需要行开胸手术者。

3. 其他治疗

其他治疗包括压迫眼球、按摩颈动脉窦、捏鼻用力呼气和屏气等反射性兴奋迷走神经的方法；电复律、电除颤、心脏起搏器植入和消融术等电学治疗方法等。

（1）反射性兴奋迷走神经的方法可用于终止多数阵发性室上性心动过速，可在药物治疗前或与药物同时采用。

（2）电复律和电除颤分别用于终止异位快速性心律失常发作和心室扑动、心室颤动。

（3）心脏起搏器多用于治疗窦房结功能障碍、房室传导阻滞等缓慢性心律失常。

（4）导管消融术可以根治多种室上性心动过速，如预激综合征、房室折返性心动过速等。

（四）预后情况

心律失常的预后与心律失常的类型、性质、基础心脏病、年龄、患者的心脏功能及是否合并全身疾病等因素有密切关系。

二、康复护理

（一）药物

遵医嘱给予抗心律失常药，密切观察药物的疗效及不良反应。静脉给药时，应进行心电监护。

1. I 类药物

（1）奎尼丁（quinidine）：奎尼丁是最早应用的抗心律失常药物，常用制剂为硫酸奎尼丁（0.2 克 / 片）。主要用于房颤与房扑的复律、复律后窦性心律的维持和危及生命的室性心律失常。因其不良反应且有报道本药在维持窦性心律时死亡率增加，近年已少用。应用奎尼丁转复房颤或房扑，首先给予 0.1 g 试服剂量，观察 2 h 如无不良反应，可以用 2 种方式进行复律：① 0.2 g、1 次 /8 小时连服 3 d 左右，其中有 30% 左右的患者可恢复窦性心律。②首日 0.2 g、1 次 /2 小时，共 5 次；次日 0.3 g、1 次 /2 小时，共 5 次；第 3日 0.4 g、1 次 /2 小时，共 5 次。每次给药前测血压和 Q-T 间期，一旦复律成功，以有效单剂量作为维持量，每 6 ~ 8 h 给药 1 次。在奎尼丁复律前，先用地高辛或受体阻滞剂减缓房室结传导，给予奎尼丁后应停用地高辛，两者不宜同用。对新近发生的房颤，奎尼丁复律的成功率为 70% ~ 80%。上述方法无效时改用电复律。复律前，应纠正心力衰竭（心衰）、低血钾和低血镁，且不得存在 Q-T 间期延长。奎尼丁致晕厥或诱发扭转型室速，多发生在服药的最初 3 d 内，因此复律宜在医院内进行。

（2）普鲁卡因胺（procainamide）：普鲁卡因胺有片剂和注射剂，用于室上性和室性心律失常的治疗，也用于预激综合征房颤合并快速心率，或鉴别不清室性或室上性来源的宽 QRS 心动过速。它至今还是常用药物。

治疗室速可先给予负荷量 15mg/kg，静脉注射（静注）速度不超过 50 mg/min，然后以 2 ~ 4 mg/min 静脉滴注（静滴）维持。为了避免普鲁卡因胺产生的低血压反应，用药时应有另外一个静脉通路，可随时滴入多巴胺，保持推注普鲁卡因胺过程中血压不降。用药时应有心电图监测。应用普鲁卡因胺负荷量时可产生 QRS 波增宽，如超过用药前 50%，则提示已达最大耐受量，不可继续使用。静脉注射普鲁卡因胺应取平卧位。口服曾用于治疗室性或房性期前收缩，或预防室上速或室速复发，用药为 0.25 ~ 0.50 g、

1 次 /6 小时，但长期使用可出现狼疮样反应，现已很少应用。

（3）利多卡因（lidocaine）：利多卡因对短动作电位时程的心房肌无效，因此，仅用于室性心律失常。给药方法：负荷量 1.0 mg/kg，3 ~ 5 min 内静脉注射，继续以 1 ~ 2 mg/min 静脉滴注维持。如无效，5 ~ 10 min 后可重复负荷量，但 1 h 内最大用量不超过 200 ~ 300 mg（4.5 mg/kg）。连续应用 24 ~ 48 h 后半衰期延长，应减少维持量在低心排血量状态，70 岁以上高龄和肝功能障碍者，可接受正常的负荷量，但维持量为正常的 1/2。毒性反应表现为语言不清、意识改变、肌肉搐动、眩晕和心动过缓，应用过程中，应随时观察疗效和毒性反应。

（4）美西律（mexiletine）：对利多卡因有效者口服美西律也可有效，起始剂量为 100 ~ 150 mg、1 次 /8 小时；如需要，2 ~ 3 d 后可每次增量 50 mg。宜与食物同服，以减少消化道反应。神经系统不良反应也常见，如眩晕、震颤、运动失调、语音不清、视物模糊等。有效血浓度与毒性血浓度接近，因此剂量不宜过大。

（5）莫雷西嗪（moricizine）：莫雷西嗪对房性和室性心律失常均有效，剂量 150 mg、1 次 /8 小时；如需要，2 ~ 3 d 后可每次增量 50 mg，但不宜超过 250 mg、1 次 /8 小时。不良反应包括恶心、呕吐、眩晕、焦虑、口干、头痛、视物模糊等。

（6）普罗帕酮（propafenone）：普罗帕酮适用于室上性和室性心律失常的治疗。口服初始剂量为 150 mg、1 次 /8 小时；如果需要，可加大剂量，3 ~ 4 d 后加量到 200 mg、1 次 /8 小时。最大量 200 mg、1 次 /6 小时。如原有 QRS 波增宽者，剂量不得 > 150 mg、1 次 /8 小时。静脉注射可用 1 ~ 2 mg/kg，以 10 mg/min 静脉注射，单次最大剂量不超过 140 mg。不良反应较少见，主要为口干、舌唇麻木，有报道个别患者出现房室传导阻滞、QRS 波增宽，出现负性肌力作用，诱发或使原有心衰加重，造成低心排血量状态，进而发生室速恶化。因此，心肌缺血、心功能不全和室内传导障碍者相对禁忌或慎用。

2. Ⅱ类药物

（1）艾司洛尔（esmolol）：艾司洛尔为静脉注射剂，250 mg/ml，系 25% 乙醇溶液，注意药物不能漏出静脉外。主要用于房颤或房扑时紧急控制心室率，常用于麻醉时。用法：负荷量 0.5 mg/kg，1 min 内静脉注射继续以 0.05 mg/（kg·min）静脉滴注 4 min，在 5 min 末未获得有效反应者，重复上述负荷量后，继续以 0.1 mg/（kg·min）静脉滴注 4 min。每重复 1 次，维持量增加 0.05 mg。一般不超过 0.2 mg/（kg·min），连续静脉滴注不超过 48 h。用药的终点为达到预定心率，且监测血压不能过低。

（2）其他 β 受体阻滞剂：其他 β 受体阻滞剂用于控制房颤和房扑的心室率，也可减少房性和室性期前收缩，减少室速的复发。口服起始剂量，如美托洛尔 25 mg、2 次 / 天，普萘洛尔 10 mg、3 次 / 天，阿替洛尔 12.5 ~ 25 mg、3 次 / 天，根据治疗反应和心率增减剂量。

3. Ⅲ类药物

（1）胺碘酮（amiodarone）：胺碘酮适用于室上性和室性心律失常的治疗，可用于器质性心脏病、心功能不全者。静脉注射负荷量 15 mg（3 ~ 5 mg/kg），10 min 注入，10 ~ 15 min 后可重复，随后 1.0 ~ 1.5 mg/min 静脉滴注 6 h，以后根据病情逐渐减量至 0.5 mg/min，24 h 总量一般不超过 1.2 g，最大量可达 2.2 g。主要不良反应为低血压（经常与注射过快有关）和心动过缓，尤其用于心功能明显衰竭或心脏明显扩大者，更要注意注射速度，监测血压。口服胺碘酮负荷量 0.2 g、3 次/天，共 5 ~ 7 d；0.2 g、2 次/天，共 5 ~ 7 d，以后按 0.2 g/（0.1 ~ 0.3）g、1 次/天的剂量维持，但要注意根据病情进行个体化治疗。此药含碘量高，长期应用的主要不良反应为甲状腺功能改变，应定期检查甲状腺功能。在常用的维持剂量下，很少发生肺纤维化，但仍应注意询问病史和体检、定期进行胸部 X 线检查，以早期发现此并发症。服药期间，Q-T 间期均有不同程度的延长，一般不是停药的指征。对老年人或窦房结功能低下者，胺碘酮会进一步抑制窦房结，窦性心律 < 50 次/分者，宜减量或暂停用药。不良反应还有日光敏感性皮炎、角膜色素沉着等，但不影响视力。

（2）索他洛尔（sotalol）：索他洛尔是口服制剂，用于室上性和室性心律失常治疗。常用剂量为 80 ~ 160 mg、2 次/天。其半衰期较长，由肾排出。不良反应与剂量有关，随剂量增加，扭转型室速发生率上升。电解质紊乱，如低钾、低镁，可加重索他洛尔的毒性作用。用药期间应监测心电图变化，当 QTc ≥ 0.55 s 时，应考虑减量或暂时停药。窦性心动过缓、心力衰竭者不宜选用。

（3）伊布利特（ibutilide）：伊布利特用于转复近期发生的房颤。成人体重 ≥ 60 kg 者用 1 mg 溶于 50 ml 5% 葡萄糖溶液内静脉注射。如需要，10 min 后可重复。成人体重 < 60 kg 者，以 0.01 mg/kg 按上法应用。房颤终止则立即停用。肝肾功能不全者无须调整剂量，用药中应监测 QTc 变化。

（4）多非利特（dofetilide）：多非利特用于房颤复律及维持窦性心律，近年完成了观察充血性心力衰竭合并房颤效果临床试验。口服 20 ~ 500 g、2 次/天，肾清除率降低者减为 250 g、1 次/天。该药可以有效转复房颤并保持窦性心律，不增加心衰患者死亡率，所以可用于左室功能重度障碍者。该药延长 Q-T 间期，并导致扭转型室速，占 1% ~ 3%。

（5）溴苄铵（bretylium）：常用 5 ~ 10 mg/kg，10 min 以上静脉注射。用于其他药物无效的严重室性心律失常。因疗效无特殊且可发生血压波动，现不常用。

4. Ⅳ类药物

（1）维拉帕米（verapamil）：维拉帕米用于控制房颤和房扑的心室率，减慢窦性心动过速。初始口服剂量为 80 ~ 120 mg、1 次/8 小时，可增加到 160 mg、1 次/8 小时，最大剂量 480 mg/d，老年人酌情减量；静脉注射用于终止阵发性室上性心动过速（室上速）和某些特殊类型的室速，每 5 ~ 10 min 给予 5 ~ 10 mg 静脉注射，若无反应，15 min 后可重复注射 5 mg/5 min。

（2）地尔硫䓬（diltiazem）：地尔硫䓬用于控制房颤和房扑的心室率，减慢窦性心动过速。静脉注射负荷量 15 ~ 25 mg（0.25 m/kg），随后以 5 ~ 15 mg/h 静脉滴注。若首剂负荷量心室率控制不满意，15 min 内再给予负荷量。静脉注射地尔硫草应监测血压。

5. 其他

（1）腺苷（adenosine）：腺苷用于终止室上速，先给予 3 ~ 6 mg、2 s 内静脉注射，2 min 内不终止，可再以 6 ~ 12 mg、2 s 内静脉注射。三磷酸腺苷适应证与腺苷相同，10 mg、2 s 内静脉注射，若 2 min 内无反应，可再次 15 mg、2 s 静脉注射。此药半衰期极短，1 ~ 2 min 内效果消失。常有颜面潮红、头痛、恶心、呕吐、咳嗽、胸闷、胸痛等不良反应，但均在数分钟内消失。由于作用时间短，可以反复用药。严重的不良反应有窦性停搏、房室传导阻滞等，故对有窦房结及（或）房室传导功能障碍的患者不适用。三磷酸腺苷一次静脉注射剂量大于 15 mg 时，不良反应发生率增加。此药的优势是起效快、无负性肌力作用，可用于器质性心脏病的患者。

（2）洋地黄类（digitalis）：洋地黄类用于终止室上速或控制快速房颤的心室率。先给予毛花苷 C 0.4 ~ 0.8 mg 稀释后静脉注射，可以再追加注射 0.2 ~ 0.4 mg，24 h 内不应大于 1.2 mg；或给予地高辛 0.125 ~ 0.25 mg、1 次 / 天口服，用于控制房颤的心室率。

洋地黄类适用于心功能不全患者，不足之处为起效慢、对体力活动等交感神经兴奋时的心室率控制不满意。必要时与受体阻滞剂或钙拮抗剂同用，但要注意调整地高辛剂量，避免过量中毒。

（二）运动

根据自身情况选择合适的体育锻炼，如散步、太极拳、气功等，预防感冒，注意劳逸结合。

1. 运动处方

心脏康复专业人员应接受运动处方相关知识培训，熟练掌握运动生理学、运动风险评估、运动处方制订原则、运动效果评估、运动风险控制及心肺复苏技术等。制订运动处方的目的是指导患者提高心肺耐量，改善心肌缺血和心功能，改善日常生活活动能力和生活质量，降低再发心血管事件和早期死亡风险。

（1）经导管心脏射频消融术后的治疗早期，穿刺部位局部制动或穿刺肢体制动，其他肢体进行热身活动或局部按摩。制动时间结束、局部没有出血倾向者，运动康复可以尽早开展。

（2）行植入型复律除颤器（implantable cardioverter defibrillator，ICD）、心脏再同步治疗（cardiac resynchronization therapy，CRT）、CRT-D 等起搏器植入术后，为避免电极的移位，要求患者在 4 周后才能进行任何形式的训练，特别是上肢的运动，因为装置常植入在左侧胸部（3 个月后，植入侧上肢可恢复正常活动）。在对 ICD 患者进行运动试验或训练时，应该避免能够诱发心室颤动或抗心动过速起搏干预强度的活动，一定要先进行极量或症状限制性运动试验，运动的获益与运动量密切相关。

2. 运动量

运动量通常定义为每周运动训练能量消耗的总量。对于有氧运动训练，运动量是频率（每周几次）、强度、类型（运动形式）和时间（总持续时间）的组合。在有氧运动训练中通常以每周消耗的能量（kcal）作为定义运动量的一种手段。对于一般人群，指南建议每周至少 1000 kcal 运动量维持机体健康。对于心脏康复患者来说，心脏康复的目标是提高心肺运动耐量和阻止动脉粥样硬化的进展，每周至少消耗 1500 kcal 能量。另一种计算运动量的方法是计算运动过程中每分钟的代谢当量（MET-min），例如患者在 3 METs 的运动强度下运动 10 min，总运动量为 30 MET-min。研究显示，每周的运动量在 500 ~ 1000 MET-min 可对人体产生明显好处，如降低冠心病的发病率和早期死亡率。

根据美国运动医学院和 Kaminsky 的推荐方法，对某一特定患者计算运动量，举例如下：体重 85 kg 的患者在跑步机上以 4 km/h 的速度，3% 的坡度（3.9 METs 根据速度和坡度计算约为 5 级）进行每天 30 min，每周 5 d 的运动，则代谢当量为 3.9 METs × 30 分 / 次 =117 代谢当量 ×5 次 / 周 =585 代谢当量。1 METs ≈ 1 kcal/kg × 体重（kg）× 运动时间（h），则 3.9 METs 相当于 3.9 METs × 85 kg × 0.5 h ≈ 166 千卡 / 次 × 5 次 / 周 =830 千卡 / 周。

根据患者的健康、体力、心血管功能状态和危险分层，结合学习、工作、生活环境和运动喜好等个体化特点制订运动处方，每一运动处方内容遵循运动频率（frequency）、强度（intensity）、形式（type）、时间（time）和运动量（volum）渐进性原则（progression）（即 FITT-VP）。对于心血管疾病患者，无论有氧运动还是阻抗运动，运动处方制订的原则已获得共识，然而在运动处方中往往被低估和最不完善的组成部分是在运动治疗过程中如何增加运动量。对于从事心脏康复的专业人员，这是临床操作实践中最困难也最容易被忽视的组成部分，也是体现心脏康复运动处方个性化和个体化的关键。目前，已有医院实施了运动康复七步法。

美国心血管和肺康复协会提出关于运动量渐进性方案的具体建议有 6 个方面。

（1）为每个患者制订个性化渐进性运动方案。

（2）每周对运动方案进行 1 次调整。

（3）一般来说，每次只对运动处方的 1 项内容（如时间、频率、强度）进行调整。

（4）每次增加有氧运动的持续时间为 1 ~ 5 min，直至达到目标值。

（5）每次增加 5% ~ 10% 的强度和持续时间，一般耐受性良好。

（6）建议首先增加有氧运动的持续时间至预期目标，然后增加强度和（或）频率。

（三）营养

心脏康复专业人员应掌握营养素与心血管疾病健康的关系、营养评估和处方制订方案。所有患者应接受饮食习惯评估，评估工具可采用饮食日记、食物频率问卷、脂肪餐问卷及饮食习惯调查问卷，评估患者对心血管保护性饮食的依从性，评估患者对营养知识的了解程度，纠正其错误的营养认知。对于患者的营养处方建议，应根据患者的文化、喜好及心血管保护性饮食的原则制订。定期测量体重、体重指数（BMI）和腰围。建议超重和肥胖者在 6 ~ 12 个月内减轻体重 5% ~ 10%，使 BMI 维持在 18.5 ~ 23.9 kg/m^2；男性腰围控制在 90 cm 以下，女性腰围控制在 85 cm 以下。

（四）戒烟

临床医生在门诊或病房诊疗中，应常规询问患者吸烟史和被动吸烟情况，或使用呼出气一氧化碳（CO）检测仪，判断患者是否吸烟（< 10^{-6} 为未吸烟）。对吸烟患者应询问吸烟年限、吸烟量和戒烟的意愿，评估烟草依赖程度，记录在病历上或者录入信息系统。在病历中标明吸烟者戒烟思考所处的阶段，并明确诊断是否存在"尼古丁依赖综合征"，为吸烟患者提供戒烟咨询和戒烟计划。戒烟是能够挽救生命的有效治疗手段。面对吸烟患者，需用明确清晰的态度建议患者戒烟。药物结合行为干预疗法会提高戒烟成功率。基于戒断症状对心血管系统的影响，建议有心血管病史且吸烟的患者使用戒烟药物辅助戒烟（一线戒烟药物：盐酸伐尼克兰、盐酸安非他酮、尼古丁替代治疗），以减弱神经内分泌紊乱对心血管系统的损害。建议所有患者在工作、家庭和公共场所时避免暴露于烟草 / 烟雾的环境中。

（五）心理

生活规律，保证充足的睡眠。精神情志的正常与否与心律失常的发生关系密切，应设法消除紧张、恐惧、忧虑、烦恼、愤怒等不良情绪刺激，保持平稳心态。

1. 心理筛查

心脏科的临床诊疗节奏快，对患者的情绪体验难以逐一澄清。心理问题筛查尤为重要。可在诊疗同时采用简短的三问法，初步筛查可能有问题的患者。3 个问题分别是：①是否有睡眠不好，已经明显影响白天的精神状态或需要用药；②是否有心烦不安，对以前感兴趣的事情失去兴趣；③是否有明显身体不适，但多次检查都没有发现能够解释的原因。3 个问题中，如果有 2 个答案为"是"，符合精神障碍的可能性为 80% 左右。也可在患者等待就诊时，采用评价情绪状态的量表筛查。推荐"躯体化症状自评量表""患者健康问卷焦虑自评量表 –9 项（PHQ-9）""广泛焦虑问卷 7 项（GAD-7）""综合医院焦虑抑郁量表（HAD）"等。对评估结果为重度焦虑抑郁（PHQ-9 或 GAD-7 评分 ≥ 15 分）的患者，请精神专科会诊或转诊精神专科治疗；评估结果为轻度焦虑抑郁的患者（PHQ-9 或 GAD-7 评分 5 ~ 9 分）或尤其伴有躯体化症状的患者（PHQ-9 或 GAD-7 评分 10 ~ 15 分），心脏康复专业人员可先给予对症治疗，包括正确的疾病认知教育、运动治疗和抗抑郁药物对症治疗，推荐首选 5– 羟色胺再摄取抑制剂、氟哌噻吨美利曲辛片和苯二氮䓬类药物。一些中成药或中药汤剂，对伴有躯体化症状的轻中度焦虑抑郁有一定效果，包括丹参、玉竹、人参、麝香、降香、葛根、酸枣仁等药物。

2. 生活质量评估

推荐使用健康调查简表（SF-36、SF-12）、"特茅斯生活质量问卷""明尼苏达心力衰竭生活质量问卷"等。通过对接受心脏康复治疗前、后的生活质量进行评价，有助于了解心脏康复获益。通过量表评价患者对疾病的认知和自我管理效能，判断患者改变健康行为的能力。对疾病认知错误或自我管理效能低的患者，心脏康复专业人员有责任通过以问题为导向的教学模式（problem-based learning），改善患者对疾病的错误认知和自我管理效能。

3. 睡眠管理

通过问诊了解患者对自身睡眠质量的评价；采用匹兹堡睡眠质量评定量表客观评价患者的睡眠质量，该量表是目前被广泛采纳用于评价患者睡眠质量的自评量表。处理失眠症时，应注意确定失眠原因。同一患者可能有多种原因，包括心血管疾病各种症状所致失眠、冠状动脉缺血所致失眠、心血管药物所致失眠、心血管手术后不适症状所致失眠、因疾病发生焦虑抑郁导致失眠、睡眠呼吸暂停及原发性失眠。了解患者睡眠行为，纠正患者不正确的失眠认知和不正确的睡眠习惯。患者在发生失眠的急性期要尽早使用镇静安眠药物，原则为短程、足量、足疗程，用药顺序如下：苯二氮䓬类（地西泮、阿普唑仑、艾司唑仑、劳拉西泮等）、非苯二氮䓬类（吡唑坦、佐匹克隆、扎来普隆等）及具有镇静作用的抗抑郁药。苯二氮䓬类药物连续使用不超过4周。一种镇静安眠药疗效不佳时，可并用2种。每种药物都尽量用最低有效剂量。对高度怀疑有阻塞性睡眠呼吸暂停低通气综合征（obstructive sleep apnea hypopnea syndrome，OSAHS）的患者（特征：根据匹兹堡睡眠质量评定量表提示为肥胖、血压控制差、白天嗜睡、短下颌等），采用多导睡眠监测仪或便携式睡眠呼吸暂停测定仪，了解患者夜间缺氧程度、睡眠呼吸暂停时间及次数。对于睡眠呼吸暂停低通气指数（apnea hypopnea index，AHI）≥ 15次/小时或 AHI < 15次/小时且白天嗜睡等症状明显的患者，建议接受持续气道或双水平正压通气治疗。口腔矫治器适用于单纯性鼾症及轻中度 OSAHS 患者，特别是下颌后缩者。

（六）病情监测

心律失常患者要学会自我病情监测，在心律失常不易被发现时，患者自己最能发现问题。有些心律失常可有先兆症状，若能及时发现并采取措施，可减少甚至避免再发心律失常。心房纤颤的患者往往有先兆征象或称前驱症状，如心悸、摸脉有"缺脉"增多的现象，此时若及时休息并口服地西泮片可防患于未然。有些患者对自己的心律失常治疗摸索出一套自行控制的方法，当发生时用此方法能控制心律失常。例如"阵发性室上性心动过速"患者，发作后立即刺激咽喉致恶心、呕吐，或做深呼吸动作，或压迫眼球，可达到刺激迷走神经、减慢心率的目的，也能马上转复。

日常护理：注意季节、时令、气候的变化，因为寒冷、闷热的天气，以及对疾病影响较大的节气，如立春、夏至、立冬、冬至等，容易诱发或加重心律失常，应提前做好防护，分别采取保暖、通风、降温等措施。

三、延续性护理

（一）康复随访

随访时间每个月 1 次，随访模式为门诊随访和互联网随访相结合，随访内容包括用药情况、症状和体征、运动与生活方式改善情况、血生化检测及有无不良心血管事件。建立随访档案，根据随访结果对患者进行再评估，适时调整康复处方，能提高患者家庭自我管理能力。

（二）医疗急救措施

1. 基础设备

基础设备包括心脏电除颤仪、血压计、急救药品（肾上腺素、硝酸甘油、多巴胺和阿托品）、供氧设施、心电图机和心率表。

2. 高标准设备

高标准设备包括运动心电监护仪和（或）便携式监测设备。

（三）患者教育

（1）指导患者了解自己在运动康复过程中身体的预警信号，包括胸部不适、头痛或头晕、心律不齐、体重增加和气喘等。

（2）对于患者出现的身体不适，应及时给予评估和治疗。患者在运动中若出现如下症状，如胸痛、头晕目眩、过度劳累、气短、出汗过多、恶心、呕吐及脉搏不规则等，应马上停止运动；停止运动后上述症状仍持续特别是停止运动 5 ~ 6 min 后，心率仍增加，应继续观察和处理。如果感觉有任何关节或肌肉异常疼痛，可能存在骨骼、肌肉的损伤，也应立即停止运动。

（3）强调遵循运动处方运动的重要性，即运动强度不超过目标心率或 Borg 量表评分自感用力程度，并应注意运动时间和运动设备的选择。

（4）强调运动时热身运动和整理运动的重要性，这与运动安全性有关。

（5）提醒患者根据环境的变化，如冷热、湿度和海拔变化等调整运动水平。

（刘俊艳）

第二章　心力衰竭的诊治

第一节　急性左心功能衰竭

急性心力衰竭（acute congestive heart failure，AHF）是最常见的心脏急症之一。许多国家随着人口老龄化及急性心肌梗死患者存活率的升高，急性心力衰竭患者的数量快速增长，同时增加了心功能失代偿患者的数量。AHF中有60%～70%由冠心病所致，尤其是老年人。在年轻患者中，AHF的原因更多见于扩张型心肌病、心律失常、先天性或瓣膜性心脏病、心肌炎等。

AHF患者预后不良。急性心肌梗死伴有严重心力衰竭患者病死率非常高，12个月的病死率为30%。据报道，急性肺水肿的院内病死率为12%，1年病死率约为40%。

2021年，欧洲心脏病学会更新了《急性和慢性心力衰竭诊断和治疗指南》。2018年，中华医学会心血管病学分会公布了《中国急性心力衰竭诊断和治疗指南》。

一、急性心力衰竭的临床表现

AHF是指由于心脏功能异常而出现的急性临床发作。无论既往有无心脏病病史，均可发生。心功能异常可以是收缩功能异常，也可为舒张功能异常，还可以是心律失常或心脏前负荷和后负荷失调。AHF通常是致命的，需要紧急治疗。

急性心力衰竭可以在既往没有心功能异常者首次发病，也可以是慢性心力衰竭（CHF）的急性失代偿。

（一）基础心血管疾病的病史和表现

大多数患者有各种心脏病的病史，存在引起急性心力衰竭的各种病因。老年人中的主要病因为冠心病、高血压和老年性心瓣膜病，而在年轻人中多由风湿性心瓣膜病、扩张型心肌病、急性重症心肌炎等所致。

（二）诱发因素

常见的诱因有：慢性心力衰竭药物治疗缺乏依从性；心脏容量超负荷；严重感染，尤其是肺炎和败血症；严重颅脑损伤或剧烈的精神心理紧张与波动；大手术后；肾功能减退；急性心律失常，如室性心动过速（室速）、心室颤动（室颤）、心房颤动（房颤）或心房扑动（房扑）伴快速心室率、室上性心动过速以及严重的心动过缓等；支气管哮喘发作；肺栓塞；高心排血量综合征，如甲状腺危象、严重贫血等；应用负性肌力药物如维拉帕米、受体阻滞剂等；应用非甾体抗炎药；心肌缺血；老年急性舒张功能减退；吸毒、酗酒；嗜铬细胞瘤。这些诱因使心功能原来尚可代偿的患者骤发心力衰竭，或者使已有心力衰竭的患者病情加重。

（三）早期表现

原来心功能正常的患者出现急性失代偿的心力衰竭（首发或慢性心力衰竭急性失代偿），伴有急性心力衰竭的症状和体征，出现原因不明的疲乏或运动耐量明显降低以及心率增加 15 ～ 20 次 / 分，可能是左心功能降低的最早期征兆。继续发展可出现劳力性呼吸困难、夜间阵发性呼吸困难、睡觉需用枕头抬高头部等，检查可发现左心室增大、闻及舒张早期或中期奔马律、肺动脉瓣第二音亢进、两肺尤其肺底部有细湿啰音，还可有干啰音或哮鸣音，提示已有左心功能障碍。

（四）急性肺水肿

急性肺水肿起病急骤，病情可迅速发展至危重状态。突发的严重呼吸困难、端坐呼吸喘息不止、烦躁不安并有恐惧感，呼吸频率可达 30 ～ 50 次 / 分；频繁咳嗽并咳出大量粉红色泡沫样痰；听诊心率快，心尖部常可闻及奔马律；双肺满布湿啰音和哮鸣音。

（五）心源性休克

心源性休克主要表现为以下几个方面。

（1）持续低血压，收缩压（SBP）降至 90 mmHg 以下，或原有高血压的患者收缩压降幅 ≥ 60 mmHg，且持续 30 min 以上。

（2）组织低灌注状态，可有：①皮肤湿冷、苍白和发绀，出现紫色条纹；②心动过速 > 110 次 / 分；③尿量显著减少（< 20 ml/h），甚至无尿；④意识障碍，常有烦躁不安、激动焦虑、恐惧和濒死感；收缩压低于 70 mmHg，出现抑制状态，如神志恍惚、表情淡漠、反应迟钝，逐渐发展至意识模糊甚至昏迷。

（3）血流动力学障碍：肺毛细血管楔压（PCWP）≥ 18 mmHg，心排血指数（CI）≤ 2.2 L/（min·m²）[≤ 36.7 ml/（s·m²）][1]。

---

① CI 法定单位 L/（min·m²）与旧制单位 ml/（s·m²）的换算系数为 16.67。

（4）低氧血症和代谢性酸中毒。

二、急性左心衰竭的分级

急性左心衰竭严重程度的主要分级有 Killip 法、Forrester 法和临床程度分级三种。Killip 法主要用于急性心肌梗死患者，分级依据临床表现和胸部 X 线检查的结果。

（一）急性心肌梗死的 Killip 法分级

Ⅰ级：无心力衰竭。

Ⅱ级：有心力衰竭，两肺中下部有湿啰音占肺野下 1/2，可闻及奔马律，胸部 X 线检查有肺淤血。

Ⅲ级：严重心力衰竭，有肺水肿，细湿啰音遍布两肺（超过肺野下 1/2）。

Ⅳ级：心源性休克、低血压（收缩压 < 90 mmHg）、发绀、出汗、少尿。

（二）急性左心衰竭的 Forrester 法分级

Ⅰ级：PCWP ≤ 18 mmHg，CI > 36.7 ml/（s·m²），无肺淤血，无组织灌注不良。

Ⅱ级：PCWP > 18 mmHg，CI > 36.7 ml/（s·m²），有肺淤血。

Ⅲ级：PCWP < 18 mmHg，CI ≤ 36.7 ml/（s·m²），无肺淤血，有组织灌注不良。

Ⅳ级：PCWP > 18 mmHg，CI ≤ 36.7 ml/（s·m²），有肺淤血，有组织灌注不良。

（三）急性左心衰竭的临床程度分级

Ⅰ级：皮肤干、暖，无肺部啰音。

Ⅱ级：皮肤湿、暖，有肺部啰音。

Ⅲ级：皮肤干、冷，无/有肺部啰音。

Ⅳ级：皮肤湿、冷，有肺部啰音。

Forrester 法分级依据临床表现和血流动力学指标，可用于急性心肌梗死后 AHF，最适用于首次发作的急性心力衰竭。临床程度的分级法适用于心肌病患者，它主要依据临床发现，最适用于慢性失代偿性心力衰竭。

三、急性心力衰竭的诊断

AHF 的诊断主要依据症状和临床表现，同时辅以相应的检查，例如 ECG、胸部 X 线检查、生化标志物、多普勒超声心动图等。

对于急性心力衰竭患者，需要系统评估外周循环、静脉充盈和肢端体温。

在心力衰竭失代偿时，右心室充盈压通常可通过中心静脉压评估。AHF 时中心静脉压升高应谨慎分析，因为在静脉顺应性下降合并右室顺应性下降时，即便右室充盈压很低，也会出现中心静脉压升高。

左室充盈压可通过肺部听诊评估，肺部存在湿啰音常提示左室充盈压升高。进一步的确诊、严重程度的分级及随后可出现的肺淤血、胸腔积液应进行胸部 X 线检查。左室充盈压的临床评估常被迅速变化的临床征象所误导。应进行心脏的触诊和听诊，了解有无室性和房性奔马律（S_3，S_4）。

四、急性心力衰竭的辅助检查

（一）ECG

急性心力衰竭时 ECG 多有异常改变。ECG 可以辨别节律，可以帮助确定 AHF 的病因及了解心室的负荷情况。这在急性冠脉综合征中尤为重要。ECG 还可了解左右心室 / 心房的劳损情况、有无心包炎以及既往存在的病变如左右心室的肥大。心律失常时应分析 12 导联心电图，同时应进行连续的 ECG 监测。

（二）胸部 X 线及其他影像学检查

对于所有 AHF 患者，胸部 X 线和其他影像学检查宜尽早完成，以便及时评估已经存在的肺部和心脏病变（心脏的大小及形状）及肺淤血的程度。这不但可以用于明确诊断，还可用于了解随后的治疗效果。胸部 X 线检查还可用作左心衰竭的鉴别诊断，除外肺部炎症或感染性疾病。胸部 CT 或放射性核素扫描可用于判断肺部疾病和诊断大的肺栓塞。CT 可用于诊断主动脉夹层。

（三）超声心动图

超声心动图对于评价基础心脏病变及与 AH 相关的心脏结构和功能改变是极其重要的，同时对急性冠脉综合征也有重要的评估价值。

多普勒超声心动图应用于评估左右心室的局部或全心功能改变、瓣膜结构和功能、心包病变、急性心肌梗死的机械性并发症和比较少见的占位性病变。通过多普勒超声心动图测定主动脉或肺动脉的血流时速曲线可以估测心排血量。多普勒超声心动图还可估计肺动脉压力（三尖瓣反流射速），同时可监测左室前负荷。经食管超声心动图可用于诊断主动脉夹层。

（四）实验室检查

AHF 时应进行必要的实验室检查。动脉血气分析可以评估氧合情况（氧分压 PaO_2）、通气情况（二氧化碳分压 $PaCO_2$）、酸碱平衡（pH）和碱缺失，在所有严重 AHF

患者应进行此项检查。脉搏血氧测定及潮气末 CO_2 测定等无创性检测方法可以替代动脉血气分析，但不适用于低心排出量及血管收缩性休克状态。静脉血氧饱和度（如颈静脉内）的测定对于评价全身的氧供需平衡很有价值。

血浆脑利尿钠肽（B 型利尿钠肽，BNP）是在心室室壁张力增加和容量负荷过重时由心室释放的，现在已用于急诊室呼吸困难的患者作为排除或确立心力衰竭诊断的指标。BNP 对于排除心力衰竭有很高的阴性预测价值。如果心力衰竭的诊断已经明确，升高的血浆 BNP 和 N 末端脑利尿钠肽前体（NT-proBNP）可以预测预后。

（五）其他检查

在涉及与冠状动脉相关的病变如不稳定型心绞痛或心肌梗死时，血管造影是非常重要的，现已明确血运重建能够改善预后。

五、急性心力衰竭患者的监护

急性心力衰竭患者应在进入急诊室后尽快开始监护，同时给予相应的诊断性检查以明确基础病因。

（一）无创性监护

所有的危重患者必须监测的项目有血压、体温、心率、呼吸、心电图。有些实验室检查应重复做，例如电解质、肌酐、血糖及有关感染和代谢障碍的指标。必须纠正低钾或高钾血症。如果患者病情恶化，这些指标的监测频率也应增加。

1. 心电监测

在急性失代偿阶段 ECG 的监测是必需的（监测心律失常和 S-T 段变化），尤其是心肌缺血或心律失常是导致急性心力衰竭的主要原因时。

2. 血压监测

开始治疗时维持正常的血压很重要，其后也应定时测量（例如每 5 min 测量一次），直到血管活性药、利尿药、正性肌力药剂量稳定时。在并无强烈的血管收缩和不伴有极快心率时，无创性自动袖带血压测量是可靠的。

3. 血氧饱和度监测

脉搏血氧计是测量动脉氧与血红蛋白结合饱和度即血氧饱和度（SaO_2）的无创性装置。通常从联合血氧计测得的 SaO_2 的误差在 2% 之内，除非患者处于心源性休克状态。

4. 心排血量和前负荷

心排血量和前负荷可应用多普勒超声的方法监测。

（二）有创性监测

1. 动脉置管

置入动脉导管的指征是因血流动力学不稳定，需要连续监测动脉血压或需进行多次动脉血气分析。

2. 中心静脉置管

中心静脉置管联通了中心静脉循环，所以可用于输注液体和药物，也可监测中心静脉压（CVP）及静脉血氧饱和度（SvO$_2$）（上腔静脉或右心房处），后者用以评估氧的运输情况。

在分析右房压力时应谨慎，避免过分注重右房压力。因为右房压力几乎与左房压力无关，因此也与 AHF 时的左室充盈压无关，CVP 也会受到重度三尖瓣关闭不全及呼气末正压通气（PEEP）的影响。

3. 肺动脉导管

肺动脉导管（PAC）是一种漂浮导管，用于测量上腔静脉（SVC）、右房、右室、肺动脉压力，肺毛细血管楔压以及心排血量。现代导管能够半连续性地测量心排血量以及混合静脉血氧饱和度、右室舒张末容积和射血分数。

虽然置入肺动脉导管用于急性左心衰竭的诊断通常不是必需的，但对于伴发有复杂心肺疾病的患者，它可以用来鉴别是心源性机制还是非心源性机制。对于二尖瓣狭窄、主动脉关闭不全、高气道压或左室僵硬（如左室肥厚、糖尿病、纤维化、使用正性肌力药、肥胖、缺血）的患者，肺毛细血管楔压并不能真实反映左室舒张末压。

建议 PAC 用于对传统治疗未产生预期疗效的血流动力学不稳定的患者，以及合并瘀血和低灌注的患者。在这些情况下，置入肺动脉导管可以保证左室最恰当的液体负荷量，并指导血管活性药物和正性肌力药的使用。

六、急性心力衰竭的治疗

（一）临床评估

对患者均应根据上述各种检查方法以及病情变化做出临床评估，包括：①基础心血管疾病；②急性心力衰竭发生的诱因；③病情的严重程度和分级，并估计预后；④治疗的效果。此种评估应多次和动态进行，以调整治疗方案。

（二）治疗目标

（1）控制基础病因和矫治引起心力衰竭的诱因：应用静脉和（或）口服降压药物以控制高血压；选择有效抗生素控制感染；积极治疗各种影响血流动力学的快速性或缓慢

性心律失常；应用硝酸酯类药物改善心肌缺血。糖尿病伴血糖升高者应有效控制血糖水平，同时要防止出现低血糖。对血红蛋白低于 60 g/L 的严重贫血者可输注浓缩红细胞悬液或全血。

（2）缓解各种严重症状：①低氧血症和呼吸困难：用不同方式的吸氧，包括鼻导管吸氧、面罩吸氧以及无创或气管插管的呼吸机辅助通气治疗。②胸痛和焦虑：应用吗啡。③呼吸道痉挛：应用支气管解痉药物。④瘀血症状：利尿药有助于减轻肺淤血和肺水肿，也可缓解呼吸困难。

（3）稳定血流动力学状态，维持收缩压 ≥ 90 mmHg，纠正和防止低血压，可应用各种正性肌力药物。血压过高者的降压治疗可选择血管扩张药物。

（4）纠正水、电解质紊乱和维持酸碱平衡。

（5）保护重要脏器如肺、肾、肝和大脑，防止功能损害。

（6）降低死亡危险，改善近期和远期预后。

（三）处理流程

1. 一般处理

（1）体位：静息时明显呼吸困难者应取半卧位或端坐位，双腿下垂以减少回心血量，降低心脏前负荷。

（2）四肢交换加压：四肢轮流绑扎止血带或血压计袖带，通常同一时间只绑扎三肢，每隔 15 ~ 20 min 轮流放松一肢。血压计袖带的充气压力应较舒张压（DBP）低 10 mmHg，使动脉血流仍可顺利通过，而静脉血回流受阻。此法可降低前负荷，减轻肺淤血和肺水肿。

（3）吸氧：适用于低氧血症和呼吸困难明显（尤其指端血氧饱和度 < 90%）的患者。应尽早采用，使患者 SaO_2 ≥ 95%（伴 COPD 者 SaO_2 > 90%）。可采用不同的方式：①鼻导管吸氧：低氧流量（1 ~ 2 L/min）开始，如仅为低氧血症，动脉血气分析未见 CO_2 潴留，可采用高流量（6 ~ 8 L/min）给氧。乙醇吸氧可使肺泡内的泡沫表面张力降低而破裂，改善肺泡的通气。方法是在氧气通过的湿化瓶中加 50% ~ 70% 乙醇或有机硅消泡剂，用于肺水肿患者。②面罩吸氧：适用于伴呼吸性碱中毒患者。必要时还可采用无创性或气管插管呼吸机辅助通气治疗。

（4）做好救治的准备工作：至少开放 2 条静脉通道，并保持通畅。必要时可采用深静脉穿刺置管，以随时满足用药的需要。血管活性药物一般应用微量泵泵入，以维持稳定的速度和准确的剂量。固定和维护好漂浮导管、深静脉置管、心电监护的电极和导联线、鼻导管或面罩、导尿管以及指端无创血氧仪测定电极等。保持室内适宜的温度、湿度，灯光柔和，环境安静。

（5）饮食：进易消化食物，避免一次大量进食，在总量控制下可少量多餐（6 ~

8 次 / 天），应用袢利尿剂情况下不要过分限制钠盐摄入量，以避免低钠血症，导致低血压。利尿药应用时间较长的患者要补充多种维生素和微量元素。

（6）出入量管理：肺淤血、体循环淤血及水肿明显者应严格限制饮水量和静脉输液速度，无明显低血容量因素（大出血、严重脱水、大汗淋漓等）者的每天摄入液体量一般宜在 1500 ml 以内，不要超过 2000 ml，保持液体出入量负平衡约 500 ml/d，严重肺水肿者的液体负平衡为 1000 ~ 2000 ml/d，甚至可达 3000 ~ 5000 ml/d，以减少水钠潴留和缓解症状。3 ~ 5 d 后，如淤血、水肿明显消退，应减少液体负平衡量，逐渐过渡到液体出入水量大体平衡。在液体负平衡下，应注意防止发生低血容量、低血钾和低血钠等。

2. 药物治疗

（1）AHF 时吗啡及其类似物的使用：吗啡一般用于严重 AHF 的早期阶段，特别是患者不安和呼吸困难时吗啡能够使静脉扩张，也能使动脉轻度扩张，并降低心率。应密切观察疗效和呼吸抑制的不良反应。伴明显和持续低血压、休克、意识障碍、COPD 等患者禁忌使用。老年患者慎用或减量。也可应用哌替啶 50 ~ 100 mg 肌内注射。

（2）AHF 治疗中血管扩张药的使用：对于大多数 AHF 患者，血管扩张药常作为一线药，它可以用来开放外周循环，降低前及（或）后负荷。

①硝酸酯类药物：急性心力衰竭时此类药在不减少每搏量和不增加心肌氧耗情况下能减轻肺淤血，特别适用于急性冠状动脉综合征伴心力衰竭的患者。临床研究已证实，硝酸酯类静脉制剂与呋塞米合用治疗急性心力衰竭有效；应用大剂量硝酸酯类药物联合小剂量呋塞米的疗效优于单纯大剂量的利尿药。静脉应用硝酸酯类药物应十分小心滴定剂量，应经常测量血压，防止血压过度下降。硝酸甘油静脉滴注起始剂量为 5 ~ 10 μg/min，每 5 ~ 10 min 递增 5 ~ 10 μg/min，最大剂量为 100 ~ 200 μg/min；可每 10 ~ 15 min 喷雾一次（400 μg），或舌下含服 0.3 ~ 0.6 毫克 / 次。硝酸异山梨酯静脉滴注剂量为 5 ~ 10 mg/h，也可舌下含服 2.5 毫克 / 次。

②硝普钠（SNP）：适用于严重心力衰竭。临床应用宜从小剂量 10 μg/min 开始，可酌情逐渐增加剂量至 50 ~ 250 μg/min。由于其强效降压作用，应用过程中要密切监测血压，根据血压调整合适的维持剂量。长期使用时其代谢产物（硫代氰化物和氰化物）会产生毒性反应，特别是在严重肝肾衰竭的患者应避免使用。减量时，硝普钠应该缓慢减量，并加用口服血管扩张药，以避免反跳。AHF 时硝普钠的使用尚缺乏对照试验，而且在急性心肌梗死（AMI）时使用，病死率增高。在急性冠脉综合征所致的心力衰竭患者，因为 SNP 可引起冠脉窃血，故在此类患者中硝酸酯类的使用优于硝普钠。

③奈西立肽：这是一类新的血管扩张药肽类，近期被用以治疗 AHF。它是人脑利尿钠肽（BNP）的重组体，是一种内源性激素物质。它能够扩张静脉、冠状动脉，由此降低前负荷和后负荷，在无直接正性肌力的情况下增加心排血量。慢性心力衰竭患者输注奈西立肽对血流动力学产生有益的作用，可以增加钠排泄，抑制肾素 - 血管紧张

素-醛固酮和交感神经系统。它和静脉使用硝酸甘油相比，能更有效地促进血流动力学改善，并且不良反应更少。该药临床试验的结果尚不一致。近期的两项研究（VMAC 和 PROACTION）表明，该药的应用可以带来临床和血流动力学的改善，推荐应用于急性失代偿性心力衰竭。国内一项 II 期临床研究提示，该药较硝酸甘油静脉制剂能够更显著降低 PCWP，缓解患者的呼吸困难。应用方法：先给予负荷剂量 1.5 μg/kg，静脉缓慢推注，继以 0.0075 ~ 0.0150 μg/（kg·min）静脉滴注；也可不用负荷剂量而直接静脉滴注。疗程一般为 3 d，不建议超过 7 d。

④乌拉地尔：该药具有外周和中枢双重扩血管作用，可有效降低血管阻力、降低后负荷、增加心排血量，但不影响心率，从而减少心肌耗氧量。适用于高血压、心脏病、缺血性心肌病（包括急性心肌梗死）和扩张型心肌病引起的急性左心衰竭；可用于心排血量降低、PCWP > 18 mmHg 的患者。通常静脉滴注 100 ~ 400 mg/min，可逐渐增加剂量，并根据血压和临床状况予以调整。伴严重高血压者可缓慢静脉注射 12.5 ~ 25.0 mg。

应用血管扩张药的注意事项：下列情况下禁用血管扩张药物。①收缩压 < 90 mmHg，或持续低血压并伴症状尤其有肾功能不全的患者，避免重要脏器灌注减少；②严重阻塞性心瓣膜疾病患者，例如主动脉瓣狭窄、二尖瓣狭窄患者，有可能出现显著的低血压，应慎用；③梗阻性肥厚型心肌病。

（3）急性心力衰竭时血管紧张素转化酶抑制剂（ACEI）的使用：ACEI 在急性心力衰竭中的应用仍存在诸多争议。急性心力衰竭的急性期病情尚未稳定的患者不宜应用。急性心肌梗死后的急性心力衰竭可以试用，但须避免静脉应用，口服起始剂量宜小。在急性期病情稳定 48h 后逐渐加量，疗程至少 6 周，不能耐受 ACEI 者可以应用 ARB。

在心排血量处于边缘状况时，ACEI 抑制剂应谨慎使用，因为它可以明显降低肾小球滤过率。当联合使用非甾体抗炎药，以及出现双侧肾动脉狭窄时，不能耐受 ACEI 抑制剂的风险增加。

（4）利尿药

①适应证：AHF 和失代偿心力衰竭的急性发作，伴有液体潴留是应用利尿药的指征。利尿药缓解症状的益处及其在临床上被广泛认可无须再进行大规模的随机临床试验来评估。

②作用效应：静脉使用袢利尿剂也有扩张血管效应，在使用早期（5 ~ 30 min）可降低肺阻抗的同时也降低右房压和肺毛细血管楔压。如果快速静脉注射大剂量（> 1 mg/kg）时，就有反射性血管收缩的可能。它与慢性心力衰竭时使用利尿药不同，在严重失代偿性心力衰竭使用利尿药能使容量负荷恢复正常，可以在短期内减少神经内分泌系统的激活。特别是在急性冠脉综合征的患者，应使用低剂量的利尿药，最好是已给予扩血管治疗。

③实际应用：静脉使用袢利尿剂（呋塞米、托拉塞米）有强效快速的利尿效果，

在 AHF 患者优先考虑使用。在入院前就可安全使用，应根据利尿效果和瘀血症状的缓解情况选择剂量。开始使用负荷剂量，然后继续静脉滴注呋塞米或托拉塞米，静脉滴注比一次性静脉注射更有效。噻嗪类和螺内酯可以联合袢利尿剂使用，低剂量联合使用比高剂量使用一种药更有效，而且继发反应也更少。将袢利尿剂和多巴酚丁胺、多巴胺或硝酸酯类联合使用也是一种治疗方法，它比仅仅增加利尿药更有效，不良反应也更少。

④不良反应、药物的相互作用：虽然利尿药可安全地用于大多数患者，但其不良反应也很常见，甚至可威胁生命。它们包括：神经内分泌系统的激活，特别是肾素 – 血管紧张素 – 醛固酮系统和交感神经系统的激活；低血钾、低血镁和低氯性碱中毒可能导致严重的心律失常；可以产生肾毒性以及加剧肾衰竭。过度利尿可过分降低静脉压、肺毛细血管楔压以及舒张期灌注，由此导致每搏输出量和心排血量下降，特别见于严重心力衰竭和以舒张功能不全为主的心力衰竭或缺血所致的右室功能障碍。

（5）β 受体阻滞剂

①适应证和基本原理：目前尚无应用受体阻滞剂治疗 AHF 改善症状的研究。相反，在 AHF 时是禁止使用受体阻滞剂的。急性心肌梗死后早期肺部啰音超过基底部的患者，以及低血压患者均被排除在应用受体阻滞剂的临床试验之外。急性心肌梗死患者没有明显心力衰竭或低血压，使用 β 受体阻滞剂能限制心肌梗死范围，减少致命性心律失常，并缓解疼痛。

当患者出现缺血性胸痛对阿片制剂无效、反复发生缺血、高血压、心动过速或心律失常时，可考虑静脉使用 β 受体阻滞剂。在 Gothenburg 美托洛尔研究中，急性心肌梗死后早期静脉使用美托洛尔或安慰剂，接着口服治疗 3 个月，美托洛尔组发展为心力衰竭的患者明显减少；如果患者有肺底部啰音的肺淤血征象，联合使用呋塞米，美托洛尔治疗可产生更好的疗效，降低病死率和并发症。

②实际应用：当患者伴有明显急性心力衰竭，肺部啰音超过基底部时，应慎用 β 受体阻滞剂。对出现进行性心肌缺血和心动过速的患者，可以考虑静脉使用美托洛尔。

但是，对急性心肌梗死伴发急性心力衰竭患者，病情稳定后，应早期使用 β 受体阻滞剂。对于慢性心力衰竭患者，在急性发作稳定后（通常 4 d 后），应早期使用 β 受体阻滞剂。

在大规模临床试验中，比索洛尔、卡维地洛或美托洛尔的初始剂量很小，然后逐渐缓慢增加到目标剂量。应个体化增加剂量。受体阻滞剂可能过度降低血压，减慢心率。一般原则是，在服用 β 受体阻滞剂的患者由于心力衰竭加重而住院，除非必须用正性肌力药物维持，否则应继续服用 β 受体阻滞剂。但如果疑为 β 受体阻滞剂剂量过大（如有心动过缓和低血压）时，可减量继续用药。

（6）正性肌力药：此类药物适用于低心排血量综合征，如伴症状性低血压或心排血量降低伴有循环淤血的患者，可缓解组织低灌注所致的症状，保证重要脏器的血液供应。血压较低和对血管扩张药物及利尿药不耐受或反应不佳的患者尤其有效。使用正性肌力药有潜在的危害性，因为它能增加耗氧量、增加钙负荷，所以应谨慎使用。

对于失代偿的慢性心力衰竭患者，其症状、临床过程和预后很大程度上取决于血流动力学是否稳定。所以，改善血流动力学参数成为治疗的目的。在这种情况下，正性肌力药可能有效，甚至可挽救生命。但它改善血流动力学参数的益处，部分被其增加心律失常的危险抵消了。而且在某些病例，由于过度增加能量消耗引起心肌缺血和心力衰竭的慢性进展。但正性肌力药的利弊比率，不同的药并不相同。对于那些兴奋 β_1 受体的药物，可以增加心肌细胞内钙的浓度，可能有更高的危险性。有关正性肌力药用于急性心力衰竭治疗的对照试验研究较少，特别对预后的远期效应的评估更少。

①洋地黄类：此类药物能轻度增加心排血量和降低左心室充盈压；对急性左心衰竭患者的治疗有一定帮助。一般应用毛花苷 C 0.2 ~ 0.4 mg 缓慢静脉注射 2 ~ 4 h 后可以再用 0.2 mg，快速心室率的心房颤动患者可酌情适当增加剂量。

②多巴胺：小剂量 [< 2 μg/（kg·min）] 的多巴胺仅作用于外周多巴胺受体，直接或间接降低外周阻力。在此剂量下，对于肾低灌注和肾衰竭的患者，它能增加肾血流量、肾小球滤过率，利尿和增加钠的排泄，并增强对利尿药的反应。大剂量 [> 2 μg/（kg·min）] 的多巴胺或间接刺激 β 受体，增加心肌的收缩力和心排血量。当剂量 > 5 μg/（kg·min）时，作用于 α 受体，增加外周血管阻力。此时，虽然它对低血压患者很有效，但对 AHF 患者可能有害，因为增加左室后负荷，增加肺动脉压和肺阻力。

多巴胺可以作为正性肌力药 [> 2 μg/（kg·min）] 用于 AHF 伴有低血压的患者。当静脉滴注低剂量 2 ~ 3 μg/（kg·min）时，可以使失代偿性心力衰竭伴有低血压和尿量减少的患者增加肾血流量，增加尿量。若无反应，则应停止使用。

③多巴酚丁胺：多巴酚丁胺的主要作用在于，通过刺激 β_1 受体和 β_2 受体产生剂量依赖性的正性变时、正性变力作用，并反射性地降低交感张力和血管阻力，其最终结果依个体而不同。小剂量时，多巴酚丁胺能产生轻度的血管扩张反应，通过降低后负荷而增加射血量；大剂量时，它可以引起血管收缩。心率通常呈剂量依赖性增加，但增加的程度弱于其他儿茶酚胺类药物。但在房颤的患者，心率可能增加到难以预料的水平，因为它可以加速房室传导。全身收缩压通常轻度增加，但也可能不变或降低。心力衰竭患者静脉滴注多巴酚丁胺后尿量多，这可能是它提高心排血量而增加肾血流量的结果。

多巴酚丁胺用于外周低灌注（低血压、肾功能下降）伴或不伴有瘀血或肺水肿、使用最佳剂量的利尿药和扩血管剂无效时。

多巴酚丁胺常用来增加心排血量，起始静脉滴注速度为 2 ~ 3 μg/（kg·min），可以逐渐增加到 20 μg/（kg·min）。无须负荷量。静脉滴注速度根据症状、尿量反应或血流动力学监测结果来调整。其血流动力学作用和剂量成正比，在静脉滴注停止后，其清除也很快。

在接受 β 受体阻滞剂治疗的患者，需要增加多巴酚丁胺的剂量，才能恢复其正性肌力作用。

单从血流动力学看，多巴酚丁胺的正性肌力作用增加了磷酸二酯酶抑制剂（PDEI）作用。PDEI 和多巴酚丁胺的联合使用能产生比单一用药更强的正性肌力作用。

长时间持续静脉滴注多巴酚丁胺（24 ~ 48 h 或更长）会出现耐药，部分血流动力学效应消失。长时间应用应逐渐减量。

静脉滴注多巴酚丁胺常伴有心律失常发生率的增加，可来源于心室和心房。这种影响呈剂量依赖性，可能比使用 PDEI 时更明显。在使用利尿药时应及时补钾。心动过速时使用多巴酚丁胺要慎重，多巴酚丁胺静脉滴注可以促发冠心病患者的胸痛。现在还没有关于 AHF 患者使用多巴酚丁胺的对照试验，一些试验显示它有增加不利的心血管事件。

④磷酸二酯酶抑制剂：米力农和依诺昔酮是两种临床上使用的Ⅲ型磷酸二酯酶抑制剂（PDEI）。在 AHF 时，它们能产生明显的正性肌力、松弛性以及外周扩血管效应，由此增加心排血量和搏出量，同时伴随有肺动脉压、肺毛细血管楔压的下降，全身和肺血管阻力下降。它的血流动力学效应介于纯粹的扩血管剂（如硝普钠）和正性肌力药（如多巴酚丁胺）之间。因为它们的作用部位远离 β 受体，所以在使用 β 受体阻滞剂的同时，PDEI 仍能够保留其效应。

Ⅲ型 PDEI 用于低灌注伴或不伴有瘀血，使用最佳剂量的利尿药和扩血管剂无效时应用。

当患者在使用 β 受体阻滞剂时和（或）对多巴酚丁胺没有足够的反应时，Ⅲ型 PDEI 可能优于多巴酚丁胺。

由于其过度的外周扩血管效应可引起低血压，静脉推注较静脉滴注时更常见，有关 PDEI 治疗对 AHF 患者的远期疗效目前的数据尚不充分，但人们已提高了对其安全性的重视，特别是在缺血性心脏病心力衰竭患者。

⑤左西孟旦：这是一种钙增敏剂，通过结合于心肌细胞上的肌钙蛋白 C 促进心肌收缩，还通过介导 ATP 敏感的钾通道而发挥血管舒张作用和轻度抑制磷酸二酯酶的效应。其正性肌力作用独立于肾上腺素能刺激，可用于正接受受体阻滞剂治疗的患者。左西孟旦的乙酰化代谢产物仍然具有药理活性，半衰期约为 80 h，停药后作用可持续 48 h。

临床研究表明，急性心力衰竭患者应用本药静脉滴注可明显增加心排血量和每搏输出量，降低 PCWP，全身血管阻力和肺血管阻力；冠心病患者不会增加病死率。用法：首剂 12 ~ 24 μg/kg 静脉注射（大于 10 min），继以 0.1 μg/（kg·min）静脉滴注，可酌情减半或加倍。对于收缩压 < 100 mmHg 的患者，不需要负荷剂量，可直接用维持剂量，以防止发生低血压。

在比较左西孟旦和多巴酚丁胺的随机对照试验中，已显示左西孟旦能改善呼吸困难和疲劳等症状，并产生很好的结果。不同于多巴酚丁胺的是，当联合使用 β 受体阻滞剂时，左西孟旦的血流动力学效应不会减弱，甚至会更强。

在大剂量使用左西孟旦静脉滴注时，可能会出现心动过速、低血压，对收缩压低于 85 mmHg 的患者不推荐使用。在与其他安慰剂或多巴酚丁胺比较的对照试验中显示，左西孟旦并没有增加恶性心律失常的发生率。

3. 非药物治疗

（1）主动脉内球囊反搏（IABP）：临床研究表明，IABP 是一种有效改善心肌灌注同时又降低心肌耗氧量和增加心排血量的治疗手段。

IABP 的适应证：①急性心肌梗死或严重心肌缺血并发心源性休克，且不能由药物治疗纠正；②伴血流动力学障碍的严重冠心病（如急性心肌梗死伴机械并发症）；③心肌缺血伴顽固性肺水肿。

IABP 的禁忌证：①存在严重的外周血管疾病；②主动脉瘤；③主动脉瓣关闭不全；④活动性出血或其他抗凝禁证；⑤严重血小板缺乏。

（2）机械通气：急性心力衰竭者行机械通气的指征：①出现心跳呼吸骤停而进行心肺复苏时；②合并Ⅰ型或Ⅱ型呼吸衰竭。机械通气的方式有下列两种。

①无创呼吸机辅助通气：这是一种无须气管插管，经口 / 鼻面罩给患者供氧、由患者自主呼吸触发的机械通气治疗。其分为持续气道正压通气（CPAP）和双相间歇气道正压通气（BiPAP）两种模式。

作用机制：通过气道正压通气可改善患者的通气状况，减轻肺水肿，纠正缺氧和 CO_2 潴留，从而缓解Ⅰ型或Ⅱ型呼吸衰竭。

适用对象：Ⅰ型或Ⅱ型呼吸衰竭患者经常规吸氧和药物治疗仍不能纠正时，应及早应用。主要用于呼吸频率 ≤ 25 次 / 分、能配合呼吸机通气的早期呼吸衰竭患者。在下列情况下应用受限：不能耐受和合作的患者，有严重认知障碍和焦虑的患者，呼吸急促（频率 > 25 次 / 分）、呼吸微弱和呼吸道分泌物多的患者。

②气道插管和人工机械通气：应用指征为心肺复苏时、严重呼吸衰竭经常规治疗不能改善者，尤其是出现明显的呼吸性和代谢性酸中毒并影响意识状态的患者。

（3）血液净化治疗

1）机制：此法不仅可维持水、电解质和酸碱平衡，稳定内环境，还可清除尿毒症毒素（肌酐、尿素、尿酸等）、细胞因子、炎症介质以及心脏抑制因子等。治疗中的物质交换可通过血液滤过（超滤）、血液透析、连续血液净化和血液灌流等来完成。

2）适应证：本法对急性心力衰竭有益，但并非常规应用的手段。出现下列情况之一时可以考虑采用：①高容量负荷如肺水肿或严重的外周组织水肿，且对袢利尿剂和噻嗪类利尿药抵抗；②低钠血症（血钠 < 110 mmol/L）且有相应的临床症状，如神志障碍、肌张力减退、腱反射减弱或消失、呕吐以及肺水肿等，在上述两种情况应用单纯血液滤过即

可；③肾功能进行性减退，血肌酐＞500 μmol/L 或符合急性血液透析指征的其他情况。

3）不良反应和处理：建立体外循环的血液净化均存在与体外循环相关的不良反应，如生物不相容、出血、凝血、血管通路相关并发症、感染、机器相关并发症等。应避免出现新的内环境紊乱，连续血液净化治疗时应注意热量及蛋白质的丢失。

（4）心室机械辅助装置：急性心力衰竭经常规药物治疗无明显改善时，有条件的可应用此种技术。此类装置有体外膜氧合（ECMO）、心室辅助泵（如可置入式电动左心辅助泵、全人工心脏）。根据急性心力衰竭的不同类型，可选择应用心室机械辅助装置，在积极纠治基础心脏病的前提下，短期辅助心脏功能可作为心脏移植或心肺移植的过渡。ECMO 可以部分或全部代替心肺功能。临床研究表明，短期循环呼吸支持（如应用 ECMO）可以明显改善预后。

（赵艳茹　王　强）

第二节　急性右心功能衰竭

急性右心功能衰竭又称急性右心功能不全，它是某些原因使患者的心脏在短时间内发生急性功能障碍，同时其代偿功能不能满足实际需要而导致的以急性右心排血量降低和体循环淤血为主要表现的临床综合征。该病很少单独出现，多见于急性大面积肺栓塞、急性右室心肌梗死等，或继发于急性左心衰竭以及慢性右心功能不全者由于各种诱因病情加重所致。因临床较为多见，若处理不及时也可威胁生命，故需引起临床医生特别是心血管病专科医生的足够重视。

一、病因

（一）急性肺栓塞

在急性右心功能不全的病因中，急性肺栓塞占有十分重要的地位。患者由于下肢静脉曲张、长时间卧床、机体高凝状态，以及手术、创伤、肿瘤甚至矛盾性栓塞等原因，使右心或周围静脉系统内栓子（矛盾性栓塞除外）脱落，回心后突然阻塞主肺动脉或左右肺动脉主干，造成肺循环阻力急剧升高，心排血量显著降低，引起右心室迅速扩张，一般认为栓塞造成肺血流减少＞50%时，临床上即可发生急性右心衰竭。

（二）急性右室心肌梗死

在急性心肌梗死累及右室时，可造成右心排血量下降，右室充盈压升高，容量负荷增大，上述变化发生迅速，右心室尚无代偿能力，易出现急性右心衰竭。

（三）特发性肺动脉高压

特发性肺动脉高压的基本病变是致丛性肺动脉病，即由动脉中层肥厚、细胞性内膜增生、向心性板层性内膜纤维化、扩张性病变类纤维素坏死和丛状病变形成等构成的疾病，迄今其病因不明。该病存在广泛的肺肌型动脉和细动脉管腔狭窄和阻塞，导致肺循环阻力明显增加，可超过正常的 12～18 倍，由于右心室后负荷增加，右室肥厚和扩张，当心室代偿功能低下时，右心室舒张末期压和右房压明显升高，心排血量逐渐下降，病情加重时即可出现急性右心功能不全。

（四）慢性肺源性心脏病急性加重

慢性阻塞性肺疾病（COPD）由于低氧性肺血管收缩，继发性红细胞增多、肺血管慢性炎症重构及血管床的破坏等原因可造成肺动脉高压，加重右室后负荷，造成右室肥大及扩张，形成肺源性心脏病。当存在感染、右室容量负荷过重等诱因时，即可出现急性右心功能不全。

（五）瓣膜性心脏病

肺动脉瓣狭窄等造成右室流出道受阻的疾病可增加右室收缩阻力；三尖瓣大量反流增加右室前负荷并造成体循环淤血；二尖瓣或主动脉病变使肺静脉压增高，间接增加肺血管阻力，加重右心后负荷。

上述原因均可导致右心功能不全，严重时出现急性右心衰竭。

（六）继发于左心系统疾病

左心系统疾病，如冠心病、急性心肌梗死、扩张型心肌病、急性心肌炎等疾病，由于左室收缩功能障碍，造成不同程度的肺淤血，使肺静脉压升高，晚期可引起不同程度的肺动脉高压，形成急性右心功能不全。

（七）心脏移植术后急性右心衰竭

急性右心衰竭是当前困扰心脏移植手术的一大难题。据报道，移植术前肺动脉高压是移植的高危因素，因此术前需常规经 Swan-Ganz 导管测定血流动力学参数。肺血管阻力大于 4WU（32×10^3Pa·s/L），肺血管阻力指数大于 6 WU/m^2 [48×10^3 Pa·s/（L·m^2）]，肺动脉峰压值大于 60 mmHg（1 mmHg = 0.1333 kPa）或跨肺压力差大于 15 mmHg 均是肯定的高危人群，而有不可逆肺血管阻力升高者，其术后病死率较可逆者高 4 倍。术前正常的肺血管阻力并不绝对预示术后不发生右心衰竭。因为离体心脏的损伤，体外循环对心肌、肺血管的影响等，也可引起植入心脏不适应绝对或相对的肺动脉高压、肺血管高阻力而发生右心衰竭。右心衰竭所致心腔扩大，心肌缺血、肺循环血量减少及向左偏移的室间隔等又能干扰左心回血，从而诱发全心衰竭。

二、病理生理

正常肺循环包括右心室、肺动脉、毛细血管及肺静脉，其主要功能是进行气体交换，血流动力学有以下四个特点：①压力低，肺动脉压力为正常主动脉压力的 1/10 ～ 1/7；②阻力小，正常人肺血管阻力为体循环阻力的 1/10 ～ 1/5；③流速快，肺接受心脏搏出的全部血液，但其流程远较体循环为短，故流速快；④容量大，肺血管床面积大，可容纳 900 ml 血液，约占全血量的 9%。由于肺血管有适应其生理需要的不同于体循环的自身特点，所以其血管的组织结构功能也与体循环血管不同。此外，右心室室壁较薄，心腔较小，心室顺应性良好，其解剖结构特点有利于右室射血适应高容量及低压力的肺循环系统，却不耐受高压力。

右心室与左心室拥有共同的室间隔和心包，其过度扩张会改变室间隔的位置及心腔构型，影响左心室的容积和压力，从而使左心室回心血量及射血能力发生变化，因此左、右心室在功能上是相互依赖的。

当各种原因造成体循环重度淤血，右心室前/后负荷迅速增加，或原有的异常负荷在某种诱因下突然加重，以及右心室急性缺血功能障碍时，均可出现急性右心功能不全。临床常见如前负荷增加的急性钠水潴留、三尖瓣大量反流，后负荷增加的急性肺栓塞、慢性肺动脉高性加重，急性左心衰竭致肺循环阻力明显升高，以及右心功能受损的急性右室心肌梗死等。

急性右心衰竭发生时，肺毛细血管楔压和左房压可正常或升高，多数出现右室肥厚和扩张，当超出心室代偿功能时（右室心肌梗死则为右室本身功能下降）右室舒张末期压和右房压明显升高，表现为体循环淤血的体征，扩大的右室还可压迫左室造成心排血量逐渐下降，重症患者常低于正常的 50%，同时体循环血压下降；收缩压常降至 90 ～ 100 mmHg 或更低，脉压变窄，组织灌注不良，甚至会出现周围性发绀。

对于心脏移植的患者，术前均存在严重的心力衰竭，肺动脉压力可有一定程度的升高，受体心脏（尤其是右心室）已对其产生了部分代偿能力，而供体是一个完全正常的心脏，当开始工作时右心室对增加的后负荷无任何适应性，加之离体心脏的损伤，体外循环对心肌、肺血管的影响等，也可引起植入心脏不适应绝对或相对的肺动脉高压、肺血管高阻力而发生右心衰竭。

三、临床表现

（一）症状

1. 胸闷气短，活动耐量下降

胸闷气短，活动耐量下降可由于肺通气 / 血流比例失调、低氧血症造成，多见于急性肺栓塞、肺心病等。

2. 上腹部胀痛

上腹部胀痛是右心衰竭较早的症状，常伴有食欲缺乏、恶心、呕吐，多由肝、脾及胃肠道淤血所引起，腹痛严重时可被误诊为急腹症。

3. 神经系统症状

神经系统症状可有神经过敏、失眠、嗜睡等，重者可发生精神错乱。此可能由脑淤血、缺氧或电解质紊乱等原因引起。

4. 不同原发病各自的症状

不同原发病有各自的症状，如急性肺栓塞可有呼吸困难、胸痛、咯血、血压下降；右室心肌梗死可有胸痛；慢性肺心病可有咳嗽、咳痰、发热；瓣膜病可有活动耐量下降等。

（二）体征

1. 皮肤及巩膜黄染

长期慢性肝淤血缺氧，可引起肝细胞变性、坏死，最终发展为心源性肝硬化，肝功能不正常，胆红素异常升高并出现黄疸。

2. 颈静脉怒张

颈静脉怒张是右心衰竭的一个较明显征象。其出现常较皮下水肿或肝大为早，同时可见舌下、手臂等浅表静脉异常充盈，压迫充血肿大的肝时，颈静脉怒张更加明显，此称为肝 - 颈静脉回流征阳性。

3. 心脏体征

心脏体征主要为原有心脏病表现，由于右心衰竭常继发于左心衰竭，因而左、右心均可扩大。右心室扩大引起三尖瓣关闭不全时，在三尖瓣听诊可听到吹风样收缩期杂音，剑突下可有收缩期抬举性搏动。在肺动脉压升高时可出现肺动脉瓣区第二心音增强及分裂，有响亮收缩期喷射性杂音伴震颤，可有舒张期杂音，心前区奔马律，可有阵发性心动过速，心房扑动或颤动等心律失常。由左心衰竭引起的肺淤血症状和肺动脉瓣区第二心音亢进，可因右心衰竭的出现而减轻。

4. 胸腔积液、腹水

急性右心衰竭时，由于静脉压的急剧升高，常出现胸腔积液和腹水，一般为漏出液。胸腔积液可同时见于左、右两侧胸腔，但以右侧较多，原因不甚明了。由于壁层胸膜静脉回流至腔静脉，脏层胸膜静脉回流至肺静脉，因而胸腔积液多见于全心衰竭者。腹水大多发生于晚期，由心源性肝硬化所致。

胸腔积液可有单侧或双侧下肺呼吸音减低，叩诊呈浊音；腹水征可为阳性。

5. 肝脾大

患者肝大、质硬并有压痛。若有三尖瓣关闭不全并存，触诊肝可感到扩张性搏动。

6. 外周水肿

右心衰竭早期，由于体内先有钠、水潴留，故在水肿出现前先有体重的增加，随后可出现双下肢、会阴及腰骶部等下垂部位的凹陷性水肿，重症者可波及全身。

7. 发绀

右心衰竭者可有不同程度的发绀，最早见于指端、口唇和耳廓，较左心衰竭者明显。其原因除血液中血红蛋白在肺部氧合不全外，常因血流缓慢，组织从毛细血管中摄取较多的氧而使血液中还原血红蛋白增加有关（周围型发绀）。严重贫血者发绀可不明显。

四、实验室检查

（一）血常规

血常规缺乏特异性。长期缺氧者可有红细胞血红蛋白升高，白细胞及血小板可正常或增高。

（二）血生化

血清丙氨酸转氨酶及胆红素常升高，乳酸脱氢酶、肌酸激酶也可增高，常伴有低蛋白血症、电解质紊乱等。

（三）凝血指标

血液多处于高凝状态，国际标准化比值（INR）正常或缩短，急性肺栓塞时 D- 二聚体明显升高。

（四）血气分析

动脉血氧分压、氧饱和度多降低，二氧化碳分压在急性肺栓塞时降低，在肺心病、先天性心脏病时可升高。

五、辅助检查

（一）心电图

心电图多显示右心房、室的增大或肥厚。此外，还可见肺型 P 波、心电轴右偏、右束支传导阻滞和 Ⅱ、Ⅲ、aVF 及右胸前导联 ST-T 改变。急性肺栓塞时心电图变化由急性右心室扩张所致，常示心电轴显著右偏，极度顺钟向转位。Ⅰ 导联 S 波深、S-T 段呈 J 点压低，Ⅲ 导联 Q 波明显和 T 波倒置，呈 $S_IQ_{III}T_{III}$ 波形。aVF 和 Ⅲ 导联相似，aVR 导联 R 波常增高，右胸前导联 R 波增高、T 波倒置。可出现房性或室性心律失常。急性右室心肌梗死时右胸前导联可有 S-T 段抬高。

（二）胸部 X 线

急性右心功能不全胸部 X 线表现的特异性不强，可具有各自基础病的特征。肺动脉高压时可有肺动脉段突出（＞3 mm），右下肺动脉横径增宽（＞15 mm），肺门动脉扩张与外围纹理纤细形成鲜明的对比或呈 "残根状"；右心房、室扩大，心胸比例增加，右心回流障碍致奇静脉和上腔静脉扩张。肺栓塞在起病 12～36 h 后肺部可出现下叶卵圆形或三角形浸润阴影，底部常与胸膜相连；也可有肋膈角模糊或胸腔积液阴影；膈肌提升及呼吸幅度减弱。

（三）超声心动图

急性右心功能不全时，UCG 检查可发现右心室收缩期和舒张期超负荷，表现为右室壁增厚及运动异常，右心排血量减少，右心室增大（右室舒张末面积/左室舒张末面积比值＞0.6），室间隔运动障碍，三尖瓣反流和肺动脉高压。常见的肺动脉高压征象有：右室肥厚和扩大，中心肺动脉扩张，肺动脉壁顺应性随压力的增加而下降，三尖瓣和肺动脉瓣反流。右室心肌梗死除右心室腔增大外，常出现左心室后壁或下壁运动异常。心脏瓣膜病或扩张型心肌病引起慢性左心室扩张时，不能通过测定心室舒张面积比率评价右心室扩张程度。某些基础心脏病如先心病、瓣膜病等心脏结构的异常，也可经超声心动图明确诊断。

（四）其他

肺部放射性核素通气/灌注扫描显示不匹配以及血管增强 CT 对肺栓塞的诊断有指导意义。CT 检查也可帮助鉴别心肌炎、心肌病、COPD 等疾病，是临床常用的检查方法。做选择性肺动脉造影可准确了解栓塞所在部位和范围，但此检查有创伤性，存在一定的危险，只宜在有条件的医院及考虑手术治疗的患者中做术前检查。

六、鉴别诊断

急性右心功能不全是一组较为常见的临床综合征，包括腹胀、肝脾大、胸腔积液、腹水、下肢水肿等。由于病因不同，其主要表现存在一定的差异。除急性右心衰竭表现外，如突然发病、呼吸困难、窒息、心悸、发绀、剧烈胸痛、昏厥和休克，尤其是发生于长期卧床或手术后的患者，应考虑大块肺动脉栓塞引起急性肺源性心脏病的可能；如胸骨后呈压榨性或窒息性疼痛并放射至左肩、臂，一般无咯血，心电图有右心导联 ST-T 特征性改变，伴心肌酶学或特异性标志物的升高，应考虑急性右室心肌梗死；如既往有慢性支气管炎、肺气肿病史，此次为各种诱因病情加重，应考虑慢性肺心病急性发作；如结合体格检查及超声心动图资料，发现有先天性心脏病或瓣膜病证据，应考虑为原有基础心脏病所致。限制型心肌病或缩窄性心包炎等疾病由于心室舒张功能下降或心室充盈受限，使静脉回流障碍，在肺静脉压升高的同时体循环重度淤血，某些诱因（如入量过多或出量不足）即出现肝脾大、下肢水肿等，也应与急性右心功能不全相鉴别。

七、治疗

（一）一般治疗

患者应卧床休息及吸氧，并严格限制入液量。若急性心肌梗死或肺栓塞剧烈胸痛时，可给予吗啡 3 ~ 5 mg 静脉推注或罂粟碱 30 ~ 60 mg 皮下或肌内注射以止痛及解痉。存在低蛋白血症时应静脉输入清蛋白治疗，同时注意纠正电解质及酸碱平衡紊乱。

（二）强心治疗

患者出现心力衰竭时应使用直接加强心肌收缩力的洋地黄类药物，如快速作用的去乙酰毛花苷注射液 0.4 mg 加入 20 ml 5% 葡萄糖溶液中，缓慢静脉注射，必要时 2 ~ 4 h 再给予 0.2 ~ 0.4 mg；同时可给予地高辛 0.125 ~ 0.25 mg，每天 1 次治疗。

（三）抗休克治疗

患者出现心源性休克时可应用直接兴奋心脏 β 受体，增强心肌收缩力和心搏量的药物，如多巴胺 20 ~ 40 mg 加入 200 ml 5% 葡萄糖溶液中静脉滴注，或 2 ~ 10 μg/（kg·min）以微量泵静脉维持输入，依血压情况逐渐调整剂量；也可用多巴酚丁胺 2.5 ~ 15 μg/（kg·min）微量泵静脉输入或滴注。

（四）利尿治疗

急性期多应用袢利尿剂，如呋塞米 20～80 mg，布美他尼（丁尿胺）1～3 mg，托拉塞米（特苏尼）20～60 mg 等静脉推注以减轻前负荷并每日口服上述药物辅助利尿。同时，可服用有醛固酮拮抗作用的保钾利尿药，如螺内酯（安体舒通）20 mg，每天3次，以加强利尿效果，减少电解质紊乱。症状稳定后可应用噻嗪类利尿药，如氢氯噻嗪 50～100 mg 与上述袢利尿剂隔日交替口服，减少耐药性。

（五）扩血管治疗

扩血管药物应从小剂量起谨慎应用，以免引起低血压。若合并左心衰竭可应用硝普钠 6.25 μg/min 起微量泵静脉维持输入，依病情及血压数值逐渐调整剂量，起到同时扩张小动脉和静脉的作用，有效地降低心室前、后负荷；若合并急性心肌梗死可应用硝酸甘油 5～10 μg/min 或硝酸异山梨酯 50～100 μg/min 静脉滴注或微量泵维持输入，以扩张静脉系统，降低心脏前负荷。口服硝酸酯类或 ACEI 类等药物也可根据病情适当加用，剂量依个体调整。

（六）保肝治疗

对于肝淤血肿大，肝功能异常伴黄疸或腹水的患者，可应用还原型谷胱甘肽 600 mg 加入 250 ml 5% 葡萄糖溶液中每日 2 次静脉滴注，或多烯磷脂酰胆碱（易善复）465 mg（10 ml）加入 250 ml 5% 葡萄糖溶液中每日 1～2 次静脉滴注，可同时静脉注射维生素 C 5～10 g，每天 1 次，并辅以口服葡醛内酯（肝太乐）、肌苷等药物，加强肝的保护作用，逆转肝细胞损伤。

（七）针对原发病的治疗

由于引起急性右心功能不全的原发疾病各不相同，治疗时需有一定的针对性。如急性肺栓塞应考虑 rt-PA 或尿激酶溶栓及抗凝治疗，必要时行急诊介入或外科手术；特发性肺动脉高压应考虑前列环素、内皮素 -1 受体拮抗剂、磷酸二酯酶抑制剂、一氧化氮吸入等针对性降低肺动脉压及扩血管治疗；急性右室心肌梗死应考虑急诊介入或 rt-PA、尿激酶溶栓治疗；慢性肺源性心脏病急性发作应考虑抗感染及改善通气、稀释痰液等治疗；先心病瓣膜性心脏病应考虑在心力衰竭症状改善后进一步外科手术治疗；心脏移植患者，术前应严格评价血流动力学参数，判断肺血管阻力及经扩血管治疗的可逆性，并要求术前肺血管处于最大限度的舒张状态，术后长时间应用血管活性药物，如前列环素等。

总之，随着诊断及治疗水平的提高，急性右心功能不全已在临床工作中得到广泛认识，且治疗效果明显改善，对患者整体病情的控制起到了一定的帮助。

（刘　磊）

第三节 难治性心力衰竭

部分心力衰竭患者虽经内科优化治疗，但休息时仍有症状，有心源性恶病质，且需长期、反复住院，即为难治性心力衰竭或顽固性心力衰竭。在做该诊断前，必须确定诊断的正确性，有无其他参与作用的因素，治疗措施是否恰当等。难治性心力衰竭常需要持续静脉给药和（或）特殊非药物治疗。

一、病因或诱因

难治性心力衰竭的原因有很多。

（一）心脏并发症

（1）慢性风湿性心脏瓣膜病患者并发风湿活动。

（2）并发感染性心内膜炎。

（3）冠心病并发乳头肌功能不全及心肌梗死并发房室间隔穿孔。

（4）二尖瓣脱垂综合征并发腱索断裂。

（5）各种心律失常。

（二）肺部感染

严重心力衰竭以及老年心力衰竭患者合并肺部感染常见，且多呈不典型表现。

（三）电解质紊乱与酸碱平衡失调

（1）低钾、低镁多见，低钾、低镁可导致室性心律失常，尤其在应用洋地黄患者中，可使心力衰竭加重、难治。

（2）低钠血症是利尿药抵抗的常见原因，使心力衰竭加重或持续。

（3）酸中毒时心肌收缩力进一步抑制并对各种强心药和血管活性药物的反应性降低，使心力衰竭加重或持续。

（四）贫血及营养不良

（1）贫血：NYHA Ⅳ级患者贫血发生率高达 79%，是心力衰竭死亡的一个独立危险因素。纠正贫血可改善患者临床症状，降低住院率、病死率，提高生活质量。

（2）维生素缺乏：尤其是 B 族维生素缺乏，本身就是心力衰竭的致病因素。

（3）心力衰竭恶病质：多发生在终末期心力衰竭。

（五）甲状腺功能异常

（1）甲状腺功能减退症，可引发心肌间质黏液水肿、心肌变性、心包积液。

（2）甲状腺功能亢进症，可引发高动力循环样变化，从而使心力衰竭恶化或治疗失效。

（3）原有甲状腺疾病的心力衰竭患者和老年心力衰竭患者，心力衰竭治疗无效或心功能进行性恶化时应排除甲状腺功能异常（常为甲状腺功能减退症）所产生的影响。

（六）肾功能不全或心肾综合征

肾功能不全是心力衰竭患者一项可靠的预后独立预测指标，可加重心力衰竭，故应积极治疗；心肾综合征强调心脏和肾功能不全的相互影响。

（七）睡眠障碍和睡眠呼吸障碍

（1）高达 1/3 的心力衰竭患者的睡眠呼吸暂停可引起间歇性低氧血症、高碳酸血症和交感神经激活。

（2）阻塞性睡眠呼吸暂停还可引发胸内负压反复发作和 LV 后负荷增高。

（3）诊断需要多导睡眠监测。

（4）夜间吸氧、连续气道正压通气、双相气道正压通气和自动适配服务通气可用于治疗夜间低氧血症。

（八）抑郁症

（1）抑郁症使心力衰竭患者症状加重和预后不良，还可引起患者依从性差和社交孤立。

（2）选择性 5- 羟色胺再摄取抑制剂被认为是安全的，而三环类抗抑郁药可引起低血压、心力衰竭恶化和心律失常。

难治性心力衰竭常见于大面积心肌丢失、严重先天性心血管畸形、心瓣膜病等具有严重器质性心脏病患者。

①多次发生心肌梗死或大面积心肌梗死，严重心肌重构的冠心病、心肌纤维化和乳头肌功能不全者。

②心肌病，尤其是扩张型心肌病患者。

③严重或恶性高血压、心脏病患者，伴有严重的肾或脑血管病变及风湿性多瓣膜病，伴有严重肺动脉高压者。

④失去手术时机的心血管病变，病程逐渐恶化者。

二、临床表现及诊断

难治性心力衰竭是指通过一般治疗，包括卧床休息、控制饮食、经强心药及利尿药治疗而无明显疗效的状态。临床表现为休息时即有严重左或右心衰竭，心功能分级常为

Ⅳ级，心率增快，尤以心房颤动的心室率难以减慢，高度水肿，各浆膜腔内积液、尿少、四肢厥冷、发绀、明显低血压、收缩压常 < 85 mmHg，脉压差小，在洋地黄未达到治疗量时即出现中毒症状。

此时的辅助检查常提示：X 线检查可见心脏明显扩大，心胸比值（CTR） > 0.55。超声心动图测定心室收缩末内径明显扩大，LVEF（左室射血分数）低于 35%。血清钠持续 < 130 mmol/L，伴肾功能损害。血去甲肾上腺素持续增高。心脏指数持续 < 2.0 L/（min·m²），最大耗氧量持续 < 14 ml/（kg·min），肺毛细血管楔压持续 > 25 mmHg，右房压明显增高，肺血管阻力增高，中至重度肺动脉高压，以及心肌代谢异常，冠状静脉窦氧含量显著降低。

难治性心力衰竭不同于治疗措施不力或方法不当所致的严重心力衰竭，有进行性结构性心脏病，是严重器质性心脏病终末期的表现，虽经内科治疗，通过休息、限钠、限水，给予利尿药和强心药后，心力衰竭仍难以控制，仍需应用扩张血管、ACEI、非洋地黄类正性肌力药物及改善心肌顺应性、不能安全出院、反复住院、等待心脏移植、应用心脏机械辅助装置来控制心力衰竭者，也包括部分 NYHA Ⅳ级心功能患者，预后极差。

三、治疗

用于心力衰竭各阶段的常规治疗措施，均能用于难治性心力衰竭，应注意处理各种并发症，包括睡眠障碍、抑郁、贫血、肾功能不全等。另外，还需特殊的治疗手段，包括心脏移植、左室辅助装置、静脉持续滴注正性肌力药以缓解症状，如肾功能不全，出现难治性水肿，可用超滤法或血液透析。

评价治疗方案需要从以下几个方面恰当考虑：强心药、利尿药、血管扩张药的应用是否恰当，是否存在抑制心肌收缩的药物或者增加心脏负荷的药物，是否存在药物的相互作用而减少药物的疗效。

（一）一般治疗

1. 去除诱发因素

预防、识别与治疗引起或加重心力衰竭的因素，特别是感染；控制心律失常、纠正电解质紊乱及酸碱失衡；处理或纠正贫血、肾功能损害等其他临床合并疾病。

2. 调整生活方式

限钠，轻度心力衰竭患者 2 ~ 3 g/d，中到重度心力衰竭患者 < 2 g/d；限水，低钠血症，血钠 < 130 mmol/L，液体摄入量 < 2 L/d；营养和饮食，低脂饮食，戒烟，肥胖症患者应减轻体重；心性恶病质者，给予营养支持如人血清蛋白；休息和适度运动。

3. 生活方式干预

除运动锻炼及参与多学科健康管理外，大部分生活干预措施不能被证实可降低心力衰竭患者的发病率和病死率。

（二）控制体液潴留

患者的症状常与水、钠潴留有关，治疗的关键是控制体液潴留（I类，B级）。呋塞米用量可加大，或联用多巴酚丁胺或多巴胺，有引起氮质血症的可能。如果出现严重肾功能不全、难治性水肿，可用超滤法或血液透析，患者有望恢复对利尿药的敏感性。

超滤的适应证：包括药物治疗无效的顽固性心力衰竭；若所有利尿药均无效，可考虑超滤治疗。快速单超脱水比常规血透超滤具有更好的耐受性。

超滤无绝对禁忌证，但存在严重低血压、致命性心律失常及存在血栓栓塞疾病高度风险的患者慎用。注意超滤容易引起滤器破膜漏血、滤器和管路凝血、出血及低血压等并发症。

（三）神经内分泌抑制药的应用

患者耐受性差，对 ACEI 和受体阻滞剂应从极小量开始使用，ACEI 易致低血压、肾功能不全，受体阻滞剂易导致心力衰竭恶化，当收缩压 < 80 mmHg 时，两药均不能使用。当有显著体液潴留时，近期曾应用正性肌力药者，则不用受体阻滞药。ARB 是否与 ACEI 同样有效，还需证据，但也易引起低血压和肾功能不全。醛固酮受体拮抗剂限于肾功能正常的患者。高钾血症有引起肾功能受损的危险。

1. ACEI 应用方法

采用临床试验中所规定的目标剂量，若不能耐受，可应用中等剂量或患者能耐受的最大剂量。从极小剂量开始，能耐受则每隔 1 ~ 2 周加倍剂量。滴定剂量及过程需个体化，一旦达到最大耐受剂量即可长期维持应用。

起始治疗后 1 ~ 2 周，应监测血压、血钾和肾功能，以后定期复查。若肌酐增高 < 30%，为预期反应，不需特殊处理，但应加强监测。若肌酐增高 30% ~ 50%，为异常反应，ACEI 应减量或停用。应用 ACEI 时不必同时加用钾盐或保钾利尿药。合用醛固酮受体拮抗剂时，ACEI 应减量，并立即应用祥利尿剂。如血钾 > 5.5 mmol/L，应停用 ACEI。

2. β 受体阻滞剂应用方法

慢性收缩性心力衰竭，NYHA Ⅱ、Ⅲ级病情稳定患者，以及阶段 B、无症状性心力衰竭或 NYHA I 级的患者（LVEF < 40%），除有禁忌证或不能耐受的患者外，均需无限期终生服用 β 受体阻滞剂。

NYHA Ⅳ级心力衰竭患者，需等病情稳定后（4d 内为静脉用药，已无液体潴留并体重稳定），在严密监护下由专科医师指导应用。应在 ACEI 和利尿药基础上加用 β 受体阻滞剂。此时的患者应无明显液体潴留，体重稳定，利尿药维持在最适剂量。

3. 醛固酮受体拮抗药应用方法

适用于 NYHA Ⅲ~Ⅳ级患者，AMI 后并发心力衰竭且 LVEF < 40% 患者也可应用。

螺内酯起始剂量为 10 mg/d，最大剂量为 20 mg/d，可隔日给予；依普利酮起始剂量为 25 mg/d，逐渐加量至 50 mg/d，醛固酮受体拮抗剂与 ACEI、ARB 联用的疗效和安全性证据尚不足，不推荐三药联用。

（四）静脉应用正性肌力药或血管扩张药

静脉滴注正性肌力药（如多巴酚丁胺、米力农）或血管扩张药（如硝酸甘油、硝普钠），可作为姑息疗法，短期（3~5 d）应用以缓解症状（Ⅱb 类，C 级）。一旦情况稳定，即应改换为口服方案。能中断应用静脉正性肌力药者，不推荐常规间歇静脉滴注正性肌力药（Ⅱ类，B 级）。若患者无法中断静脉治疗，可持续静脉输注多巴酚丁胺、米力农，静脉治疗通常应用于等待心脏移植的患者。

（曹 雪）

第四节　终末期心力衰竭

美国心脏协会（AHA）将心力衰竭持续的终末期称为 D 阶段，或难治性心力衰竭终末期。欧洲心脏病学会（ESC）关于晚期心力衰竭标准也定为 NYHA Ⅲ或Ⅳ级，有急性心力衰竭发作或住院，严重心功能不全客观指标及体能严重受损指标等。

一、终末期心力衰竭处理决策的制订

制订医学决策需符合伦理和法律要求。决策制订在医疗护理的选择上是复杂的权衡过程，需充分告知患者治疗的风险和受益。在实施过程中，医师和患者应共同对多种合理的医疗护理进行选择，确保患者的价值观、目的和意愿并告知决策对每个患者是正确的。干预措施实施前需签署知情同意书，强调医师有责任保证患者对诊断和预后的知情权，了解供选干预措施的本质和利弊，并提供患者与医疗保健团队进行有效的讨论。

终末期心力衰竭的管理决策应包括以下几个方面：

（1）通过决策制订医师和患者共享信息和共同决策，选择与患者的价值观、目的和意愿一致的治疗策略。

（2）对于终末期心力衰竭患者，决策制订具有挑战性和重要性，因疾病持续时间的延长其治疗的可选择性也在增加。

（3）艰难的讨论将简化未来困难的决策的制订。

（4）决策制订是一个反复的过程，因为患者的疾病和生活质量随着时间而改变，决策需修正。

（5）关注临床过程，标定预期目标及时指引决策，但预后的不确定性不可避免，应与患者和医护人员进行讨论。

（6）与患者进行年度心力衰竭回顾评论，包括当前的讨论和对预料及不能预料的可能事件给予的治疗。

（7）讨论应包括存活以外的预后，包括主要的不良事件、症状、功能限制、自主性丧失、生活质量以及医护人员的义务。

（8）当预期临终到来时，医师应有责任开始着手制订与患者的价值观、意愿和目标一致的临终关怀计划。

（9）评估和综合患者和家庭的情绪状态对有效的沟通至关重要。

对终末期心力衰竭患者决策制订的重要性，在面临患者、家属和护理者时不能过度给予复杂的多种治疗选择。已经提供了一个路线，何时和如何与患者对话以支持分享决策的制订。这种过程发生在预后不确定性、存在多种矛盾的结果以及沟通障碍的背景下。我们应该尝试提供指导原则和简单工具以帮助制订未来预期的决策，并促进有效的对话。共识推出口号"行动起来"，不仅要求社区医师直接负责推动决策的制订，还要求在国家水平上改革和重建健康保健医疗系统。

二、预后的评估

心力衰竭临床过程各异，预后存在不确定性，在病情相对稳定阶段可能发生致死性心律失常而猝死，或由于充血症状进展到肾衰竭死亡。因此，对临床过程频繁的再评估可帮助判断预后，指导沟通以及选择合理的决策。100多个变量与心力衰竭的病死率和再住院率有关，预后因素包括人口统计学数据（年龄、性别、种族、保险状况），运动耐力（峰值摄氧量、6 min 步行），心脏结构和功能（心脏大小、射血分数），充盈压估计，生物标志（钠尿肽、炎性标志），肾和肝功能不全，并发症（糖尿病、肺部疾病），临床事件（ICD 放电及近期住院），心理社会因素（压抑、孤独）以及行为因素。目前已有预测出院后病死率和生活质量的预后模型。健康信息技术的应用增加了从电子病历自动获取健康档案的可能性，预后估计不仅是死亡危险，还包括症状恶化的可能性，体能的限制，丧失自主性，生活质量下降和委托护理者增多。

三、主要干预手段

终末期心力衰竭包括高危心脏手术（冠状动脉、瓣膜和心包疾病），经皮介入治疗（冠状动脉、瓣膜），起搏器（CRT 和 / 或 ICD），短期机械循环支持，正性肌力药，肾替代治疗，心脏移植和机械循环支持等。必须权衡各种干预的利弊。多数终末期心力衰竭患者手术难以达到改善心功能的目的，手术本身及相关并发症可导致长期致残，甚至死亡。终末期心力衰竭患者介入治疗可能发生造影剂肾病，急性卒中；瓣膜介入术后因心脏扩大致相对性二尖瓣关闭不全对未来预后的不良影响。必须向安置 CRT-D 的患者介绍 CRT 的同步化和 ICD 的除颤功能并告知 ICD 监测的必要性，可能有不适当放电机会造成痛苦，也有感染、导线或起搏器失常的危险。短期机械循环支持只用于急性血流动力学不稳定疾病如暴发性心肌炎或 AMI，也可用于等待心脏移植或持久性循环支持患者。静脉正性肌力药普遍用于急性血流动力学不稳定时为了改善器官灌注，应短期应用。心脏移植可根本改变患者的心力衰竭临床过程，但需要承受可能带来的危险和负担。心脏移植术后面临器官排异和免疫抑制药治疗及其不良反应。永久性植入机械循环装置导致患者的依赖性，有发生感染、卒中并发症的危险。

四、生命终末期的医疗护理

医师应着手制订符合患者价值观、意愿和目的的终末期医疗护理计划。例如关闭 ICD 以避免患者不适当放电疼痛，停止机械循环辅助等。为预期死亡的患者做准备，在停止生命支持前，医师应和患者及家属讨论患者的近况和预后；停止治疗后的处理，停止后会迅速死亡，心室辅助装置（LVAD）停后平均 20 min 死亡，故停用前必须认真讨论和谨慎计划。如果患者有多种装置支持生命，如肾替代治疗、胃管、心脏起搏器、ICD、LVAD 和机械通气，需要同时停止所有支持治疗。当患者已经接近生命终末期（一般存活时间≤6 个月）时可选择临终关怀，医院接受医疗护理，患者和家属可得到支援服务，可保证患者死于所期望的环境。临终关怀医院服务改善了患者和家属对医疗护理的满意度。

（刘　磊）

第五节　高排血量性心力衰竭

高排血量性心力衰竭是一种较常见的临床综合征。正常心脏对运动的反应为增加排血量4～6倍而不表现肺静脉淤血症状，然而严重心肌、瓣膜和心包疾病影响的心脏，不能代偿心排血量增加的需要。在其他方面无症状的患者中持续超过正常心排血量需要的情况可引起充血性心力衰竭的症状。有充血性心力衰竭症状，血流动力学检查时心排血量正常或升高的患者，可能出现高排血量性心力衰竭。引起高排血量性心力衰竭常见的原因有体循环动静脉瘘、贫血性心脏病、脚气性心脏病、甲状腺功能亢进性心脏病等。

一、临床表现

（一）症状

高排血量性心力衰竭常表现为乏力、水肿、活动时气短和心悸。因为这些症状在其他类型的心力衰竭中也很常见，单独出现上述症状不能用于鉴别为何种心脏综合征。高排血量性心力衰竭具有鉴别意义的，是导致其发生的病因特征，如甲亢的症状和维生素B_1缺乏导致的神经病变等。

（二）体征

高排血量的各种病因都有其独特的体检发现，但下列表现在所有高排血量性心力衰竭中均较常见。心率加快、脉压增大或正常心脏体检时可以发现心尖的高动力冲动，短促的第一心音，主动脉瓣和肺动脉瓣区可闻及收缩中期血流杂音；在心尖和胸骨左下缘部可闻及舒张期杂音，提示通过房室瓣的血流增加；四肢温暖和潮红。

二、诊断

高排血量性心力衰竭的确诊需做右心导管检查，可发现静息状态下右心压力正常或轻度升高，肺毛细血管楔压升高，高心排血量，低体循环阻力以及静息状态下心动过速。

三、治疗

针对导致高排血量性心力衰竭的不同病因，治疗方法也不同。下面将引起高排血量性心力衰竭的常见原因分别介绍如下：

（一）体循环动静脉瘘

动静脉瘘是指动静脉之间出现不经过毛细血管网的异常通道，血液由高压力动脉流向低压力静脉，常伴有动脉瘤的形成，因此也有动静脉瘤之称。它是引起高排血量性心力衰竭的重要病因之一。

1. 病因与病理解剖

动静脉瘘是指无毛细血管床介于其间的动静脉间的连接。体循环动静脉瘘有先天性和后天性之分。先天性动静脉瘘是由于血管发育畸形，导致动静脉之间有异常交通；后天性动静脉瘘大多由外伤或有创性操作造成，比较常见，早期容易漏诊。梅毒性主动脉瘤破裂时，如穿破上腔静脉、肺动脉、右心房或右心室，其所产生的血流动力学改变与动静脉瘘相同。先天性动脉导管未闭实际上也是动静脉瘘的一种。病理解剖显示动静脉瘘近端的动脉发生扩张，动脉壁变薄，有时可形成动脉瘤。动静脉瘘的静脉也因压力的升高而发生扩张，静脉壁有增厚现象。

2. 病理生理

由于较大的动静脉间（体循环）有直接通道，所以部分动脉血流（20%～50%）就从动脉通过此短路直接进入静脉而不经过毛细血管，使周围血管阻力下降，静脉回流增加，心排血量增加，循环血容量多有增加，循环时间正常或缩短，继发心脏扩大，心力衰竭。病理生理改变明显与否取决于体循环动静脉瘘管口径的大小和瘘口离心脏的距离；瘘口越大、离心脏越近，其病理生理改变越明显。心脏扩大和心力衰竭出现与否也与上述两个因素有关，但可能也与动静脉瘘存在的时期有关。

3. 临床表现

在动静脉瘘处可闻及连续性、机器样杂音，在收缩期更为明显，多伴有震颤。动静脉处可发生动脉瘤。

收缩压正常或略为升高，舒张压降低，脉压增宽。此外，水冲脉、毛细血管搏动等周围循环体征也多有出现，脉搏多明显增速。因此，临床上如发现明显的脉压增宽现象而无主动脉瓣关闭不全或其他病因，应仔细寻找体循环动静脉瘘的存在，特别在有创伤或外科手术的时候。如用手压瘘使瘘管关闭，则舒张压可立即升高 9.99～14.99 mmHg，脉搏立即缓慢，减慢 10～30 次／分，心排血量也立即降低（心动过缓反射）。这个反应只持续几分钟，血压升高是因为瘘管被阻塞，血液不能通过瘘管而必须通过微血管，因而周围阻力增加。脉搏频率降低是由于主动脉压的升高刺激了主动脉壁的神经（阿托品可使心动过缓反射消失）。

心脏增大是一种普遍性发现，增大的程度与动脉的大小、瘘孔的口径及瘘的存在时期有关。心脏增大主要是心脏扩张所致，心脏肥厚因素所占地位并不重要，因为瘘管结扎后，增大的心脏可在短期内有明显的缩小。心脏增大的机制是由于静脉回流量增加使心脏的舒张期容积增加，从而引起心脏扩张和肥厚。长期及较大的动静脉瘘患者，可以发生高排血量性心力衰竭。

瘘的近段静脉的压力多不升高，其血液的含氧量可较一般静脉为高。瘘的远段肢体往往有缺血表现，如局部溃疡，甚至局部组织坏死。但因侧支循环的形成与心排血量的增加，肢体的血液供给可以恢复正常，有时可较对侧肢体的血液供应为多，以致有瘘管的肢体的皮肤温度可比对侧要高。

先天性动静脉瘘也称为蔓状血管瘤，可累及全身各个部位，以下肢最为常见，而且大多是多发性的。

4. 诊断

动静脉瘘的诊断除了上述典型的临床表现以外，主要依赖于各种影像学检查。其影像学诊断手段主要包括：①胸部 X 线片：是最常用的初筛本病的检查方法；②超声心动图：其敏感性高于胸部 X 线片；③胸部 CT：其对小病灶的检出能力较高，增强 CT 是诊断本病最方便、有效的方法，有助于确诊；④磁共振血管造影；⑤选择性数字减影血管造影：其是诊断的"金标准"，但为有创性检查，并受一定的条件限制。以上这些诊断技术相结合，可以更为准确地判断病变的大小、部位、数量、形态，血管壁及管腔内血流的情况，以及血流动力学特点。

5. 治疗

介入放射学、栓塞技术及材料的发展，进一步提高了本病治疗的技术成功率和临床远期疗效。目前，治疗动静脉瘘的方法有：经导管动脉介入栓塞术、经皮穿刺瘤腔内药物硬化治疗、手术切除。其中，经导管动脉介入栓塞术是治疗该病的主要方法，常用的栓塞材料有固体和液体之分，如吸收性明胶海绵、聚乙烯醇泡沫微粒、微弹簧圈及球囊、氰基丙烯酸正丁酯、无水乙醇、平阳霉素碘油乳剂等；对局限型先天性动静脉瘘患者应首选手术切除，但手术时必须尽可能保持动脉的完整（静脉部分可以结扎）；而对于病变无法彻底清除或难以手术的患者，可首选经皮穿刺瘤腔内行药物硬化治疗。另外，体循环动静脉瘘管易发生细菌性动脉内膜炎，因此在必要时应采取预防细菌性动脉炎的措施。

（二）贫血性心脏病

贫血性心脏病是由于长期中度以上（血红蛋白低于 70 g/L）贫血引起心脏扩大和（或）心力衰竭等一系列心血管系统的病变。

1. 病理生理

贫血患者会出现血液载氧量的减少，当血液的载氧量降低到一定的限度（血红蛋白低于 70 g/L）并持续一定的时间，可以引起血液循环系统明显的改变。长期严重的慢性贫血可导致贫血性心脏病。严重贫血可以从下列三个方面影响心脏：①可引起心排血量增加，外周血管阻力下降，即高排血量型血液循环，从而增加心脏负荷，导致心脏扩大和心肌肥厚，最终进展为充血性心力衰竭；②可诱发心绞痛或导致其他冠状动脉血液供应不足；③可因心肌长期缺血而引起心肌脂肪变性等改变，以致心肌异常松弛，心肌收缩力下降。

2. 临床表现

当血红蛋白为 65 ~ 75 g/L 时，患者除了一般贫血的症状之外，常伴有循环系统的表现，可有气急、疲倦、心悸等症状，有时可出现心绞痛。体格检查可发现窦性心动过速、心尖搏动强烈、周围血管扩张、皮肤温暖、水冲脉、脉压增大以及周围血管征。心尖区可闻及收缩期吹风样杂音，是循环血量增加、心脏扩大导致二尖瓣相对性关闭不全所致；心尖区轻度低音调舒张中期杂音，是通过二尖瓣口血流的速度增加所致；或胸骨左缘有轻度高音调、吹风样舒张期杂音，是由于主动脉瓣环扩张所产生。当血红蛋白低于 30 g/L 时，心脏明显增大，并可出现充血性心力衰竭，特别在心脏有额外负荷时，如体力劳动、发热、妊娠等，表现为体循环淤血的征象，包括颈静脉怒张、肝大（偶尔可达脐水平）和压痛、腹水、肺底啰音等。

但必须指出，当贫血患者有充血性心力衰竭表现时，首先应考虑其他器质性心脏病的合并存在，如风湿性心脏病、脚气性心脏病等，因单纯贫血所引起的充血性心力衰竭甚为少见。

3. 实验室检查

中度以上的慢性贫血患者 X 线检查大多有心脏轻至中度增大。当血红蛋白低于 30 g/L 时，心脏可明显扩大，且可以出现肺淤血、肺水肿等征象。心电图可显示低电压、S-T 段压低、窦性心动过速、左心前区导联上 T 波平坦或倒置，血常规和外周血涂片检查可用于确定是否存在贫血以及贫血的程度。骨髓检查有助于明确病因。

以上所述的心血管方面改变均是可逆性现象；贫血纠正后，心脏改变可有不同程度的恢复。

4. 治疗

无心力衰竭的贫血性心脏病，心功能处于代偿期，主要是针对贫血进行病因治疗，根据情况补充铁剂、叶酸或维生素 B_{12} 等。

重度贫血性心脏病发生心力衰竭时，除一般治疗心力衰竭的措施外，还要积极治疗贫血。输血是最主要的治疗手段，应少量多次输血或输入浓缩红细胞混悬液，同时配合使用利尿药，以减少血容量，预防肺水肿。由于属于高排血量性心力衰竭，因此治疗心力衰竭时以利尿和扩血管为主。应用洋地黄类和非洋地黄类正性肌力药物可促进或加重心力衰竭，所以只有当利尿药、血管扩张药以及输血治疗无效时才小剂量应用，一般使用快速起效制剂。

（三）脚气性心脏病

维生素 B_1（硫胺）缺乏症也称脚气病，常累及神经系统和心血管系统。脚气性心脏病是由于严重的维生素 B_1 缺乏持续 3 个月以上，现以心血管系统病变为主，以及充血性心力衰竭的心脏病，又称湿性脚气病。

1. 病理解剖

病理改变可因脚气病的严重程度而有差异，可表现为心肌细胞水肿、变性、坏死；心肌间质水肿；心脏明显增大，尤以右心室的扩张肥大突出。

2. 病理生理

维生素 B_1 是糖类代谢过程中所必需的酶系统的主要成分，是丙酮酸氧化所必需的酶。维生素 B_1 缺乏时，糖类的氧化作用即在丙酮酸阶段停顿，血液内积聚过多的酸性物质如丙酮酸和乳酸，发生代谢性酸中毒，影响心肌的能量代谢，造成心肌能量供应不足。

维生素 B_1 的缺乏对机体产生以下两种影响：①血液中丙酮酸和乳酸浓度的增加使周围小动脉扩张，周围阻力降低，静脉回流量增多，因而心排血量及心脏工作量都有增加；②心脏的代谢功能衰竭，主要是由于心肌对乳酸盐、丙酮酸盐与氧的利用率降低，因此维生素 B_1 的缺乏影响了心脏本身及周围循环。脚气性心脏病属于高动力循环性心脏病。

3. 临床表现

先驱症状有活动后心悸、气促，端坐呼吸，心前区疼痛，心动过速与水肿，病情较重时可突然发生急性心力衰竭，出现烦躁不安、恶心、呕吐、上腹闷胀、发绀、阵发性呼吸困难或急性肺水肿、胸腔积液、皮下水肿、颈静脉怒张、肝肿胀、休克等。体检发现心脏向两侧增大、心前区可闻及收缩期吹风样杂音、第一心音减弱（第一心音减弱加上心动过速可引起胎样心音），右心室性舒张期奔马律及肺动脉瓣区第二心音亢进，脉压因舒张压降低而增大、大动脉上有枪击音、水冲脉与毛细血管搏动等体征。静脉压显著升高。

心电图检查除窦性心动过速外，常显示 T 波平坦或倒置、低电压、Q-T 间期延长等，心功能测定显示高排血量性心力衰竭。

4. 诊断

本病的主要诊断依据是：有 3 个月以上的维生素 B_1 缺乏史，伴或不伴有周围神经炎征象急骤出现的高排血量性心力衰竭；心脏增大，心律规则，无其他原因可查；维生素 B_1 治疗后症状明显改善。

5. 治疗

主要是补充足量的维生素 B_1，轻症者可口服（每次 5 ~ 10 mg，每日 3 次）或肌内注射（每次 50 ~ 100 mg，每日 1 次），重症者应给予缓慢静脉注射（50 ~ 100 mg 加入 50% 葡萄糖中）。有心力衰竭的患者要积极治疗心力衰竭，同时还要纠正导致本病的饮食因素。

（四）甲状腺功能亢进性心脏病

甲状腺功能亢进（甲亢）性心脏病是指由于多种原因导致甲状腺激素分泌过多，引起以心血管系统为主要表现的临床综合征。甲亢大多发生于 20 ~ 40 岁的女性，男女之比约为 1：5，甲亢性心脏病的患者则多在 40 岁以上，男女比例约为 1：2。

1. 发病机制

甲亢性心脏病的发病机制尚未完全明确。主要是由于甲状腺激素对心肌蛋白的合成、心肌代谢、心肌酶、心肌收缩性、血流动力学和心脏电生理等均有直接作用，以及交感神经系统兴奋性增加和迷走神经兴奋能力障碍，使甲亢患者的心脏，特别是有基础心脏病的患者，不能承受甲亢时高动力状态的额外负担，也不能满足机体代谢增加的需要，最终导致甲亢性心脏病的发生。

2. 病理解剖

甲亢患者的心脏一般没有明显的病理变化。有甲亢性心脏病者一般有心脏肥厚及扩张，在心力衰竭的病例中尤为显著。

3. 病理生理

甲状腺激素增加心肌细胞的蛋白合成，使心肌肥厚但心肌含水量和胶原都没有增加。甲状腺激素对心肌收缩性的作用是增加心肌收缩功能，同时使每搏输出量增高，故心排血量可有明显的增加。一般认为，甲状腺激素使心肌收缩力增加的主要原因是由于钙离子磷酸蛋白质复合物形成增多，使肌凝蛋白钙离子激活 ATP 酶活性增高，从而导致肌质网钙离子转运增加而引起的同时，也与甲状腺激素能增加心肌细胞膜上的肾上腺素能受体的数量有关，以上变化均使左、右心室做功增加，心肌氧耗量增多，较长时间的甲状腺激素分泌过多可导致心脏储备能力下降。

甲亢时，外周血管阻力下降、心排血量增加的原因至少部分与此有关，外周血管扩张是继发于甲亢所致的组织代谢率增高以及热量产生和代谢产物的增加，心排血量增加和外周血管阻力下降使患者的收缩压增大，舒张压下降，而脉压增大。同时，循环时间缩短，血容量增加。

甲状腺激素增加心率，造成心动过速。剂量—效应试验表明，过多的甲状腺激素并不能改变心血管系统组织对儿茶酚胺的敏感性。甲亢患者的心率增快，可能是甲状腺激素的毒性作用和交感神经系统兴奋性增高共同作用的结果。普萘洛尔等受体阻滞剂可以降低甲亢患者的心率，但不能使之恢复正常。此外，有证据表明，甲亢患者的心动过速也与迷走神经兴奋性受损有关。

过多的甲状腺激素分泌所引起的上述变化使心脏功能下降。心脏每次收缩所消耗的能量较正常为多，而效率却极低，逐渐不胜负担，最终导致心力衰竭。甲亢患者出现心力衰竭时，心排血量下降，但其绝对值仍较正常为高，故属高排血量性心力衰竭。病情很严重时，心排血量可降至正常范围之内或低于正常。

心房颤动的发生机制，可能是甲状腺激素直接作用于心肌，使心房肌兴奋性增加、不应期短而造成。动物实验中，甲状腺激素可以增加心房率、舒张期去极化率并缩短窦房结细胞动作电位时间。

4. 临床表现

甲亢心脏方面的症状有心悸、呼吸困难和心前区疼痛。心悸常伴有心动过速，有时在颈部也有冲击感。心悸的程度有轻有重，轻者可仅为患者自觉心脏在搏动，重者可为剧烈的心脏冲撞，一般是在情绪激动或进食后出现，但也有一些患者在静息状态下出现。据研究，和正常人相比，甲亢患者的氧耗量较大而肺活量较低，所以在轻度或中度活动后可出现呼吸困难，这与因心力衰竭而发生者不同。心前区疼痛常甚轻微，一般是一种沉重的痛感，但有时可出现典型的心绞痛，常是发作性心律失常所引起，也可以是甲亢增加了原来已有冠状动脉粥样硬化的心脏的负荷所致。这两种疼痛皆常在甲亢治愈后消失。以上几种症状中，以心悸为最多，呼吸困难次之，心前区疼痛较少见。

心房颤动是甲亢的心血管方面的一个重要表现，为产生心力衰竭的重要因素。发作性房颤常提示甲亢的存在，尤以年轻的患者更是如此。房颤在毒性结节性甲状腺肿中较为多见。其在 45 岁以下的患者中较少发生，30 岁以下更少，在男性比较多见。甲亢病程越长，房颤的发病率越高，而与甲亢的严重程度则无一定的关系。如不治疗甲亢，对发作性及持久性房颤使用洋地黄或奎尼丁皆不利于控制心室率或消除房颤。很好地控制甲亢后，一般不会再发生阵发性房颤。其他不常见的心律失常有期前收缩、心房扑动、阵发性房性心动过速或阵发性室性心动过速等。

甲亢的心脏体征有：心尖搏动强烈，故极易查得。有时搏动的震动极为强烈，扩散于胸壁。扪之有如收缩期震颤。单纯的甲亢心脏不增大，但心音响亮且具有冲击性。第一心音常明显亢进，易与二尖瓣狭窄的第一心音的特征相混淆，心底部的心音也增强。整个心前区常可闻及 Ⅱ～Ⅲ 级收缩期杂音，在肺动脉瓣区最为显著。收缩期血压升高，舒张压则略降低，以致脉压增大。少数患者的脉压极大，故可见明显的颈动脉搏动、水冲脉、枪击声、毛细血管搏动等周围血管征。心率通常为 100～120 次/分，有时可达 120～140 次/分，当达到 180～200 次/分时易发生甲状腺危象。心率在活动或情绪激动时显著加快，睡眠和休息时虽有所降低，但仍高于正常。在颈部肿大的甲状腺上，常可听到连续性的血管杂音，提示有动静脉沟通。

单纯的甲亢很少引起心力衰竭，尤以在 40 岁以下的患者中更为少见；伴有其他病因性心脏病者的心力衰竭发生率大为增加，可高达 25%。发生房颤后心力衰竭的发生率显著增加。甲亢治愈前，通常的心力衰竭的治疗常不见效。心力衰竭的发生率随着甲亢病程的加长而增高，而与后者的严重程度无明显相关。因甲亢时肺动脉及右心室压力均有增高，故甲亢患者的心力衰竭主要表现为右心衰竭。

除心血管方面外，甲亢的主要表现如典型的突眼、凝视姿态、皮肤湿热、甲状腺增大、肌肉震颤等对诊断皆甚为重要，但在甲亢性心脏病中有时可不甚明显，甚至无甲状腺肿大或眼部体征。这种隐匿性甲亢如有心力衰竭，可因未能发现甲亢而仅对心力衰竭进行治疗，以致收效不大。

X线检查常示心脏的大小正常，心脏搏动有力。本病导致血流加速，致使肺动脉明显扩张。如有长期的房颤或心力衰竭，则可见心影增大。严重心力衰竭时，心影向两侧增大。

心电图常无特殊改变，可见窦性心动过速、心房颤动或其他较为少见的心律失常。有时可见P波振幅增加及高而圆的T波，这是交感神经张力增加的表现。有心脏病变时，可出现S-T段压低与T波平坦或倒置。

5. 诊断

甲亢性心脏病的诊断依据，除有甲亢的佐证外，同时有：①阵发性或持久性心房颤动、心房扑动、心脏增大或心力衰竭；②排除其他原因的心脏病；③甲亢治愈后，心脏病表现随之消失。

不典型甲状腺功能亢进者，可能仅有心血管疾病方面的表现。因此，凡遇到以下情况应考虑甲亢的可能：①原因不明的阵发性或持久性心房颤动，心室率快而不易被洋地黄类药物控制；②非克山病流行区发生的原因不明的右心衰竭；或有循环时间不延长的心力衰竭，但患者没有贫血、发热或脚气病等，洋地黄疗效不佳；③无法解释的心动过速；④血压波动而脉压增大者；⑤患有器质性心脏病患者发生心力衰竭，常规治疗疗效不佳者，也应想到甲亢。

因心力衰竭本身有时可增加基础代谢率，甚至可高达40%以上，故要证实有无甲亢，除仔细搜寻临床表现外，尚需进行血清游离 T_4 和 T_3、促甲状腺激素（TSH）等的测定。

6. 治疗

甲亢性心脏病的治疗基础是控制甲亢本身。不然，心脏病的一般处理对其难以获得满意的疗效。对甲亢合并心力衰竭者，应该是在用洋地黄和利尿药等处理心力衰竭的同时，使用抗甲状腺药物积极治疗甲亢。有心房颤动者，在甲亢未控制前，用电击复律和奎尼丁治疗甚难恢复窦性心律。如药物治疗甲亢已有1个月左右或甲状腺切除后已有2周，甲亢已满意控制而心房颤动未自动复律，则可试行电击复律或奎尼丁治疗来恢复窦性心律。甲状腺手术前患者有心脏病表现并不是手术禁忌证，对心房颤动也是如此。如有心力衰竭，其在被控制后经过1个月左右即可进行手术。对甲亢本身的治疗可分为一般支持疗法和减少甲状腺激素分泌治疗。前者包括精神因素的去除，对患者的关怀和安慰、足够的休息、适量的镇静剂、高热量饮食和足够的维生素；后者包括抗甲状腺药物、甲状腺次全切除术和放射性碘治疗。

7. 病程及预后

甲亢性心脏病可治愈。即使已发生心力衰竭，在获得确实诊断后及时处理也能使患者恢复健康。如未能及时发现，因而治疗未能针对病因则可使心力衰竭恶化。伴有其他病因心脏病的甲亢，及时治疗甲亢甚为重要，因将后者治愈即可避免或延缓心力衰竭的发生，如已有心力衰竭，也可使对心力衰竭的治疗收效。

（曹　雪）

第六节　收缩性心力衰竭

慢性收缩性心力衰竭，传统称之为充血性心力衰竭，是指心脏由于收缩和舒张功能严重低下或负荷过重，使泵血明显减少、不能满足全身代谢需要而产生的临床综合征，出现动脉系统供血不足和静脉系统淤血甚至水肿，伴有神经内分泌系统激活的表现。

心力衰竭根据其产生机制可分为收缩功能（心室泵血功能）衰竭和舒张功能（心室充盈功能）衰竭两大类；根据病变的解剖部位可分为左心衰竭、右心衰竭和全心衰竭；根据心排血量（CO）高低可分为低心排血量心力衰竭和高心排血量心力衰竭；根据发病情况可分为急性心力衰竭和慢性心力衰竭。临床上为了评价心力衰竭的程度和疗效，将心功能分为四级，即纽约心脏病协会（NYHA）心功能分级。

Ⅰ级：体力活动不受限制。日常活动不引起过度乏力、呼吸困难和心悸。

Ⅱ级：体力活动轻度受限。休息时无症状日常活动即引起乏力、心悸、呼吸困难。

Ⅲ级：体力活动明显受限。休息时无症状，轻微日常活动即可引起上述症状。

Ⅳ级：体力活动完全受限。不能从事任何体力活动，休息时也有症状，稍有体力活动即加重。

其中，心功能Ⅱ、Ⅲ、Ⅳ级临床上分别代表轻、中、重度心力衰竭，而心功能级可见于心脏疾病所致左心室收缩功能低下（LVEF ≤ 40%）而临床无症状者，也可以是心功能完全正常的健康人。

一、左心衰竭

左心衰竭是指由于左心室心肌病变或负荷增加引起的心力衰竭。通常是由于大面积心肌急慢性损伤、缺血和（或）梗死产生心室重塑致左心室进行性扩张伴收缩功能进行性（或急性）降低所致，临床以动脉系统供血不足和肺淤血甚至肺水肿为主要表现。心功能代偿时，症状较轻，可慢性起病，急性失代偿时症状明显加重；通常起病急骤，在有（或无）慢性心力衰竭基础上突发急性左心衰竭、肺水肿。

病理生理和血流动力学特点为每搏输出量（SV）和心排血量（CO）明显降低，肺毛细血管楔压（PCWP）或左心室舒张末压（VEDP）异常升高（≥ 25 mmHg），伴交感神经系统和肾素—血管紧张素—醛固酮系统（RAAS）为代表的神经内分泌系统的激活。高心排血量心力衰竭时，SV、CO 不降低。

（一）病因

（1）冠状动脉粥样硬化性心脏病（简称冠心病），面积心肌缺血、梗死或顿抑，或反复多次小面积缺血、梗死或顿抑，或慢性心肌缺血冬眠时。

（2）高血压性心脏病。

（3）中、晚期心肌病。

（4）重症心肌炎。

（5）中、重度心脏瓣膜病，如主动脉瓣或（和）二尖瓣的狭窄或（和）关闭不全。

（6）中、大量心室或大动脉水平分流的先天性或后天性心脏病，如室间隔缺损、破裂、穿孔、主肺动脉间隔缺损、动脉导管未闭（PDA）和主动脉窦瘤破裂。

（7）高动力性心脏病，如甲亢、贫血、脚气病和动静脉瘘。

（8）急性肾小球肾炎和输液过量等。

（9）大量心包积液心脏压塞时（属"极度"的舒张性心力衰竭范畴）。

（10）严重肺动脉高压或合并急性肺栓塞，右室压迫左室致左室充盈受阻时（也属"极度"舒张性心力衰竭范畴）。

（二）临床表现

1. 症状

呼吸困难是左心衰竭的主要症状，由肺淤血或肺水肿所致。程度由轻至重表现为：轻度时活动中气短乏力，不能平卧或平卧后咳嗽，咳白色泡沫痰，坐起可减轻或缓解；重度时夜间阵发性呼吸困难、端坐呼吸、心源性哮喘和急性肺水肿。

急性肺水肿时多伴咳粉红色泡沫痰或咯血（尖瓣狭窄时），易致低氧血症和 CO_2 潴留而并发呼吸衰竭，同时伴随心悸、头晕、嗜睡（CO_2 潴留时）或烦躁等体循环动脉供血不足的症状，严重时可发生休克、昏厥甚至猝死。

2. 体征

轻中度时，高枕卧位。出汗多、面色苍白、呼吸增快、血压升高、心率增快（≥ 100 次 / 分）、心脏扩大、第一心音减弱、心尖部可闻及 S_3 奔马律，肺动脉瓣区第二心音亢进，若有瓣膜病变可闻及二尖瓣、主动脉瓣和三尖瓣区的收缩期或舒张期杂音。两肺底或满肺野可闻及细湿啰音或水泡音；吸气时明显，呼气时可伴哮鸣音（心源性哮喘时）。慢性左心衰竭患者可伴有单侧或双侧胸腔积液和双下肢水肿。脉细速可有交替脉，严重缺氧时肢端可有发绀。严重急性失代偿左心衰竭时端坐呼吸、大汗淋漓、焦虑不安、呼吸急促（＞ 30 次 / 分）；两肺满布粗湿啰音或水泡音（肺水肿时），伴口吐鼻喷粉红色泡沫痰，起时常伴有哮鸣音，甚至有哮喘（心源性哮喘时）存在。血压升高或降低甚至休克，此时病情非常危重，只有紧急抢救才有望成功。稍有耽搁，患者就可能随时死亡。

（三）实验室检查

1. ECG

窦性心动过速，可见二尖瓣型 P 波、V1 导联 P 波终末电势增大和左室肥大劳损等反映左心房、室肥厚、扩大以及与所患心脏病相应的变化；可有左、右束支阻滞和室内阻滞；急性、陈旧性梗死或心肌大面积严重缺血，以及多种室性或室上性心律失常等表现。少数情况下，上述 ECG 表现非特异。

2. 胸部 X 线检查

心影增大，心胸比例增加，左心房、室或全心扩大，尤其是肺淤血、间质性肺水肿（Kerley B 线、叶间裂积液）和肺泡性肺水肿，是诊断左心衰竭的重要依据。慢性心力衰竭时可有上下腔静脉影增宽，以及胸腔积液等表现。

3. 超声多普勒心动图

可见左心房、室扩大或全心扩大，或有左心室室壁瘤存在；左心室整体或节段性收缩运动严重低下，左室射血分数（LVEF）严重降低（≤ 40%）；左心室壁厚度可变薄或增厚，有病因诊断价值；重度心力衰竭时，反映 SV 的主动脉瓣区的血流频谱也降低；也可发现二尖瓣或主动脉瓣严重狭窄或反流，或在心室或大动脉水平的心内分流，或大量心包积液，或严重肺动脉高压巨大右室压迫左室等左心衰竭时的解剖和病理生理基础，对左心衰竭有重要的诊断和鉴别诊断价值。

4. 血气分析

早期可有低氧血症伴呼吸性碱中毒（过度通气），后期可伴呼吸性酸中毒（CO_2 潴留），血常规、生化全套和心肌酶可有明显异常，或在正常范围内。

（四）诊断和鉴别诊断

依据临床症状、体征、结合胸部 X 线有典型肺淤血和肺水肿的征象伴心影增大，以及超声心动图左室扩大（内径≥ 55 mm）和 LVEF 降低（＜ 40%）典型改变，诊断慢性左心衰竭和急性左心衰竭肺水肿并不难；难的是对慢性左心衰竭的病因诊断，特别是对"扩张型"心肌病的病因诊断，需确定原发性、缺血性、高血压性、酒精性、围生期、心动过速性、药物性、应激性、心肌致密化不全和右室致心律失常性心肌病等病因。

通过结合病史、ECG、超声心动图、核素心肌显像、心脏 CT 和磁共振成像（MRI）等影像检查综合分析和判断，多能够鉴别。心内膜心肌活检对此帮助不大。同时，可确定或除外"肥厚型"和"限制型"心肌病的诊断。

心源性哮喘与肺源性哮喘的鉴别十分重要，不可回避。根据肺内"水"与"气"的差别，可在肺部叩诊、胸部X线和湿啰音"有或无"上充分显现，加上病史不同，可得以鉴别。

（五）治疗

急性左心衰竭通常起病急骤，病情危重而变化迅速，需给予紧急处理治疗，目标是迅速纠正低氧和异常血流动力学状态；消除肺淤血、水肿；增加SV、CO，从而增加动脉系统供血。治疗原则为加压给纯氧、静脉给予吗啡、利尿、扩血管（包括连续舌下含服硝酸甘油2～3次）和强心药。

经过急救处理，多数患者病情能得到迅速有效控制，并在半小时左右渐渐平稳，呼吸困难减轻，增快的心率渐减慢，升高的血压缓缓降至正常范围，两肺湿啰音渐减少或消失，血气分析恢复正常范围，直到30 min左右可排尿500～1000 ml。

病情平稳后，治疗诱因，防止反弹，继续维持上述治疗并调整口服药，继续心电、血压和血氧饱和度监测，必要时选用抗生素预防肺部感染。最终应治疗基础心脏病。

慢性左心衰竭的治疗参见"全心衰竭"治疗。

二、右心衰竭

右心衰竭是由于右心室病变或负荷增加引起的心力衰竭，以肺动脉血流减少和体循环淤血或水肿为表现。

大多数右心衰竭由左侧心力衰竭发展而来，两者共同形成全心衰竭。其病理生理和血流动力学特点为右室心排血量降低，右室舒张末压或右房压异常升高。

（一）病因

（1）各种原因的左心衰竭。

（2）急、慢性肺动脉栓塞。

（3）慢性支气管炎、肺气肿并发慢性肺源性心脏病。

（4）原发性肺动脉高压。

（5）先天性心脏病包括肺动脉狭窄（PS）、法洛四联症、三尖瓣下移畸形、房室间隔缺损和艾森门格综合征。

（6）右心室扩张型、肥厚型和限制型或闭塞型心肌病。

（7）右心室心肌梗死。

（8）三尖瓣狭窄或关闭不全。

（9）大量心包积液。

（10）缩窄性心包炎。

（二）临床表现

1. 症状

主要是由于体循环和腹部脏器淤血引起的症状，如食欲缺乏、恶心、呕吐、腹胀、腹泻、右上腹痛等，伴有心悸、气短、乏力等心脏病和原发病的症状。

2. 体征

颈静脉充盈、怒张，肝大伴压痛、肝颈静脉反流征（+），双下肢或腰骶部水肿、腹水或胸腔积液，可有周围性发绀和黄疸。

心率快，可闻及与原发病有关的心脏杂音，P2 可亢进或降低（如肺动脉狭窄或法洛四联症），若不伴左心衰竭和慢性阻塞性肺疾病合并肺部感染时，通常两肺呼吸音清晰或无干、湿啰音。

（三）实验室检查

1. ECG

显示 P 波高尖、心电轴右偏、aVR 导联 R 波为主，V1 导联 R/S > 1，右束支阻滞等右心房、室肥厚扩大以及与所患心脏病相应的变化，可有多种形式的房、室性心律失常，传导阻滞和室内阻滞，可有 QRS 波群低电压。有肺气肿时可出现顺钟向转位。

2. 胸部 X 线检查

显示右心房、室扩大和肺动脉段凸（有肺动脉高压时）或凹（如肺动脉狭窄或法洛四联症）等与所患心脏病相关的形态变化；可见上、下腔静脉增宽和胸腔积液征；若无左心衰竭存在，则无肺淤血或肺水肿征象。

3. 超声多普勒心动图

可见右心房、室扩大或增厚，肺动脉增宽和高压，心内解剖异常，三尖瓣和肺动脉瓣狭窄或关闭不全以及心包积液等与所患心脏病有关的解剖和病理生理的变化。

4. 心导管检查

必要时做心导管检查，显示中心静脉压增高（> 15 cmH$_2$O[①]）。

（四）诊断和鉴别诊断

依据体循环淤血的临床表现，结合 X 线片肺血正常或减少伴右心房室影增大和超声心动图右心房室扩张或右室肥厚伴或不伴肺动脉压升高的典型征象，诊断不难。病因诊断的鉴别需要结合临床和多种影像学检查综合判断而定。

（五）治疗

（1）右心衰竭的治疗关键是原发病和基础心脏病的治疗。

---

① 临床上仍习惯用 cmH$_2$O 作为中心静脉压单位。1kPa = 10.20 cmH$_2$O。

（2）抗心力衰竭的治疗参见"全心衰竭"部分。

三、全心衰竭

全心衰竭是指左、右心衰竭同时存在的心力衰竭，统称为充血性心力衰竭。全心衰竭几乎都由左心衰竭缓慢发展而来，即先有左心衰竭，然后出现右心衰竭；也不排除外极少数情况下是由于左、右心室病变同时或先后导致左右心衰竭并存的可能。一般来说，全心衰竭的病程多属慢性。其病理生理和血流动力学特点为左、右室心排血量均降低，体、肺循环均淤血或水肿伴神经内分泌系统激活。

（一）病因

（1）同"左心衰竭"。

（2）不排除极少数情况下有右心衰竭的病因（参见"右心衰竭"）并存。

（二）临床表现

1. 症状

先有左心衰竭的症状（见"左心衰竭"），随后逐渐出现右心衰竭的症状（见"右心衰竭"）；由于右心衰竭时，右心排血量下降能减轻肺淤血或肺水肿，故左心衰竭症状可随右心衰竭症状的出现而减轻。

2. 体检

既有左心衰竭的体征（见"左心衰竭"），又有右心衰竭的体征（见"右心衰竭"）。全心衰竭时，由于右心衰竭存在，左心衰竭的体征可因肺淤血或水肿的减轻而减轻。

（三）检查

1. ECG

显示左心房、室肥厚扩大为主或左右房室均肥厚扩大（见左、右心衰竭）和所患心脏病的相应变化，以及多种形式的房、室性心律失常，房室传导阻滞、束支阻滞和室内阻滞图形。可有 QRS 波群低电压。

2. 胸部 X 线检查

心影普大或以左心房、室增大为主，以及与所患心脏病相关的形态变化；可见肺淤血、肺水肿（左心衰竭），上、下腔静脉增宽和胸腔积液（右心衰竭）。

3. 超声多普勒心动图

可见左、右心房、室均增大或以左心房、室扩大为主，左室整体和节段收缩功能低下，LVEF 降低（＜40%），并可显示与所患心肌、瓣膜和心包疾病相关的解剖和病理生理的特征性改变。

4. 心导管检查（必要时）

肺毛细血管楔压（左心衰竭时）和中心静脉压（右心衰竭时）均增高，分别大于 18 mmHg 和 15 cmH$_2$O。

（四）诊断和鉴别诊断

同左、右心衰竭。

（五）治疗

和左心衰竭一样，全心衰竭治疗的基本目标是减轻或消除体、肺循环淤血或水肿，增加 SV 和 CO，改善心功能；最终目标不仅要改善症状，提高生活质量，还要阻止心室重塑和心力衰竭进展，提高生存率。这不仅需要改善心力衰竭的血流动力学，也要阻断神经内分泌异常激活不良效应。治疗原则为利尿、扩血管、强心并使用神经内分泌阻滞药。治疗措施如下：

1. 诱因

去除心力衰竭诱因。

2. 休息

注意体力和精神休息。

3. 严格控制入量

严格控制静脉和口服液体入量，适当（无须严格）限制钠盐摄入（应用利尿药者可放宽限制），低钠患者还应给予适量咸菜或直接补充氯化钠治疗纠正。

4. 急性失代偿期

急性失代偿时，给予呼吸机加压吸纯氧和静脉缓慢推注吗啡 3 mg（必要时可重复 1 ~ 2 次）。

5. 利尿药

利尿药能减轻或消除体、肺循环淤血或水肿，同时可降低心脏前负荷，改善心功能。可选用噻嗪类如氢氯噻嗪 25 ~ 50 mg，每天 1 次；袢利尿剂，如呋塞米 20 ~ 40 mg，每天 1 次；利尿效果不好者可选用布美他尼（丁尿胺）1 ~ 2 mg，每天 1 次；或托拉塞米（伊迈格）20 ~ 40 mg，每天 1 次；也可选择以上两种利尿药，每两天交替使用，待心力衰竭完全纠正后，可酌情减量并维持。利尿必须补钾，可给缓释钾 1.0 g，每天 2 ~ 3 次，与传统保钾利尿药合用，如螺内酯 20 ~ 40 mg，每天 1 次；或氨苯蝶啶 25 ~ 50 mg，每天 1 次；也应注意低钠低氯血症的预防（不必过分严格限盐），利尿期间仍应严格控制入量直至心力衰竭得到纠正时。螺内酯 20 ~ 40 mg，每天 1 次，作为醛固酮拮抗剂，除有上述保钾作用外，更有拮抗肾素—血管紧张素—醛固酮系统（RAAS）的心脏毒性和间质增生作用，能作为神经内分泌拮抗剂阻滞心室重塑，延缓心力衰竭进展。RALES 研究显示，螺内酯能使中重度心力衰竭患者的病死率在血管紧张素转化酶抑制剂（ACEI）和β受体阻滞剂基础上再降低27%，因此已成为心力衰竭治疗的必用药。需特别注意的是，螺内酯与 ACEI 合用时，潴钾作用较强，为预防高钾血症发生，口服补钾量应酌减或减半，并监测血钾水平和肾功能。螺内酯特有的不良反应是男性乳房发育症，伴有疼痛感，停药后可消失。

6. 血管扩张药

首选血管紧张素转化酶抑制剂（ACEI），除扩血管作用外，还能拮抗心力衰竭时肾素—血管紧张素—醛固酮系统（RAAS）激活的心脏毒性作用，延缓心室重塑和心力衰竭的进展，降低心力衰竭患者的病死率，是慢性心力衰竭患者的首选用药，可选用卡托普利、依那普利、贝那普利、赖那普利和雷米普利等，从小剂量开始渐加至目标剂量，如卡托普利 6.25 ～ 50 mg，每天 3 次；依那普利 2.5 ～ 10 mg，每天 2 次。

不良反应除降低血压外，还有剧烈咳嗽。若因咳嗽不能耐受时，可换用血管紧张素 Ⅱ 受体（AT-1）拮抗剂，如氯沙坦 12.5 ～ 50 mg，每天 2 次，或缬沙坦 40 ～ 160 mg，每天 1 次。若缺血性心力衰竭有心肌缺血发作时，可加用硝酸酯类，如亚硝酸异山梨酯 10 ～ 20 mg，6 h 1 次，或单硝酸异山梨醇 10 ～ 20 mg，每天 2 ～ 3 次；若合并高血压和脑卒中史可加用钙通道阻滞剂如氨氯地平 2.5 ～ 10 mg，每天 1 次。历史上使用的小动脉扩张剂如肼屈嗪，α₁ 受体阻滞剂如哌唑嗪不再用于治疗心力衰竭。服药期间应密切观察血压变化，并根据血压水平调整用药剂量。

中、重度心力衰竭时可同时应用硝普钠或酚妥拉明或乌拉地尔静脉滴注，心力衰竭好转后停用并酌情增加口服血管扩张药的用量。

7. 正性肌力药

轻度心力衰竭患者，可给予地高辛 0.125 ～ 0.25 mg，每天 1 次，口服维持；对中、重度心力衰竭患者，可短期加用正性肌力药物，如静脉内给去乙酰毛花苷注射液、多巴酚丁胺、多巴胺和磷酸二酯酶抑制剂如氨力农或米力农等。

8. β受体阻滞剂

β受体阻滞剂能拮抗和阻断心力衰竭时的交感神经系统异常激活的心脏毒性作用，从而延缓心室重塑和心力衰竭的进展。大规模临床试验显示，受体阻滞剂能使心力衰竭患者的病死率降低 35% ～ 65%，故也是治疗心力衰竭的必选药，只是应在心力衰竭血流动力学异常得到纠正并稳定后使用，应从小剂量开始，渐渐（每周或每 2 周加量 1 次）加量至所能耐受的最大剂量，即目标剂量。可选用卡维地洛 3.125 ～ 2 mg，每天 2 次，或美托洛尔 6.25 ～ 50 mg，每天 2 次，或比索洛尔 1.25 ～ 10 mg，每天 1 次。不良反应有低血压、窦性心动过缓、房室传导阻滞和心功能恶化，故用药期间应密切观察血压、心率、节律和病情变化。

9. 支气管解痉药

对伴有支气管痉挛或喘鸣的患者，应用酚间羟异丙肾上腺素（酚丙喘啶）2.5 ～

7.5 mg 或氨茶碱 0.1 g，每天 3 次。

10. 按难治性心力衰竭处理

经过上述治疗一段时间（1～2 周）后，临床效果不明显甚至出现恶化者，应按难治性心力衰竭处理。

（刘　磊）

第七节　舒张性心力衰竭

心力衰竭是一个包括多种病因和发病机制的临床综合征。其中，舒张性心力衰竭（diastolic heart failure，DHF）是近 20 年才得到研究和认识的一类心力衰竭。其主要特点是有典型的心力衰竭的临床症状、体征和实验室检查证据（如胸部 X 线检查肺淤血表现），而超声心动图等影像检查显示左心室射血分数（LVEF）正常，并排除瓣膜病和单纯右心衰竭。研究发现，DHF 患者约占所有心力衰竭患者的 50%。与收缩性心力衰竭（SHF）比较，DHF 有更长的生存期，而且两者的治疗措施不尽相同。

一、舒张性心力衰竭的临床特点

（一）病因特点

DHF 通常发生于年龄较大的患者，女性比男性的发病率和患病率更高，最常发生于高血压患者，特别是有严重心肌肥厚的患者。冠心病也是常见病因，特别是由一过性缺血发作造成的可逆性损伤以及急性心肌梗死早期，心肌顺应性急剧下降，左室舒张功能损害。DHF 还见于肥厚型心肌病、糖尿病性心肌病、心内膜弹力纤维增生症、浸润型心肌病（如心肌淀粉样变性）等。DHF 急性发生常由血压短期内急性升高和快速心室率的心房颤动发作引起。DHF 与 SHF 可以合并存在，这种情况见于冠心病心力衰竭，既可以因心肌梗死造成的心肌丧失或急性缺血发作导致心肌收缩力急剧下降而致 SHF，也可以由非扩张性的纤维瘢痕替代正常的可舒张心肌组织，心室的顺应性下降而引起 DHF。长期慢性 DHF 的患者如同 SHF 患者一样，逐渐出现劳动耐力、生活质量下降。瓣膜性心脏病同样会引起左心室舒张功能异常，特别是在瓣膜病的早期，表现为舒张时间延长，心肌僵硬度增加，甚至换瓣术后的部分患者，舒张功能不全也会持续数年之久，即使此刻患者的收缩功能正常。通常所说的 DHF 是不包括瓣膜性心脏病等的单纯 DHF。

（二）病理生理特点

心脏的舒张功能取决于心室肌的主动松弛和被动舒张的特性。被动舒张特性的异常通常是由心脏的质量增加和心肌内的胶原网络变化共同导致的，心肌主动松弛性的异常与各种原因造成的细胞内钙离子调节异常有关。其结果是心肌的顺应性下降，左心室充盈时间变化，左心室舒张末压增加，表现为左心室舒张末压力与容量的关系曲线变得更加陡直。在这种情况下，中心血容量、静脉张力或心房僵硬度的轻度增加，或它们共同增加即可导致左心房或肺静脉压力骤然增加，甚至引起急性肺水肿。

心率对舒张功能有明显影响，心率增快时心肌耗氧量增加，同时使冠状动脉灌注时间缩短，即使在没有冠心病的情况下，也可引起缺血性舒张功能不全。心率过快时舒张期缩短，使心肌松弛不完全，心室充盈压升高，产生舒张功能不全。

舒张功能不全时的血流动力学改变和代偿机制：舒张功能不全时舒张中晚期左心室内压力升高，左室充盈受限，虽然射血分数正常，但每搏输出量降低，心排血量减少。左心房代偿性收缩增强，以增加左室充盈。长期代偿结果是左房内压力增加、左心房逐渐扩大，到一定程度时发生心房颤动。在前、后负荷突然增加、急性应激、快速房颤等使左室充盈压突然升高时，发生急性失代偿心力衰竭，出现急性肺淤血、水肿，表现出急性心力衰竭的症状和体征舒张功能不全的患者，不论有无严重的心力衰竭临床表现，其劳动耐力均是下降的。主要有两个原因：一是左心室舒张压和肺静脉压升高，导致肺的顺应性下降，这可引起呼吸做功增加或呼吸困难的症状；二是运动时心排血量不能充分代偿性增加，结果导致下肢和辅助呼吸肌的显著乏力。这一机制解释了较低的运动耐力和肺毛细血管楔压（PCWP）变化之间的关系。

（三）临床表现

舒张性心力衰竭的临床表现与收缩性心力衰竭近似，主要为肺循环淤血和体循环淤血的症状和体征，如劳动耐力下降，劳力性呼吸困难，夜间阵发性呼吸困难，颈静脉怒张，淤血性肝大和下肢水肿等。胸部 X 线片可显示肺淤血，甚至肺水肿的改变。超声心动图显示 LVEF 大于 50% 和左心室舒张功能减低的证据。

（四）诊断

对于有典型的心力衰竭的临床表现，而超声心动图显示左心室射血分数正常（LVEF > 50%）或近乎正常（LVEF 为 40% ~ 50%）的患者，在排除了瓣膜性心脏病、各种先天性心脏病、各种原因的肺心病、高动力状态的心力衰竭（严重贫血、甲状腺功能亢进、动静脉瘘等）、心脏肿瘤、心包缩窄或填塞等疾病后，可初步诊断为舒张性心力衰竭，并在进一步检查获得左室舒张功能不全的证据后，确定舒张性心力衰竭的诊断。

超声心动图在心力衰竭的诊断中起着重要的作用，因为物理检查、心电图、胸部 X 线片等都不能够提供用于鉴别收缩或舒张功能不全的证据。超声心动图所测的左心室射血分数正常（LVEF ＞ 50%）或近乎正常（LVEF 为 40% ～ 50%）是诊断 DHF 的必需条件。超声心动图能够简便、快速地用于鉴别诊断，如明确是否有急性二尖瓣、主动脉瓣反流或缩窄性心包炎等。

多普勒超声能够测量心内的血流速度，这有助于评价心脏的舒张功能。在正常窦性心律条件下，穿过二尖瓣的血流频谱从左心房到左心室有两个波形，E 波：反映左心室舒张早期充盈；A 波：反映舒张晚期心房的收缩。因为跨二尖瓣的血流速度有赖于二尖瓣的跨瓣压差，E 波的速率受到左心室早期舒张和左心房压力的影响。研究发现，仅在轻度舒张功能不全时可以看出 E/A ＜ 1，一旦患者的舒张功能达到中度或严重损害，由于左心房压的显著升高，其超声的表现仍为 E/A ＞ 1，近似于正常的图像。由此也可以看出，二尖瓣标准的血流式对容量状态（特别是左心房压）极度敏感，是这一速率的变化图像还是能够部分反映左心室的舒张功能（特别是在轻度左心室舒张功能减低时）。其他评价舒张功能的无创检测方法有：多普勒超声评价出肺静脉到左心房的血流状态，组织多普勒显像能够直接测定心肌长度的变化速率。对于缺血性心脏病患者，心导管技术可以反映左心室充盈压的增高；在实际应用中，更适合于由心绞痛发作诱发的心力衰竭患者的评价。

DHF 的诊断标准目前还不完全统一。美国心脏病学会和美国心脏协会（ACC/AHA）建议的诊断标准是：有典型的心力衰竭症状和体征，同时超声心动图显示患者没有心脏瓣膜异常，左心室射血分数正常。欧洲心脏病学会建议 DHF 的诊断应符合以下 3 个条件：①有心力衰竭的证据；②左心室收缩功能正常或轻度异常；③左心室松弛、充盈、舒张性或舒张僵硬度异常的证据。欧洲心力衰竭工作组和 ACC/AHA 使用的术语"舒张性心力衰竭"有别于广义的"有正常射血分数的心力衰竭"，后者包括了急性二尖瓣反流和其他原因的循环充血状态。

在实际工作中，临床医生诊断 DHF 时常常面临挑战。主要是要取得心力衰竭的临床证据，其中胸片在肺水肿的诊断中有很高的价值。血浆 BNP 和 NT- proBNP 的检测也有重要诊断价值，心源性呼吸困难患者的血浆 BNP 水平升高，尽管有资料显示，DHF 患者的 BNP 水平增加不如 SHF 患者的增加显著。

二、舒张性心力衰竭的治疗

DHF 的治疗目的同其他各种心力衰竭，即缓解心力衰竭的症状，减少住院次数，增加运动耐量，改善生活质量和预后。治疗措施也同其他心力衰竭，包括三个方面的内容：①对症治疗，缓解肺循环和体循环淤血的症状和体征；②针对病因和诱因的治疗，即积极治疗导致 DHF 的危险因素或原发病，如高血压、左心室肥厚、冠心病、心肌缺血、糖尿病以及心动过速等，对阻止或延缓 DHF 的进展至关重要；③针对病理生理机制的治疗。在具体的治疗方法上 DHF 有其自己的特点。

（一）急性期治疗的特点

在急性肺水肿时，可以给予氧疗（鼻导管或面罩吸氧）、吗啡、静脉用利尿药和硝酸甘油。需要注意的是，对 DHF 患者过度利尿可能会导致严重的低血压，因为 DHF 时左心室舒张压与容量的关系呈一个陡直的曲线。若有严重的高血压，则有必要使用硝普钠等血管活性药物。如果有缺血发作，则使用硝酸甘油和相关的药物治疗。心动过速能够导致心肌耗氧量增加和降低冠状动脉的灌注时间，容易导致心肌缺血，即使非冠心病患者；还可因缩短舒张时间而使左心室的充盈受损。所以，舒张功能不全的患者，快心室率的心房颤动常常会导致肺水肿和低血压，在一些病例中需要进行紧急心脏电复律。

预防心动过速的发生或降低患者的心率，可以积极应用受体阻滞剂（如比索洛尔、美托洛尔和卡维地洛）或非二氢吡啶类钙通道阻滞剂如地尔硫草，剂量依据患者的心率和血压调整；这点与 SHF 时不同，因为 SHF 时 β 受体阻滞剂要谨慎应用逐渐加量，并禁用非二氢吡啶类钙通道阻滞剂。对于大多数 DHF 患者，无论在急性期与慢性期都不能从正性肌力药物治疗中获益。重组人脑钠尿肽（rh-BNP）是近年来用于治疗急性心力衰竭疗效显著的药物，它具有排钠利尿和扩张血管的作用，对那些急性发作或加重的 SHF 的临床应用收到了肯定的疗效。但对 DHF 的临床研究尚不多。从药理作用上看，它有促进心肌早期舒张的作用，加上排钠利尿、减轻肺淤血的作用，对 DHF 的急性发作可收到显著效果。

（二）长期药物治疗的特点

1. 血管紧张素转化酶抑制剂（ACEI）和血管紧张素 II 受体阻滞剂（ARB）

这两种药不但可降低血压，而且对心肌局部的 RAAS 也有直接的作用，可减轻左心室肥厚，改善心肌松弛性，非常适合用于治疗高血压合并的 DHF；在血压降低程度相同时，ACEI 和 ARB 减轻心肌肥厚的程度优于其他抗高血压药物。

2. β 受体阻滞剂

β 受体阻滞剂具有降低心率和负性肌力作用。对左心室舒张功能障碍有益的机制可能是：①降低心率可使舒张期延长，改善左心室充盈增加舒张期末容积；②负性肌力作用可降低耗氧量，改善心肌缺血及心肌活动的异常非均一性；③抑制交感神经的血管收缩作用，降低心脏后负荷，也可改善冠状动脉的灌注；④能阻止通过儿茶酚胺引起的心肌损害和灶性坏死。已有研究证明，此类药物可使左心室容积—压力曲线下移，具有改善左心室舒张功能的作用。

目前认为，β受体阻滞剂对改善舒张功能最主要的作用来自减慢心率和延长舒张期。在具体应用时可以根据患者的具体情况选择较大的初始剂量和较快地增加剂量。这与SHF有明显的不同。在SHF患者，受体阻滞剂的机制是长期应用后上调β受体，改善心肌重塑，应从小剂量开始，剂量调整常需要2～4周，应用受体阻滞剂时一般将基础心率维持在60～70次/分。

3. 钙通道阻滞剂

钙通道阻滞剂可减低细胞质内钙浓度，改善心肌的舒张和舒张期充盈，并能减轻后负荷和心肌肥厚，在扩张血管、降低血压的同时可改善心肌缺血，维拉帕米和地尔硫草等还可通过减慢心率而改善心肌的舒张功能。因此，在DHF的治疗中，钙通道阻滞剂发挥着重要的作用；这与SHF不同，由于钙通道阻滞剂有一定程度的负性肌力作用而不宜应用于SHF的治疗。

4. 利尿药

通过利尿能减轻水钠潴留，减少循环血量，降低肺及体循环静脉压力，改善心力衰竭症状。当舒张性心力衰竭为代偿期时，左心房及肺静脉压增高虽为舒张功能障碍的结果，但也是其重要的代偿机制，可以缓解因心室舒张期充盈不足所致的舒张期末容积不足和心排血量的减少，从而保证全身各组织的基本血液供应。如此时过量使用利尿药，可能加重已存在的舒张功能不全，使其由代偿转为失代偿。当DHF患者出现明显充血性心力衰竭的临床表现并发生肺水肿时，利尿药则可通过减少部分血容量使症状得以缓解。

5. 血管扩张药

由于静脉血管扩张药能扩张静脉，使回心血量及左室舒张期末容积减小，故对代偿期DHF可能进一步降低心排血量；而对容量负荷显著增加的失代偿期患者，可减轻肺循环、体循环压力，缓解充血症状。动脉血管扩张药能有效地降低心脏后负荷，对周围血管阻力增加的患者（如高血压、心脏病）可能有效改善心室舒张功能，但对左心室流出道梗阻的肥厚型心肌病患者可能加重梗阻，使心排血量进一步减少。因此，扩张剂的应用应结合实际病情慎重应用。

6. 正性肌力药物

由于单纯DHF患者的左心室射血分数通常正常，因而正性肌力药物没有应用的指征，而且有使舒张性心功能不全恶化的危险，尤其是在老年急性失代偿DHF患者中。例如，洋地黄类药物通过抑制Na^+-K^+-ATP酶，并通过Na^+-Ca^{2+}交换的机制增加细胞内钙离子浓度，在心脏收缩期增加能量需求，而在心脏舒张期增加钙负荷，可能会促进舒张功能不全的恶化。DIG（Digitalis Investigators Group）研究的数据也显示，在使用地高辛的过程中，与心肌缺血及室性心律失常相关的终点事件增加。对于那些伴有快室率房颤的DHF患者，应用洋地黄是有指征也是有益处的，因为其可以通过控制心室率改善肺充血及心排血量。

7. 抗心律失常药物

心律失常，特别是快速性心律失常对 DHF 患者的血流动力学常产生很大影响，故预防心律失常的发生对 DHF 患者有重要意义：①快速性心律失常增加心肌氧耗，减少冠状动脉供血时间，从而可诱发心肌缺血，加重 DHF，在左心室肥厚者尤为重要；②舒张期缩短使心肌舒张不完全，导致舒张期心室内容量相对增加；③ DHF 患者，左心室舒张速度和心率呈相对平坦甚至负性关系，当心率增加时，舒张速度不增加甚至减慢，从而引起舒张末期压力增加。因此，当 DHF 患者伴有心律失常时，应根据其不同的病因和病情特点来选用抗心律失常药物。

8. 其他药物

抑制心肌收缩的药物如丙吡胺，具有较强的负性肌力作用，可用于左室流出道梗阻的肥厚型心肌病；此药缩短射血时间，增加心排血量，降低左室舒张期末压。多数患者长期服用此药有效。丙吡胺的另一个作用是抗心律失常，严重肥厚型心肌病患者，尤其是静息时有流出道阻者常有心律失常，此时用丙吡胺可达到一举两得的效果。

目前，我们尚无充分的随机临床试验来评价不同药物对 CHF 或其他心血管事件的疗效，也没有充分的证据说明某一单药或某一组药物比其他的优越，已经建议将那些有生物学效应的药物用于 DHF 的治疗，治疗心动过速和心肌缺血，如 β 受体阻滞剂或非二氢类钙通道阻滞剂；逆转左心室重塑，如利尿药和血管紧张素转化酶抑制剂；减轻心肌纤维化，如螺内酯阻断肾素－血管紧张素－醛固酮系统的药物能够产生这样一些生物学效应，还需要更多的资料来说明这些生物学效应能够降低心力衰竭的危险。

总之，在现阶段，对于 DHF 的发病机制、病理生理、诊断和治疗还需要有更多的临床试验和实验证据来不断完善。

（孟爽帅）

第八节　心力衰竭的康复护理

一、疾病概述

心力衰竭（heart failue，HF）简称心衰，是指任何原因造成的心肌损伤，致使心肌结构和功能发生改变，导致心室泵血功能降低，即使心脏在足够静脉回流条件下，心搏出量仍不足以满足机体代谢需要，或有赖于充盈压升高来补偿的病理状态。心力衰竭是一种综合因素引起的复杂的临床综合征，也是各种心脏病发展的最终结局。通常心力衰竭一旦发生就不会停止，随着时间的推移，患者可出现劳力性气急、气短、心悸、呼吸困难、水肿、浆膜腔积液等症状，随着生活质量下降，健康状况恶化。我国资料显示，心力衰竭的治疗费用每年近万元，远高于其他慢性疾病。近十多年来，随着心力衰竭治疗观念和技术的转变，心力衰竭的死亡率有所下降，但整体死亡率仍处于较高水平。目前，日本的心力衰竭患者 1 年和 3 年死亡率分别为 11.3% 和 29.2%，而美国的心力衰竭患者 1 年死亡率更高，并且 70 岁以上的患者 1 年死亡率又明显较 70 岁以下高，分别为 22% 和 13.7%。欧洲的心力衰竭 4 年生存率仅为 50%，而且有 40% 因心力衰竭入院的患者将可能在 1 年内再次入院治疗或者死亡，表明心力衰竭仍是严重影响公众健康的心血管疾病。

（一）基本病因

几乎所有的心血管疾病最终都会导致心力衰竭的发生，心肌梗死、心肌病、血流动力学负荷过重、炎症等任何原因引起的心肌损伤，均可造成心肌结构和功能的变化，最后导致心室泵血和（或）充盈功能低下。

（二）诱发因素

在基础性心脏病的基础上，一些因素可诱发心力衰竭的发生。常见的心力衰竭诱因有 6 个方面。

（1）感染，如呼吸道感染、风湿活动等。

（2）严重心律失常，特别是快速性心律失常如心房颤动、阵发性心动过速等。

（3）心脏负荷加大，如妊娠、分娩、过多过快的输液、过多摄入钠盐等，导致心脏负荷增加。

（4）药物作用，如洋地黄中毒或不恰当停用洋地黄。

（5）不当活动及情绪，如过度的体力活动和情绪激动。

（6）其他疾病，如肺栓塞、贫血、乳头肌功能不全等。

（三）临床表现

根据心力衰竭发生的缓急，临床可分为急性心力衰竭和慢性心力衰竭。根据心力衰竭发生的部位可分为左心衰竭、右心衰竭和全心衰竭，还有收缩性或舒张性心力衰竭、高或低心排血量心力衰竭之分。

1. 急性心力衰竭（AHF）

急性心力衰竭是指因急性的心肌损害或心脏负荷加重，造成急性心排血量骤降、肺循环压力升高、周围循环阻力增加，引起肺循环充血而出现急性肺淤血、肺水肿，以及伴组织、器官灌注不足和心源性休克的临床综合征。临床上，急性心力衰竭以急性左心衰竭最为常见，急性右心衰竭则较少见。急性心力衰竭可以在原有慢性心衰基础上急性加重，也可以在心功能正常或心脏处于代偿期时突然起病。发病前，患者多数合并有器质性心血管疾病，常见于急性心肌炎、广泛性心肌梗死、心室流出道梗阻、肺动脉主干或大分支梗死等。可表现为收缩性心衰，也可以表现为舒张性心衰。急性心衰常危及生命，必须紧急抢救。一旦发生过急性心力衰竭，预后很差。在住院的急性失代偿性心力衰竭中，60 d 的死亡率为 9.6%；若合并再住院率统计，则达 35.2%。AMI 患者出现严重心力衰竭则死亡率更高，一年的死亡率达 30%。

（1）早期表现。左心功能降低的早期征兆为心功能正常者出现疲乏、运动耐力明显减低、心率增加 15 ～ 20 次 / 分，继而出现劳力性呼吸困难、夜间阵发性呼吸困难、高枕睡眠等；检查可见左心室增大，舒张早期或中期奔马律，两肺底部有湿啰音、干啰音和哮鸣音。

（2）急性肺水肿。起病急，病情可迅速发展至危重状态。临床表现为：突发的严重呼吸困难、端坐呼吸、喘息不止、烦躁不安并有恐惧感，呼吸频率可达 30 ～ 50 次 / 分；频繁咳嗽并咳出大量粉红色泡沫样痰；心率快，心尖部常可闻及奔马律；两肺满布湿啰音和哮鸣音。

（3）心源性休克

1）低血压：在血容量充足的前提下，收缩压 90 mmHg 超过 30 min，或平均动脉压 < 65 mmHg 超过 30 min，或需要应用血管活性药物和（或）在循环辅助装置支持下，收缩压维持 > 90 mmHg。

2）组织低灌注状态：①皮肤湿冷、苍白和发绀伴紫色条纹；②心动过速 > 110 次 / 分；③尿量明显减少（< 20 ml/h），甚至无尿；④意识障碍，常有烦躁不安、激动焦虑、恐惧和濒死感；收缩压低于 70 mmHg，可出现抑制症状，逐渐发展至意识模糊，甚至昏迷。

3）血流动力学障碍：PCWP ≥ 18 mmHg，心脏排血指数（CI）≤ 2.2 L · min^{-1} · m^2。

4）代谢性酸中毒和低氧血症。

2. 慢性心力衰竭

慢性心力衰竭是指持续存在的心力衰竭状态，可以稳定、恶化或失代偿。慢性心力衰竭是各种病因所致心脏疾病的终末阶段，是一种复杂的临床综合征，主要特点是呼吸困难、水肿、乏力，但上述表现并非同时出现。一般均有代偿性心脏扩大或肥厚及其他代偿机制参与，常伴有静脉压增高导致的器官充血性病理改变，可有心房、心室附壁血栓和静脉血栓形成。成人慢性心力衰竭的病因主要是冠心病、高血压、瓣膜病和扩张型心肌病。

（1）左心衰的症状和体征。大多数左心衰患者是由于运动耐力下降出现呼吸困难或乏力而就医，这些症状可在休息或运动时出现。同一患者可能存在多种疾病。呼吸困难是左心衰最主要的症状，可表现为劳力性呼吸困难、端坐呼吸、阵发性夜间呼吸困难等多种形式。运动耐力下降、乏力为骨骼肌血供不足的表现。严重心力衰竭患者可出现陈-施呼吸，提示预后不良。查体除原有的心脏病体征外，还可发现左心室增大、脉搏强弱交替，听诊可闻及肺部啰音。

（2）右心衰的症状和体征。主要表现为慢性持续性瘀血引起的各脏器功能改变，患者可出现腹部或腿部水肿，并以此为首要或唯一症状而就医。运动耐量损害是逐渐发生的，可能未引起患者注意，除非仔细寻问日常生活能力发生的变化。查体除原有的心脏病体征外，还可发现心脏增大、颈静脉充盈、肝大和压痛、发绀、下垂性水肿及胸腔积液、腹水等。

（3）舒张性心力衰竭的症状和体征。舒张性心力衰竭是指在心室收缩功能正常的情况下（LVEF > 40% ~ 50%），心室松弛性和顺应性降低使心室充盈量减少与充盈压升高，导致肺循环和体循环淤血。初期症状不明显，随着病情发展可出现运动耐力下降、气促、肺水肿。

（四）检查

（1）心电图，常可提示原发疾病。

（2）X线检查，可显示肺淤血和肺水肿。

（3）超声心动图，可了解心脏的结构和功能、心瓣膜状况、是否存在心包病变、急性心肌梗死的机械并发症、室壁运动失调、左室射血分数。

（4）动脉血气分析，监测动脉氧分压（$PaCO_2$）、二氧化碳分压（PCO_2）。

（5）实验室检查，血常规和血生化检查，如电解质、肾功能、血糖、白蛋白及超敏C-反应蛋白。

（6）心衰标示物，诊断心衰的公认的客观指标为B型利钠肽（BNP）和N末端B型利钠肽原（NT-proBNP）的浓度增高。

（7）心肌坏死标志物，检测心肌受损的特异性和敏感性均较高的标志物，是心肌肌钙蛋白T或I（cTnT或cTnI）。

（五）治疗

1. 急性心力衰竭

一旦确诊为急性心力衰竭，应按规范治疗。

（1）监护。所有患者应严密监护呼吸、血压、心电图与血氧饱和度及肝肾功能和电解质。对血流动力学不稳定或合并严重肺疾患者可考虑血流动力学监测，这有利于鉴别心源性或非心源性心力衰竭，并指导治疗和观察疗效，包括PCWP、CO、CI的测定。不加选择地应用有创导管技术，不仅对改善病情没有帮助，反而增加死亡率。PCWP、CO、

CI 数值的解释应该谨慎，需要紧密结合临床综合考虑。在很多情况下它们并不准确，不能准确反映左心室舒张末压，如存在瓣膜疾病、慢性阻塞性肺疾病（chronic obstuctive pulmonary disease，COPD）、机械通气及左心室僵硬（如左心室肥厚、糖尿病使用正性肌力药、肥胖和心肌缺血等）等。严重三尖瓣反流常高估心排血量。中心静脉压测定相对肺动脉导管术简单安全，可优先考虑用于观察血流动力学的变化。

（2）氧疗和通气支持。应保证组织获得最大供氧，使 SaO_2 维持在 95% 以上，以防止组织器官的损害。单纯鼻导管吸氧效果不确切。近来提倡无创通气支持，因通气支持能使肺复张或少肺残气量、改善肺顺应性、降低跨膈压差和膈肌活动，从而使呼吸做功减少；同时，可以减少肺血管的渗出，提高氧供、减轻肺水肿，使患者的症状改善，还减少了气管插管的需要。但是，对患者的长期预后目前还没有看到益处。目前，有 2 种无创方法进行通气支持，一种是持续正压通气（continuous positive airway pressure，CPAP），另一种是无创性正压机械通气（non-invasive positive pressure ventilation，NiPPV）两者都是通过密封良好的面罩和辅助的机械通气完成，前者为持续性呼气末正压通气，后者为在前者的基础上，吸气末也给予一定的压力，也称为双向或双水平正压通气（bi-level positive airway pressure，BiPAP），已有小型的 BiPAP 供临床使用，使该项技术变得简单而易于操作。这两种方法都能够提高患者的氧供，迅速缓解症状和体征，减少气管插管的使用，BiPAP 可进一步增加胸腔内平均压力、减少呼吸做功和全身代谢的需求而获益更大。但近期有一项随机对照研究显示，无论是何种类型的无创通气均不能降低死亡率和气管插管率。因此，无创通气治疗推荐用于改善药物治疗无效的肺水肿和重度呼吸窘迫的患者的症状。若患者在充分的药物及无创通气支持的治疗下效果仍差，导致严重低氧血症、酸中毒、呼吸肌疲劳、意识障碍时，应考虑气管插管机械通气。但 AMI 伴急性肺水肿可直接行气管插管机械通气。

（3）药物治疗。①吗啡。吗啡具有扩张静脉、中度扩张动脉，减慢心率和镇静的作用，用于严重急性心力衰竭的早期，特别是伴烦躁和呼吸困难时一般先给 3 mg，稀释后缓慢静脉注射，无效时可重复给药，但应注意吗啡对呼吸和血压的抑制作用。血压已经降低的患者应慎用。②血管扩张剂。使用血管扩张剂可以降低血压，降低外周血管阻力、降低前负荷和增加心排血量。

（4）病情严重、血压持续降低（＜90 mmHg）甚至心源性休克者，应监测血流动力学，并采用主动脉内球囊反搏、机械通气支持、血液净化、心室机械辅助装置及外科手术等各种非药物治疗方法。

（5）动态测定 BNP 和 N 末端 B 型利钠钛原（NT-proBNP）有助于指导急性心衰的治疗，治疗后其水平仍居高不下者，提示预后差，应加强治疗；治疗后，其水平降低且降幅＞30%，提示治疗有效，预后好。

（6）控制和消除各种诱因，及时矫正基础心血管疾病。

2. 慢性心力衰竭

慢性心衰的治疗已从利尿、强心、扩血管等短期血流动力学 / 药理学措施，转为以神经内分泌抑制剂为主的、长期的、修复性的策略，目的是改变衰竭心脏的生物学性质。

（1）病因治疗。控制高血压、糖尿病等危险因素，使用抗血小板药物和他汀类调脂药物进行冠心病二级预防。消除心力衰竭诱因，控制感染，治疗心律失常，纠正贫血、电解质紊乱。

（2）改善症状。根据病情调整利尿剂、硝酸酯和强心剂的用法用量。

（3）正确使用神经内分泌抑制剂。从小剂量增至目标剂量或患者能耐受的最大剂量。

（4）监测频率。患者应每天自测体重、血压、心率，并登记资料。

二、康复护理

（一）药物

1. 利尿剂

利尿剂通过减少钠或氯的重吸收而减轻心力衰竭时的水钠潴留。有两大类作用机制不同的药物可用于心力衰竭，一类是袢利尿剂，主要有布美他尼、呋塞米和托拉塞米；另一类是作用于远端肾小管的利尿剂，主要有噻嗪类、保钾利尿剂、美托拉宗。袢利尿剂可以使滤过钠增加 20% ~ 25% 的分泌，增加自由水清除率，维持利尿功能，除非肾功能严重受损。噻嗪类利尿剂仅使滤过钠增加 5% ~ 10%，减少自由水清除率，若肾功能受损（肌酐清除率 < 40 ml/min），将丧失疗效。因此，袢利尿剂适用于大多数心力衰竭患者，而噻嗪类更适用于合并高血压、轻度水潴留的心力衰竭患者。

使用利尿剂的要点及注意事项：

（1）利尿剂治疗时，联合使用 ACEI 和受体阻滞剂，应限制钠盐摄入量 < 3 g/d。

（2）轻症门诊患者起始剂量不必过大。

（3）在利尿剂治疗过程中，应注意水、电解质紊乱，低血压和氮质血症。

2. ACEI、ARB

全部慢性心衰患者必须应用 ACEI，包括无症状性心衰和 LVEF < 40%（或 < 45%）者，除非有禁忌证或不能耐受，ACEI 须终身应用。ARB 可用于包括心衰的高发危险人群，但尚无心脏的结构或功能异常，也无心衰的症状和（或）体征，以预防心衰的发生；也可用于不能耐受 ACEI 的心衰患者，替代 ACEI 作为一线治疗，以降低死亡率和并发症发生率；对于常规治疗（包括 ACEI）后心衰症状持续存在且 LVEF 低下者，可考虑加用 ARB。

ACEI 有 2 个方面的不良反应：①与 Ang Ⅱ 抑制有关的不良反应，包括低血压、肾功能恶化、钾潴留；②与缓激肽积聚有关的不良反应，如咳嗽和血管性水肿。起始治疗后 1 ~ 2 周，应监测血压、血钾和肾功能，以后定期复查。肌酐增高 < 30% 为预期反应，不需特殊处理，但应加强监测。肌酐增高 > 50 为异常反应，ACEI 应减量或停用。应用 ACEI 不应同时加用钾盐或保钾利尿剂。合用醛固酮受体拮抗剂时，ACEI 应减量，并立即应用袢利尿剂。例如血钾 > 5.5 mmol/L，应停用 ACEI。有症状性低血压（收缩压 < 90 mmHg）时，应停用 ACEI。

ARB 的护理同 ACEI。

3. β 受体阻滞剂

所有慢性收缩性心衰、NYHA Ⅱ ~ Ⅲ 级、病情稳定及无症状性心衰或 NYHA Ⅰ 级的患者（LVEF < 40%），均必须尽早应用受体阻滞剂，且需终身使用，除非有禁忌证或不能耐受。NYHA Ⅳ 级心衰患者需待病情稳定（4 天内未静脉用药、已无液体潴留并体重恒定）后，在严密监护下开始应用。一般应在利尿剂和 ACEI 的基础上加用 β 受体阻滞剂。

起始治疗前，患者需无明显液体潴留，体重恒定（干体重），利尿剂已维持在最合适剂量。

应告知患者以下 2 点注意事项：

（1）症状改善常在治疗 2 ~ 3 个月后才出现，即使症状不改善，也能防止疾病的进展。

（2）不良反应常发生在治疗早期，但一般不妨碍长期用药。

使用 β 受体阻滞剂时，需注意监测 3 个方面：①低血压。一般在首剂或加量的 24 h 内发生，首先停用不必要的扩血管剂。②液体潴留和心衰恶化。起始治疗前，应确认患者已达到干体重状态。若在 3 d 内体重增加 > 2 kg，立即加大利尿剂用量；若病情恶化，可将 β 受体阻滞剂暂时减量或停用，但应避免突然撤药，减量过程也应缓慢；病情稳定后，必须再加量或继续应用 β 受体阻滞剂。③心动过缓和房室传导阻滞。例如，心率 < 55 次 / 分、伴有眩晕等症状，或出现二至三度房室传导阻滞，应将受体阻滞剂减量。

4. 伊伐布雷定

伊伐布雷定（ivabradine）是窦房结 I_f 通道的抑制剂，减慢窦性心律患者的心率，不降低心房颤动患者的心室率。研究表明，对于 LVEF ≤ 35% 的窦性心律患者，在 ACEI 或 ARB 和 β 受体阻滞剂达到靶剂量或最大耐受剂量治疗后心率仍 > 70 次 / 分的患者，给予伊伐布雷定可显著降低心血管死亡和心力衰竭再住院的联合终点。故 ESC 心力衰竭指南将其列为 Ⅱa 类推荐。推荐起始剂量为 2.5 mg，每日 2 次；逐渐滴定至靶剂量 7.5 mg，每日 2 次。

5. 地高辛

应用地高辛的主要目的是改善慢性收缩性心衰的临床状况，因而适用于已在应用

ACEI（或 ARB）、β 受体阻滞剂和利尿剂但仍持续有症状的心衰患者。重症患者可将地高辛与 ACEI（或 ARB）、β 受体阻滞剂和利尿剂同时应用。急性心肌梗死后患者，特别是有进行性心肌缺血者，应慎用或不用地高辛。地高辛不能用于窦房传导阻滞、二度或高度房室传导阻滞患者，除非已安置永久性起搏器；与能抑制窦房结或房室结功能的药物（如胺碘酮、β 受体阻滞剂）合用时，必须谨慎。

不良反应主要见于大剂量应用时。主要不良反应包括 3 个方面。①心律失常：期前收缩、房性心动过速伴房室传导阻滞，双向性室性心动过速（室速）和房室传导阻滞。②胃肠道症状：厌食、恶心和呕吐。③神经精神症状：视觉异常、定向力障碍、昏睡及精神错乱。这些不良反应常出现在血清地高辛浓度 > 2.0 μg/L 时，但也可见于地高辛水平较低时。无中毒者和中毒者血清地高辛浓度间有明显重叠现象，特别在低血钾、低血镁、甲状腺功能低下时。但是，治疗心衰并不需要大剂量地高辛。出现不良反应时，应测地高辛浓度或试探性停药。

医生指导患者遵医嘱服药，避免患者自行增减药量或停药。观察药物疗效、不良反应及注意事项。

（二）运动

失代偿期需卧床休息，多做被动运动以预防深部静脉血栓形成。临床情况改善后，应鼓励在不引起症状的情况下进行体力活动以防止肌肉的"去适应状态"，避免用力的等长运动。较重患者可在床边围椅小坐。其他患者可步行，每日多次，每次 5 ~ 10 min，并酌情逐步延长步行时间。

NYHA 心功能 Ⅱ ~ Ⅲ级患者，可在专职人员指导下进行运动训练，能改善症状、提高生活质量。运动康复是慢性心力衰竭患者有效的二级预防措施，运动锻炼应作为心脏康复的一部分应用于稳定性心力衰竭患者。运动分耐力运动、抗阻运动、弹性运动。耐力运动可最大限度地增加 VO_2max，有氧运动为其中一种运动方式，建议慢性心力衰竭患者选择可以改善心肺功能的有氧运动，辅助抗阻运动和弹性运动。

根据慢性心力衰竭患者的实际情况，制订个体化的运动处方。运动处方的要素包括运动种类、运动强度、运动时间和频率。其中，运动强度是制订运动处方的重要内容，直接关系运动的安全性和效果。慢性心力衰竭患者运动具有一定危险性，掌握合适运动强度是制订及执行慢性心力衰竭患者运动处方的关键。

有氧运动是慢性心力衰竭患者运动康复的主要形式。有氧运动种类包括走路、踏车、游泳、骑自行车、爬楼梯、太极拳等，运动时间为 30 ~ 60 min，包括热身运动、真正运动时间及整理运动时间，针对体力衰弱的慢性心力衰竭患者，建议延长热身运动时间，通常为 10 ~ 15 min，真正运动时间为 20 ~ 30 min，运动频率为每周 3 ~ 5 次。运动强度可参照心率、VO 峰值、AT、Borg 量表评分等确定。以心率为标准确定运动强度：传统运动目标心率是最大预测心率（heart rate max，HR_{max}）[HR_{max}=220- 年龄（岁）]的 65% ~ 75%，即 65% ~ 75% HR_{max}。

（三）营养

1. 限钠

心衰患者的潴钠能力明显增强，限制钠盐摄入对恢复钠平衡很重要。要避免成品食物，因为这种食物含钠量较高。钠盐摄入量：轻度心衰患者应控制在 2 ~ 3 g/d，中至重度心衰患者应< 2 g/d。盐代用品因常富含钾盐应慎用，与 ACEI 合用时可致高血钾症。

2. 限水

严重低钠血症（血钠< 130 mmol/L）者，液体摄入量应< 2 L/d。

3. 饮食

患者宜进食低脂饮食，应富含维生素、易消化，避免摄入刺激性食物，肥胖患者应减轻体重。对严重心衰伴明显消瘦（心脏恶病质）者，应给予营养支持，包括给予人血白蛋白。使用利尿药时适当补钾，多食用含钾高的食物，如香蕉、橘子等。

（四）心理

压抑、焦虑和孤独在心衰恶化中发挥重要作用，也是心衰患者死亡的主要预后因素。

综合性情感干预（包括心理疏导）可改善心功能状态，包括：①进行健康教育，讲解心衰相关知识，消除患者的紧张情绪，树立战胜疾病的信心；②定期询问患者对治疗效果的评价，提高其主动性，促进康复；③对患者家属进行心衰知识的宣教，帮助患者调整心态，巩固治疗效果；④促进患者家属积极与患者进行沟通和交流，增强治疗的信心。必要时，可考虑酌情应用抗抑郁药物。

心力衰竭急性发作时，患者常会产生濒死感，一些患者会因此失去信心，拒绝与医护人员合作。护理人员应态度和蔼、技术娴熟、从容镇定，积极给予患者安慰、鼓励，增强信任感。允许并倾听患者表达对死亡的恐惧，劝说家属保持冷静，以免给患者造成不良刺激，减轻焦虑与恐惧。对于过度紧张焦虑的患者，可遵医嘱给予镇静药。

（五）戒烟限酒

戒烟和限酒有助于预防或延缓心衰的发生。

（六）病情监测

1. 慢性稳定性心力衰竭

（1）观察水钠潴留的变化情况，观察水肿情况。

（2）观察体温、咳嗽、咳痰、呼吸音等变化，预防并及时发现肺部感染。

（3）保持大便通畅。饮食中需增加粗纤维食物，必要时口服缓泻剂或开塞露塞肛，注意不能使用大剂量液体灌肠，以防增加心脏负担。

（4）定期监测血电解质及酸碱平衡情况。

（5）根据心功能予以相应的生活护理。

（6）药物护理。

（7）严格控制输液速度，以防诱发急性肺水肿。

2. 急性心力衰竭

（1）体位。取坐位或半卧位，双腿下垂，也可用止血带四肢轮扎，以减少静脉回流。还可根据需要提供倚靠物（如枕头等），以节省患者体力。同时，加床档防止患者坠床。

（2）给氧。遵医嘱给予高流量 6 ~ 8 L/min 氧气吸入，湿化瓶内加入 20% ~ 30% 的乙醇溶液，降低肺泡内泡沫表面张力，改善通气功能。必要时给予麻醉剂加压吸氧或双水平气道正压通气，但应注意观察患者的二氧化碳潴留情况。对已经出现严重低氧血症合并二氧化碳潴留时，可以考虑行有创通气进行治疗。

（3）迅速建立静脉通道，保证静脉给药和采集血标本；尽快采集动脉血标本，行血气分析监测。

（4）生命体征监测。对患者进行心电、呼吸、血压等监护，详细记录，测量脉率时注意心律，同时测心率和心律，观察患者有无缺氧所致的意识障碍、思维紊乱，并做好用药护理。判断呼吸困难程度，观察咳嗽情况、痰的量及颜色。观察患者皮肤颜色，并注意患者意识的变化。定时翻身、叩背，协助排痰。

（5）药物治疗

①吗啡：3 ~ 5 mg 静脉注射不仅可以使患者镇静，还具有小血管舒张的功能，可减轻心脏负荷。

②快速利尿剂：呋塞米 20 ~ 40 mg 静脉注射，2 min 内推完，10 min 内起效，可持续 3 ~ 4 h，4 h 后可重复 1 次。除利尿作用外，本药还有静脉扩张作用，有利于缓解肺水肿。

③血管扩张剂：硝普钠、硝酸甘油、正性肌力药（多巴胺）、洋地黄（毛花苷 C）。

三、延续性护理

（一）病情自我管理

（1）以乐观的态度面对生活，保持情绪稳定，不要大起大落、过于激动。

（2）控制活动强度，可做日常家务及轻体力劳动，要以不出现心悸、气急为原则。

（3）夜间睡眠充足，白天养成午睡的习惯。合理饮食，戒烟限酒。

（4）注意避免心力衰竭的诱发因素，如随气候变化要及时加减衣物，预防感冒，保持大便通畅。

（5）指导患者注意观察有无体重变化，有无足踝部水肿，有无气急加重，是否夜尿增多，有无厌食、上腹部饱胀感；如有心力衰竭复发，应及时就诊。

（6）服用洋地黄药物时，应学会自测脉搏。若脉率增快、节律改变，并出现厌食，应警惕洋地黄中毒反应，及时就医。

（7）按时服药，定期复诊。

（8）出现气短加重、呼吸困难、心悸、头晕、咳大量白色或粉红色泡沫痰等情况时，应立即就诊。

（二）随访

心力衰竭患者出院后出现的问题不能及时得到有效帮助，只有病情发展到一定程度才到医院就诊，会导致患者反复住院。心力衰竭患者出院后常由于各种原因不能遵循住院期间护士交代的疾病相关注意事项，回家后由于环境的改变，患者不知道如何运用在医院所学的知识，而且遇到有关问题时又不知道找谁解决，自我护理意识和能力不够，严重影响患者的身心康复和生活质量。因此，心力衰竭患者存在较高的延续性护理需求，尤其是出院后1周内的延续护理至关重要。

入院后制订个性化的出院计划，包括出院后就近社区医疗资源的利用，并让患者（家属）参与；出院时发放"自我护理日记册"，在护士指导下填写。出院后电话随访，对照出院后指导方案，了解患者出院后的适应情况并进行指导。

1. 管理的延续

对患者不断变化的需求做出反应，对患者的健康状况实施连续、一致的管理方法。从出院时的指导，出院3d后电话随访，以后每周1次电话随访，直至6周结束，确保管理的连续。

2. 关系的延续

保证患者与责任护士之间有持续的治疗性关系。家访和电话随访的具体内容包括患者及其家属在以下几个方面的依从情况：用药管理、饮食管理、症状管理与识别、居家环境管理、活动（运动）管理、社区资源的利用、心理情绪管理及"自我护理日记册"的记录情况。综合评估患者在家中执行自我护理的情况，制订计划，监测患者的健康状况和需求变化，通过监测时的接触对患者进行指导，对患者实施每周自我管理教育指导、照顾者教育和指导，给予转移过程中的协调，以及帮助患者获得社区服务等。

（郑　岩）

第三章 心肌病的诊治

第一节 病毒性心肌炎

心肌炎（myocarditis）是指各种病原微生物、免疫反应或理化因素所致的以心肌细胞坏死和间质炎性细胞浸润为主的心肌炎症性疾病。病毒性心肌炎（viral my carditis，VMC）是临床较为常见的心血管疾病之一，指嗜心肌细胞病毒感染（尤其是柯萨奇 B 组病毒）所致的以心肌非特异性间质性炎症为主要病变的心肌炎。

一、病因和发病机制

绝大多数心肌炎由病毒感染所致。估计病毒感染的人群中，心脏受累者为 2%~5%。几乎所有的人类病毒感染均可累及心脏，其中肠道病毒最常见，而肠道病毒中最常见的是柯萨奇 B 组 2~5 型和 A 组 9 型病毒；还有埃可病毒、腺病毒、巨细胞病毒、疱疹病毒、流感病毒、肝炎病毒、人类免疫缺陷病毒等。

病毒性心肌炎的发病机制尚不明确，目前认为发病机制可能为：①病毒的直接作用，包括急性及持续病毒感染引起的直接心肌损害；②病毒介导的免疫损伤作用，以 T 细胞免疫为主；③多种细胞因子和一氧化氮等介导的心肌损害和微血管损伤。这些变化均可导致心脏结构和功能受损。

二、病理

病理改变缺乏特异性。病变范围大小不等，可为弥漫性或局限性。病变重者肉眼可见心肌松弛，呈灰色或黄色，心腔扩大；病变轻者肉眼检查无明显异常，仅在显微镜下有所发现。心肌损伤为主者可见心肌细胞变性、坏死和肿胀等；间质损害为主者可见心肌纤维间与血管周围结缔组织炎性细胞浸润，以单核细胞为主；累及瓣膜时可见赘生物，偶见附壁血栓和心包积液。

三、临床表现

病毒性心肌炎的发病年龄老幼皆可，但以年轻人多见，男女比例无明显差异。临床表现取决于病变的广泛程度和部位。轻者可无症状，重者可发生猝死。

50%以上患者在发病前1~3周有上呼吸道或消化道病毒感染的前驱症状，如发热、寒战、倦怠、头痛、咽痛、乏力等感冒样症状，或纳差、恶心、呕吐、腹泻等胃肠道症状，提示病毒感染。也有部分患者症状较轻，未引起注意，需仔细追问病史。

病毒性心肌炎在临床上可分为五型。

（1）亚临床型：病毒感染后无自觉症状，仅在体检时心电图示 ST-T 改变、房性期前收缩和室性期前收缩，数周后心电图改变消失或遗留心律失常。

（2）轻症自限型：病毒感染1~3周后出现轻度心前区不适、心悸，而无心脏扩大和心力衰竭表现。心电图示 ST-T 改变、各种期前收缩、肌酸激酶（CK）及同工酶（CK-MB）、肌钙蛋白 I 或肌钙蛋白 T 升高，经治疗可恢复。

（3）隐匿进展型：病毒感染后有一过性心肌炎表现，数年后心脏逐渐扩大，发展为扩张型心肌病。

（4）急性重症型：病毒感染后1~2周内出现心悸、胸痛、呼吸困难等，伴心动过速、室性心律失常、心力衰竭甚至心源性休克。病情凶险，可于数日内因泵衰竭或严重心律失常死亡。

（5）猝死型：多于活动中猝死，死前无心脏病表现，尸检证实为急性病毒性心肌炎。

体格检查可有心浊音界正常，也可暂时性扩大，心率增快或减慢。心率增快与体温不相称。可出现各种心律失常，以室性期前收缩最常见，其次是房室传导阻滞。此外，心房颤动、心房扑动等均可出现。心律失常是首先引起注意的临床表现，是猝死的原因之一。心脏听诊可有心尖区第一心音减弱或分裂，时有舒张期奔马律和第三心音、第四心音，心尖区可能有收缩期吹风样杂音或舒张期杂音。重症者可有心力衰竭的表现，出现心力衰竭的体征。

四、实验室和辅助检查

1. 血液生化检查

外周血白细胞可增多，红细胞沉降率（血沉）增快，C 反应蛋白增高。部分患者血清肌钙蛋白 T、肌钙蛋白 I、肌酸激酶及同工酶、乳酸脱氢酶、谷草转氨酶增高，反映心肌损伤或坏死。近年来，国内外研究认为血清肌钙蛋白（cTnI、cTnT）是诊断心肌损伤的高敏感性、高特异性心肌损伤指标，一般在发病后2~4 h 开始升高，维持2~3周降至正常，少数可持续2~3个月。

2. 病原学检查

病原学检查包括病毒分离、病毒基因检测、免疫学测定。下列情况提示病毒感染：①急性期从心内膜、心肌、心包或心包穿刺液中检测出病毒、病毒基因片段或病毒蛋白抗原；②间隔两周的两次血清病毒中和抗体滴度升高 4 倍以上，或一次高达 1∶640，病毒特异性 IgM ≥ 1∶320 说明近期有病毒感染。

3. 心电图

可见各种心律失常，如窦性心动过速、窦性心动过缓、室性期前收缩、房室传导阻滞、室内传导阻滞、心房颤动等。另外，可见 ST-T 改变、Q-T 间期延长、QRS 波低电压等。严重心肌损害时可出现病理性 Q 波，需与心肌梗死鉴别。

4. 胸部 X 线

约 1/4 患者心脏不同程度扩大，严重者可见肺淤血或肺水肿征象。

5. 超声心动图

正常或不同程度的心脏扩大节段性或弥漫性室壁运动减弱，可见附壁血栓或心包积液。

6. 磁共振成像

心肌炎在 MRI 加权图上主要表现为局灶性信号增强，提示心肌组织内炎症病灶和水肿，而 T1 加权图上无明显改变。MRI 检查具有敏感性高、无创、可重复性等特点，但特异性不高。

7. 心内膜心肌活检

心肌间质炎性细胞浸润伴有心肌细胞坏死和（或）心肌细胞变性。应用取得的心肌标本进行病毒基因探针原位杂交及原位反转录酶聚合酶链式反应（RT-PCR），用于病因诊断。

五、诊断和鉴别诊断

检查结果缺乏特异性，确诊困难。目前，诊断主要依据患者的前驱感染症状、心脏相关表现、心肌损伤、心电图异常以及病原学检测结果进行综合分析，并排除其他疾病后做出诊断。心内膜心肌活检及基因检测可确诊。诊断时，应除外甲状腺功能亢进症、二尖瓣脱垂综合征、β 受体功能亢进、风湿性心肌炎、中毒性心肌炎、冠心病、结缔组织病、代谢性疾病等。

六、治疗

1. 一般治疗

急性期应卧床休息，减轻心脏负荷。一般卧床 2 周，3 个月内不参加重体力活动；

严重心律失常和（或）心力衰竭者需卧床休息 4 周，半年内不参加体力活动。进食易消化、富含维生素和蛋白质的食物。出现心功能不全者需吸氧并限制钠盐摄入。

2. 抗病毒治疗

α-干扰素具有抗病毒、调节免疫作用。可用 α-干扰素 100 万～300 万 U，每日 1 次肌内注射，2 周为 1 疗程。此外，黄芪也有抗病毒、调节免疫、改善心功能的作用。病毒感染后易并发细菌感染，早期可酌情考虑应用抗生素。

3. 心肌保护治疗

维生素 C 能清除体内过多的氧自由基、防止脂质过氧化，从而减轻心肌损伤。对于重症心肌炎的患者，可用维生素 C 5 g 加入 5% 葡萄糖 250 ml 中静脉滴注，每日 1 次，疗程 1～2 周。辅酶 Q_{10} 是心肌细胞线粒体氧化呼吸链中的必需酶，具有稳定细胞膜、改善心肌细胞能量代谢作用，用法为辅酶 Q_{10} 10 mg，每日 3 次口服，疗程 1 个月。曲美他嗪也有改善心肌能量代谢的作用，用法为曲美他嗪 20 mg，每日 3 次口服，疗程 1 个月。

4. 免疫抑制治疗

病毒性心肌炎患者一般不考虑应用糖皮质激素治疗。但是，对于心肌炎早期出现严重并发症，如严重心律失常、心源性休克、心力衰竭或证实存在免疫介导的心肌损伤者，可短期应用糖皮质激素。其作用机制可能是抑制炎症和水肿，消除变态反应，减轻毒素对心肌的损害。

5. 对症治疗

心力衰竭者，应首选利尿药和血管扩张药。因病毒性心肌炎患者存在心肌受损，应谨慎使用洋地黄，选择作用快、排泄快的洋地黄制剂，小剂量使用。心律失常在急性期常见，炎症恢复后可自行缓解，心律失常的治疗同其他原因所致的心律失常。对于完全性房室传导阻滞者可安装临时心脏起搏器，短期应用地塞米松 10mg，每日 1 次静脉滴注，3～7 天仍不能恢复者植入永久性心脏起搏器。

6. 抗心律失常治疗

多数病毒性心肌炎患者以心律失常就诊，最常见的心律失常是期前收缩，绝大部分预后良好。通常，如果患者有期前收缩而无明显不适症状，可观察。如果期前收缩频发或多源且伴有相关症状者，应给予抗心律失常药物治疗。

7. 血管紧张素转化酶抑制药（ACEI）和血管紧张素受体阻滞药（ARB）

ACEI/ARB 通过多途径发挥心肌保护作用，可用于心肌炎的恢复期。

七、预后

本病的预后与患者的免疫状态、心肌损伤程度和范围、有无内环境紊乱、治疗是否及时、是否并发细菌感染等有关。绝大多数患者经积极治疗后康复，少数遗留心律失常，极少数因严重心律失常、急性心力衰竭、心源性休克而死亡，约 10% 的患者发展为扩张型心肌病。

（孟爽帅）

第二节 扩张型心肌病

扩张型心肌病（dilated cardiomyopathy，DCM）是以左心室、右心室或双侧心室扩大和心肌收缩功能障碍为特征的心肌病，常伴有心力衰竭和心律失常，是心肌病中最常见的类型。我国扩张型心肌病的发病率为（13 ~ 84）/10 万，可见于各个年龄段，以 20 ~ 50 岁高发，男性多于女性（约 2.5 : 1），病死率较高，死亡原因多为心力衰竭和严重心律失常。

一、病因和发病机制

病因可为特发性、家族遗传性、病毒性和（或）免疫性、酒精/中毒性等。30% ~ 50% 的扩张型心肌病有基因突变和家族遗传背景。近年来认为，持续病毒感染可能是心肌细胞损害和免疫介导心肌损伤的重要原因；此外，一些特异性心肌病，如围生期心肌病、酒精性心肌病、抗癌药物所致心肌病、代谢性心肌病和神经内分泌性心肌病的主要临床表现与扩张型心肌病相似，提示这些因素也可能参与本病的发病过程。

二、病理生理

心腔普遍增大，以左心室扩大明显，室壁变薄，心腔内可有附壁血栓，多发生在心尖部，血栓脱落可致肺栓塞或周围动脉栓塞。心肌纤维化常见，常累及左心室心内膜下心肌。心脏的起搏传导系统和受侵瓣膜、冠状动脉通常是正常的。本病的心肌显微镜检查缺乏特异性。光镜下可见心肌细胞肥大、变性，伴有不同程度的纤维化和少量炎性细胞浸润。电镜下可见肌纤维溶解、断裂，心肌细胞的线粒体肿胀和嵴断裂。

心肌细胞肥大、变性、纤维化导致心肌收缩力下降，早期由于反射性神经内分泌激活，通过心率加快维持正常的心排血量，后期出现左心室排空受限、左心室舒张末期压力升高、心脏射血减少、心腔扩大等不同程度的左心衰竭；心腔扩大可导致瓣环扩大，瓣叶无法对合而出现瓣膜关闭不全；由于心肌收缩力减弱、室壁运动减弱，容易形成附壁血栓，血栓脱落可造成栓塞；由于心腔内压力增大和心肌组织的广泛病变，心肌内部容易发生折返和异常电活动，导致心律失常。

三、临床表现

各个年龄均可发病，但以中年居多，初诊年龄多在 30 ~ 50 岁。起病多缓慢。一部分患者无自觉症状，仅在体检时被发现心腔扩大、心功能损害，而无心力衰竭的临床表现。一段时间后，症状逐步出现，这一时间有时可长达 10 年以上。症状以心力衰竭为主，大多数患者表现为不同程度的劳力性呼吸困难、心悸、乏力等左心衰竭的表现，也可有肝大、腹胀、周围水肿等右心衰竭的表现。常合并各种心律失常，部分患者发生栓塞或猝死。

体格检查主要为心力衰竭的表现，主要为心界扩大（呈"球形心"）；常听到第三心音或第四心音，心率快时呈奔马律，主要与心肌病变、心肌顺应性下降有关；心尖部或三尖瓣区可出现由相对性二尖瓣或三尖瓣关闭不全所致的全收缩期吹风样杂音，心功能改善后杂音可减轻。双肺底湿啰音，可有肝大、下垂部位水肿、胸腔积液和腹水。血压正常或稍低，脉压减小。

四、辅助检查

1. 心电图
可见 P 波增高或双峰，QRS 波低电压，多数导联有 ST-T 改变，少数可见病理性 Q 波，部位多在前间隔（V1、V2）导联，为心肌纤维化所致。常见各种心律失常，如心房颤动、室性心律失常、房室传导阻滞和束支传导阻滞等。

2. 胸部 X 线
心影增大，晚期呈"球形心"。可伴肺淤血征和胸腔积液。

3. 超声心动图
早期心脏轻度扩大，后期各心腔明显扩大，以左心室为著，伴左心室流出道增宽。室壁运动普遍减弱，左心室射血分数（LVEF）减少，瓣膜一般无增厚、钙化、粘连，但瓣膜运动减低，运动曲线呈"钻石样"改变，瓣环扩大可导致相对性二尖瓣、三尖瓣关闭不全，附壁血栓多发生在左心室心尖部。

4. 磁共振检查
表现为左心室容积增大，射血分数、短轴缩短率降低。Gd-DTPA 增强后 T1 加权图上有局灶异常高信号，且射血分数与心肌异常高信号显著相关。

5．放射性核素检查

放射性核素血池扫描可见左心室容积增大，左心室射血分数降低。放射性核素心肌显影表现为室壁运动弥漫减弱，可见灶性散射性放射性减低。

6．心导管检查和心血管造影

血流动力学无特征性变化，可有左心室舒张末期压力增高。冠状动脉造影和左心室造影有助于与冠心病鉴别。中老年发病首先要排除冠状动脉粥样硬化所致的缺血性心肌病。心肌病患者冠状动脉造影多无异常，心室造影可见心腔扩大，室壁运动减弱，射血分数减少。

7．心内膜心肌活检

可见心肌细胞肥大、变性、间质纤维化等。对诊断扩张型心肌病虽缺乏特异性，但有助于与特异性心肌病和急性心肌炎鉴别。

五、诊断与鉴别诊断

本病缺乏特异性诊断标准，临床表现为心脏扩大、心律失常、收缩性心力衰竭的患者，如超声心动图证实有心腔扩大、室壁运动弥漫减弱、射血分数减少，即应考虑本病可能，但需排除各种病因引起的器质性心脏病，如冠状动脉造影除外缺血性心肌病，通过病因、病史及相关辅助检查排除病毒性心肌炎、风湿性心脏瓣膜疾病及各种特异性心肌病等。

六、治疗

治疗原则是保护心功能、改善症状、提高生存率和生存质量。

1．预防病毒感染

部分病例由病毒性心肌炎演变而来，因此预防病毒感染很重要。对早期的患者应积极寻找有无病毒感染的病史，就医时病毒感染是否还继续存在，有无其他的致病因素，并进行针对性处理。

2．治疗心力衰竭

（1）一般治疗：注意休息、避免过度劳累和感染、低盐饮食等。呼吸道感染常为诱发和加重的因素，应积极预防和治疗。

（2）β受体阻滞剂：大规模循证医学证据表明，β受体阻滞剂如美托洛尔、比索洛尔、卡维地洛等能提高患者的生存率，其可能机制是：心力衰竭时持续的交感神经兴奋和血中儿茶酚胺水平增高使β受体密度下调，后者反过来使机体交感神经兴奋性增高和分泌更多的儿茶酚胺，引起心肌细胞缺血、坏死、心律失常，同时激活肾素－血管紧张素－醛固酮系统，加重心力衰竭。长期口服受体阻滞剂可使心肌内β受体密度上调，恢复对儿茶酚胺的敏感性，从而阻断恶性循环，延缓病情进展，改善心功能和预后。病情稳定后，从小剂量开始使用β受体阻滞剂，能耐受者2～4周剂量加倍，直至达到目标剂量或最大耐受量（清晨静息心率55～60次/分）。如美托洛尔12.5～200 mg/d，比索洛尔1.25～10 mg/d，卡维地洛6.25～50 mg/d。

（3）ACEI和ARB：ACEI能改善心力衰竭时血流动力学状态和神经内分泌的异常激活，从而保护心肌，提高患者生存率。所有无禁忌证（指药物过敏、低血压、无透析保护的严重肾功能损害、双侧肾动脉狭窄、高钾血症等）者都应积极使用。ACEI不能耐受者换用ARB。用法是以血压不低于90/60 mmHg为限，从小剂量开始逐渐增至最大耐受剂量，长期使用。常用药物有：福辛普利10～40 mg/d，培哚普利2～4 mg/d，氯沙坦50～100 mg/d等。

（4）利尿药和扩血管药物：均可改善症状。利尿药一般从小剂量开始，如氢氯噻嗪25 mg/d或呋塞米20 mg/d，逐渐增加剂量至尿量增加，每日体重减轻0.5～1.0 kg。扩血管药物也应小剂量开始，避免低血压。

（5）洋地黄：易发生洋地黄中毒，应用剂量宜偏小，地高辛0.125 mg/d。

（6）其他正性肌力药：长期口服可增加患者的死亡率，不主张使用，但重症心力衰竭者其他药物效果差时可短期（3～5天）静脉使用非洋地黄类正性肌力药，如多巴酚丁胺和米力农，以改善症状，度过危险期。

3. 抗心律失常治疗

控制诱发室性心律失常的可逆因素，如纠正心力衰竭、纠正低钾血症和低镁血症、抑制神经内分泌的激活、预防洋地黄及其他药物的毒副作用等。此外，应用胺碘酮200 mg/d对预防猝死有一定作用。对于药物不能控制的严重心律失常、LVEF＜30%、临床状况较好、预期预后较好的患者，可考虑植入埋藏式心脏复律除颤器（ICD），预防猝死。

4. 抗栓治疗

对于有栓塞风险且无阿司匹林禁忌的患者可口服阿司匹林100mg/d预防血栓形成。对于已有附壁血栓和发生血栓栓塞的患者应长期抗凝，如应用华法林，但需监测国际标准化比值（INR），使INR保持在2～3之间。

5. 改善心肌代谢

辅酶Q_{10}是心肌细胞呼吸链中的必需酶，参与氧化磷酸化和能量生成，具有改善心肌能量代谢、抗氧自由基和膜稳定作用。通常辅酶Q_{10} 10 mg，每日3次。维生素C具有抗氧自由基和脂质过氧化作用。曲美他嗪能保护心肌细胞在缺血、缺氧环境下的能量代谢，防止细胞内ATP水平的下降，维持细胞处于稳态。用法：曲美他嗪20 mg，每日3次，口服。

6. 心脏再同步化治疗

对于心电图 QRS 波＞ 120 ms 合并左束支传导阻滞的患者，可植入三腔（双心室）起搏器实施心脏再同步化治疗（cardiac resynchronization therapy，CRT）。

7. 中医药治疗

鉴于病毒感染、免疫损伤可能是扩张型心肌病发生发展的重要原因，而黄芪等具有抗病毒、调节免疫作用，可试用黄芪治疗扩张型心肌病。

8. 外科手术

反复发生严重心力衰竭、内科治疗无效的患者，可考虑心脏移植。也可试行左心室减容成形术，切除部分扩大的左心室同时置换二尖瓣，以减轻或消除二尖瓣反流，改善心功能，但疗效尚不肯定。左心机械辅助循环是将左心的血液通过机械装置引入主动脉，减少心室做功，以维持全身循环，适用于晚期扩张型心肌病、等待有限心脏供体及不能进行心脏移植的患者。

（李　赫）

第三节　肥厚型心肌病

肥厚型心肌病（hypertrophic cardiomyopathy，HCM）是以心肌非对称性肥厚、心室腔变小、左心室充盈受阻、舒张期顺应性下降为特征的心肌病。我国患病率为 180/10 万，以 30 ～ 50 岁多见，临床病例中男性多于女性，女性患者症状出现早且较重。本病常为青年猝死的原因。

一、病因

属于常染色体显性遗传病，50% 的患者有明显家族史，心肌肌节收缩蛋白基因突变是主要的致病因素。已证实 15 个基因及 400 余种突变与肥厚型心肌病相关，还有人认为儿茶酚胺分泌增多、原癌基因表达异常、细胞内钙调节异常、高血压、高强度运动等，均为肥厚型心肌病的促进因子。

二、病理生理

特征性改变是不对称性室间隔增厚，也可为均匀肥厚型、心尖肥厚型、左心室前侧壁肥厚型、左心室后壁肥厚型和右心室肥厚型等，心室腔变小，常伴有二尖瓣肥厚。光镜下见心肌细胞肥大、形态特异、排列紊乱，局限性或弥漫性间质纤维化，尤以左心室室间隔改变显著。冠状动脉多无异常，但心肌壁内小冠状动脉可有管壁增厚，管腔变小。电镜下可见肌纤维排列紊乱，线粒体肿胀，溶酶体增多。

美国心脏病学会/欧洲心脏病学会（ACC/ESC）专家共识将肥厚型心肌病分为：①梗阻性肥厚型心肌病，安静状态下左心室腔与主动脉瓣下压力阶差 ≥ 30 mmHg；②隐匿梗阻性肥厚型心肌病，安静时压力阶差 < 30mmHg，负荷运动时压力阶差 ≥ 30 mmHg；③非梗阻性肥厚型心肌病，安静和负荷状态下压力阶差均 < 30 mmHg。

一方面，肥厚的室间隔在心室收缩时突向左心室流出道造成流出道梗阻，使左心室射血阻力增加、心排血量减少，引起低血压和脑供血不足的表现（如头晕、晕厥等）；左心室收缩末期残余血量增多，左心室舒张末期压力、舒张末期容积增高，左心室代偿性肥大，最后失代偿，进而引起肺淤血、肺动脉高压、左心衰竭的一系列临床表现。由于收缩期血流经过流出道狭窄处时的漏斗效应（指快速血流产生的负压），吸引二尖瓣前叶前移，使其靠近室间隔，既加重左心室流出道梗阻，也造成二尖瓣关闭不全。

另一方面，肥厚的心肌使室壁僵硬度增加，左心室顺应性下降，心室充盈受阻，心室壁内血液供应减少，导致心室舒张功能减低。

三、临床表现

临床表现因分型不同而差异很大。部分患者可无自觉症状，仅在体检或猝死时才被发现。常见症状有：①心悸，由于心室功能的改变或发生各种心律失常引起；②心绞痛，由于肥厚的心肌需血量增多，冠状动脉供血相对不足或舒张期冠状动脉血流灌注减少所致；③劳力性呼吸困难多发生在劳累后，由于左心室舒张末期压力增高，进而肺淤血所致；④乏力、低血压、头晕、晕厥，由于左心室流出道梗阻，左心室顺应性减低而充盈不佳，导致体循环供血不足，尤其是脑供血不足所致；⑤晚期可出现心力衰竭、各种心律失常，本病成人死亡原因多为猝死，而猝死原因多为室性心律失常，特别是心室颤动等。

体格检查随病变的范围和程度不同而有差别。轻者体征不明显。常见的阳性体征有心浊音界向左扩大，胸骨左缘中下段或心尖区内侧闻及较粗糙的递增、递减型喷射性收缩期杂音，可伴震颤，为左心室流出道狭窄所致。凡能改变左心室容量和射血速度的因素都可使杂音的响度发生改变，如增强心肌收缩力药物（用洋地黄类药物、静脉滴注异丙肾上腺素）、体力劳动、硝酸甘油（同时扩张静脉，减少静脉回流）、Valsalva 动作（增加胸腔压力，减少回心血量，使左心室容量减少，心肌射血加快加强）及取站立位，均可使杂音增强相反，使用受体阻滞剂、取下蹲位、下肢被动抬高、紧握拳时，使心肌收缩力下降或伴左心室容量增加，均可使杂音减弱。约50%的患者在心尖区可听到收缩中晚期或全收缩期吹风样杂音，为二尖瓣关闭不全的表现。第二心音可呈反常分裂，是由于左心室射血受阻，主动脉瓣延迟关闭所致。可闻及第三心音或第四心音。

四、辅助检查

（一）心电图

常见左心室肥厚和 ST-T 改变。心尖肥厚型心肌病患者表现为左心室高电压伴左胸导联 ST 段压低和以 V3、V5 导联为轴心的胸前导联出现巨大倒置的 T 波。部分患者在 Ⅱ、Ⅲ、aVF、V4 ~ V6 导联出现"深而窄的病理性 Q 波"相应导联 T 波直立，有助于与心肌梗死鉴别。此外，室内传导阻滞、阵发性室性心动过速、阵发性室上性心动过速、心房颤动、室性期前收缩等也常见。

（二）胸部 X 线

心影增大多不明显，发生心力衰竭时心影可明显增大，伴肺淤血征。

（三）超声心动图

超声心动图是诊断肥厚型心肌病的主要方法。超声心动图的典型表现有：

①非对称性室间隔肥厚，室间隔显著肥厚 ≥ 15 mm，舒张期室间隔厚度与左心室后壁的厚度比值 ≥ 1.3，室间隔运动减低；②左心室流出道狭窄；③二尖瓣前叶在收缩期前移（systolic anterior motion，SAM 征），是左心室流出道发生功能性梗阻的标志；④主动脉瓣收缩中期部分关闭。心尖肥厚型心肌病于左心室长轴切面见心尖室间隔和左心室后下壁明显肥厚，可达 20 ~ 30 mm，彩色多普勒血流显像可评价左心室流出道压力阶差、尖瓣反流等。

（四）磁共振检查

磁共振检查能直观显示心脏结构，测量室间隔厚度、心腔大小和心肌活动度。

（五）心导管检查和心血管造影

左心室舒张末期压力升高，梗阻型在左心室腔流出道间存在显著收缩期压力阶差，可发现符合流出道梗阻的"第三压力曲线"（特点是收缩压与降低的主动脉压相同，而舒张压与左心室舒张压相同），根据该"第三压力曲线"即可确诊本病。心室造影显示左心室腔变形，心尖部肥厚型可呈香蕉状、犬舌状、纺锤状等。冠状动脉造影多无异常。一般不做此项检查，仅在疑难病例或进行介入治疗时才做该项检查。

（六）心内膜心肌活检

心肌细胞畸形肥大，排列紊乱。

五、诊断和鉴别诊断

对于年轻发病，无冠心病危险因素，临床和心电图表现为心肌缺血的患者，用其他疾病无法解释时，应考虑本病的可能。绝大多数患者可以通过超声心动图诊断。通过心导管检查和心室造影可进一步确诊。对患者直系亲属行心电图和超声心动图检查，有助于肥厚型心肌病的早期发现。

鉴别诊断：①与可产生同样杂音的疾病鉴别，如主动脉瓣狭窄、风湿性或先天性二尖瓣关闭不全、室间隔缺损。②与可造成心电图 ST-T 改变和病理性 Q 波的冠心病鉴别。③与可造成心肌肥厚的高血压心脏病、运动员心脏肥厚鉴别。

六、治疗

（一）治疗目标

减轻左心室流出道梗阻，改善左心室舒张功能，缓解症状，防治心律失常，预防猝死，提高长期生存率。

（二）治疗方法

（1）对患者进行生活指导，避免剧烈运动、持重、屏气、过度劳累、情绪激动，坚持随诊，及时处理合并症。

（2）避免使用增强心肌收缩力和（或）减少心脏容量负荷的药物（如洋地黄、异丙肾上腺素、硝酸酯类、利尿药等），以免加重左心室流出道梗阻。

（3）β 受体阻滞剂：一般首选 β 受体阻滞剂，β 受体阻滞剂能抑制心脏交感神经兴奋，减慢心率，使心室舒张期充盈时间延长，减轻心肌耗氧，降低心肌收缩力和室壁张力，减轻左心室流出道梗阻，改善胸痛和劳力性呼吸困难，并具有抗心律失常作用。用法通常从小剂量开始，逐渐增至最大耐受剂量并长期服用，避免突然停药。如美托洛尔 25 mg，每日 2 次，最大可增加至 300 mg/d。

（4）钙通道阻滞剂：钙通道阻滞剂选择性抑制细胞膜钙离子内流，降低细胞膜钙结合力和细胞内钙利用度，降低心肌收缩力，改善左心室流出道梗阻。另外，可以松弛肥厚的心肌，改善心肌顺应性，改善心室舒张功能。如维拉帕米 120 ~ 480 mg/d，分 3 ~ 4 次口服，地尔硫䓬 90 ~ 180 mg/d。钙通道阻滞剂常用于受体阻滞剂疗效不佳或有哮喘病史的患者。由于钙通道阻滞剂具有扩血管作用，对于严重左心室流出道梗阻的患者用药初期需严密监测。

（5）抗心律失常：要积极治疗各种室性心律失常，常用药物有胺碘酮。药物治疗无效，必要时行电复律。对于发生快速性室性心律失常的高危患者，也有人认为可考虑植入 ICD。

（6）静息状态下流出道梗阻或负荷运动时左心室流出道压力阶差 ≥ 50 mmHg 症状明显，严重活动受限（NYHA 心功能 Ⅲ ~ Ⅳ 级），内科治疗无效者，可考虑室间隔化学消融或手术切除肥厚的室间隔心肌、植入双腔 DDD 型起搏器。

我国《肥厚型梗阻性心肌病室间隔心肌消融术中国专家共识》指出，经皮穿刺腔内间隔心肌消融术（percutaneou transluminal septal myocardial ablation，PTSMA），是一种介入治疗手段，其原理是通过导管注入无水乙醇，闭塞冠状动脉的间隔支，使其支配的肥厚室间隔缺血、坏死、变薄、收缩力下降，使心室流出道梗阻消失或减轻，从而改善患者的临床症状。

PTSMA 禁忌证为：①肥厚型非梗阻性心肌病。②合并需同时进行心脏外科手术的疾病，如严重二尖瓣病变、冠状动脉多支病变等。③室间隔弥漫性明显增厚。④终末期心力衰竭。年龄虽无限制，但原则上对年幼及高龄患者应慎重。

（7）晚期出现心力衰竭者，治疗同其他原因所致的心力衰竭。

（刘　磊）

第四节　限制型心肌病

限制型心肌病（restrictive cardiomyopathy，RCM）是以心内膜及心内膜下心肌纤维化导致的单侧或双侧心室充盈受限和舒张期容量减少为特征的心肌病。一般收缩功能和室壁厚度正常或接近正常。多见于热带及温带地区，我国仅有散发病例。多数发病年龄为 15 ~ 50 岁，男女比例为 3：10，舒张性心力衰竭为最常见死因。

一、病因

病因尚未明确。本病可为特发性，也可能与非化脓性感染、体液免疫异常、过敏反应和营养代谢不良等有关，属于家族性者为常染色体显性遗传。心肌淀粉样变性是继发性限制型心肌病的常见原因。

二、病理

早期表现为心内膜和心内膜下心肌纤维化并增厚，随着病情进展，心内膜显著增厚变硬，可为正常的 10 倍，外观呈珍珠白，质地较硬。常先累及心尖部，逐渐向心室流出道蔓延，可见附壁血栓。纤维化病变可累及瓣膜、腱索导致二尖瓣、三尖瓣关闭不全。通常冠状动脉无受累，显微镜可见心内膜表层为玻璃样变性的纤维组织，其下为胶原纤维层，内有钙化灶，再下面为纤维化的心肌，心肌间质水肿，有坏死灶。

三、临床表现

起病缓慢。早期可有发热，逐渐出现倦怠、乏力、头晕、气急。病变以左心室为主者，表现为心悸、呼吸困难、咳嗽、咯血、肺底部湿啰音等左心衰竭和肺动脉高压的表现；病变以右心室为主者，表现为颈静脉怒张、肝大、腹水、下肢水肿等右心衰竭表现，这些表现类似于缩窄性心包炎。此外，血压常偏低、脉压小、心率快、心浊音界轻度扩大、心脏搏动减弱，可有舒张期奔马律和各种心律失常；可有心包积液；栓塞并不少见，可发生猝死。

四、辅助检查

（一）心电图

可见非特异性 ST–T 改变。部分患者可见 QRS 波群低电压和病理性 Q 波。可见各种类型心律失常，以心房颤动多见。

（二）胸部 X 线

心影正常或轻中度增大，可有肺淤血征。偶见心内膜心肌钙化影。

（三）超声心动图

可见心室舒张末期内径和容量减少，心内膜反射增强或钙化影。心房扩大、室间隔和左心室后壁增厚、运动幅度减低。房室瓣可有关闭不全。早期无收缩功能下降，仅舒张功能下降。约 1/3 的病例有少量心包积液。严重者可有附壁血栓。下腔静脉和肝静脉显著增宽。

（四）磁共振检查

心内膜增厚，内膜面凹凸不平，可见钙化灶。

（五）心导管检查和心室造影

心房压力曲线表现为右房压增高和快速的"Y"形下陷；心室压力曲线表现为舒张早期快速下降，其后压力迅速回升到平台状态，呈现高原波；左心室充盈压高于右心室充盈压 5 mmHg 以上；肺动脉压常超过 50 mmHg。左心室造影可见心室腔偏小、心尖部钝角化、心内膜肥厚、内膜面粗糙。

（六）心内膜心肌活检

可见心内膜增厚和心内膜下心肌纤维化。

五、诊断和鉴别诊断

早期诊断较困难。对于表现为心力衰竭而无心室扩大、有心房扩大的患者，应考虑限制型心肌病的可能。心内膜心肌活检有助于明确诊断并区分原发性或继发性。本病主要与缩窄性心包炎鉴别，还要与肝硬化、扩张型心肌病、一些有心肌广泛纤维化的疾病（如系统性硬化病、糖尿病、酒精中毒等特异性心肌病）鉴别。心力衰竭和心电图异常者要与冠心病鉴别。

六、治疗

缺乏特异性治疗，以对症治疗为主。

（一）一般治疗

主要是预防感染，避免过度劳累和情绪激动，以免加重心脏负担。

（二）对症治疗

以控制心力衰竭症状为主。心力衰竭对常规治疗疗效不佳，为难治性心力衰竭。利尿和扩血管治疗可能因降低充盈压而使心室充盈更少，导致低心排血量的症状加重，宜慎用。洋地黄等正性肌力药效果差，如出现心室率增快或快速性心房颤动时，可小剂量应用洋地黄。糖皮质激素或免疫抑制剂无效。有附壁血栓或曾发生栓塞的患者，可考虑使用华法林等抗凝治疗。对于本病引起的瓣膜关闭不全，一般不行瓣膜置换术。如果心腔闭塞不明显而二尖瓣关闭不全严重时，可考虑二尖瓣人工瓣膜置换术。严重心内膜心肌纤维化可行心内膜剥脱术，也可考虑心脏移植。

（孟爽帅）

第五节　酒精性心肌病

酒精性心肌病（alcoholic cardiomyopathy，ACM）是指长期嗜酒引起的心肌病变，以心脏扩大、充血性心力衰竭、心律失常为特征，属于继发性扩张型心肌病。1884 年，Bouinger 首次经尸检发现长期大量饮用啤酒者，心脏明显扩大，并由此命名为"慕尼黑啤酒心脏"。20 世纪中期，Brigden 使用酒精性心肌病这一名称。该病在不同国家、地区及民族间发病率存在差异。欧美国家发病率较高，亚洲发病率相对较低。近年来，随着酒精性饮料消耗明显增多，ACM 的发病率呈上升趋势。酒精性心肌病发生危险与每日酒精摄入量及饮酒持续时间有关，戒酒后病情可自行缓解或痊愈。

一、发病机制

目前认为酒精损害心肌为多种机制参与，其发生可能与以下机制有关：①酒精损害心肌细胞：酒精在细胞膜水平对心肌细胞产生毒性作用，破坏其肌纤维膜的完整性，从而导致细胞屏障功能丧失，维持膜电压的离子平衡紊乱，细胞间的信号传导机制破坏及细胞器损害。②酒精影响钙内稳态：酒精通过影响位于细胞膜上的电压依赖的钙通道的数量和活性，而影响进入心肌细胞的钙量，从而对心肌产生负性变力作用。③酒精影响心肌收缩蛋白：位于收缩蛋白之间的横桥是心肌收缩的基础。长期饮酒通过影响肌钙蛋白和原肌球蛋白而改变横桥，从而影响收缩功能。④免疫异常：乙醇代谢产物乙醛可与许多蛋白结合，使某些蛋白丧失正常生理功能，并使原有抗原结构变化触发自身免疫反应，从而造成心肌损伤。⑤长期饮酒可造成 B 族维生素及叶酸不足，造成硫胺素缺乏而引起心肌病变。⑥神经体液因素：由于酒精作用的影响，在酒精性心肌病的发病过程中，交感神经系统、肾素 - 血管紧张素系统和心房心室利尿钠肽等神经体液系统均作为酒精性心肌病的重要发病因素及病情恶化的原因之一，可能起到了一定的作用。长时间的高水平交感神经兴奋对心肌是有害的，其后果包括心肌肥厚和细胞凋亡等，使心肌功能进一步恶化。

二、病理改变

关于酒精性心肌病的病理改变，国内外研究报告不多，常描述为无特异性病理改变，颇似扩张型心肌病，因而病理诊断需参考临床过程而做出。

肉眼所见：心脏体积增大，重量增加（平均重 441 g），可有纤维瘢痕形成。镜下主要改变是心肌细胞肥大（或萎缩）、松弛、苍白、脂肪堆积，心肌细胞排列紊乱、溶解和坏死。伴有弥漫性退行性变，心肌细胞横纹肌消失，胞核皱缩变小，肌纤维空洞、水泡、透明样变性，心肌间质及血管壁周围组织水肿纤维化，有时可累及冠状动脉，室间隔及左室后壁轻度增厚。

孙雪莲等对 28 只成年雄性大鼠按 5.357 ml/kg 体重经胃管灌入 56% 乙醇，光镜下观察大鼠心肌细胞的病理改变，说明大量酒精对心肌细胞造成了直接损害。

三、诊断

目前对酒精性心肌病尚无特异性诊断方法及标准，主要根据患者的饮酒史、临床表现、辅助检查、实验室检查以及戒酒后抗心力衰竭治疗的疗效，排除其他原因引起的心脏扩大、心力衰竭和心律失常后确立酒精性心肌病的诊断。

（一）酒精性心肌病的诊断标准（参照 Donald 提出的诊断条件）

（1）长期大量饮酒史或反复大量酗酒史，长期大量饮酒一般指纯酒精 125ml/d 或白酒约 150 g/d 或啤酒约 4 瓶 / 天以上，持续 6 ~ 10 年。

（2）出现心脏扩大和心力衰竭的临床表现，辅助检查示心室扩大，心功能减低，肝、肺淤血征。

（3）可出现多种心律失常（常见为心房颤动）。

（4）除外高血压、冠状动脉粥样硬化性心脏病、心脏瓣膜疾病、先天性心脏病、心肌炎等。

（5）酒精性心肌病尚无心力衰竭的患者戒酒后（6 ~ 12 个月），心肌病的临床表现可以逆转，这也是酒精性心肌病的一个重要特点。

（二）临床诊断

（1）临床表现：酒精性心肌病多发生于 30 ~ 50 岁，饮酒史在 10 年以上的患者。临床有时无明显心功能不全症状，也可有心悸、胸闷、胸痛、心律失常、心脏扩大（主要左心室）、左心室肥厚。

（2）体格检查：体检可发现心脏有不同程度的扩大，心尖第一心音（S_1）低钝，二尖瓣听诊区可有明显收缩期杂音；可闻及期前收缩；心房颤动时可闻及心律不齐、第一心音强弱不等；心力衰竭时可闻及舒张期奔马律、肺底湿啰音等。可出现体循环淤血征象，如下肢水肿、肝大、颈静脉怒张、肝颈静脉回流征阳性和浆膜腔积液。

（3）辅助检查

①心电图可有左心房扩大（表现为 P 波双向、增宽、切迹）、各种心律失常、左心室肥大及非特异性 ST-T 变化。在心律失常中以窦性心动过速、心房颤动最多，其次是室性期前收缩、房性期前收缩、房性心动过速。Ⅱ、Ⅲ、aVF 导联或部分胸前导联可出现异常 Q 波。部分患者心电图表现为窦性心动过缓、QTc 间期延长。

②Holter 多见窦性心动过速、室性期前收缩、房性期前收缩、短阵房性心动过速和阵发性或持续性心房颤动。

③胸片示心影增大，心胸比例 > 0.55，主动脉硬化，两肺纹理增多，心力衰竭时可有肺淤血和肺水肿表现。

④超声心动图具有重要的临床诊断价值。在酒精性心肌病亚临床期就能发现左心房、左心室扩大，运动时左心室射血分数不能相应提高、舒张期顺应性下降。临床症状出现后，超声心动图检查可见各房室腔扩大，主要是左心房、左心室和右心室，有时右心房也可扩大，左心室心肌肥厚。弥漫性室壁运动减弱、二尖瓣及三尖瓣中度反流，还伴有心排血量下降、左室射血分数下降及左心室舒张末压增高。此外，心肌内出现异常散在斑点状回声也是酒精性心肌病的特征性表现，遍及左心室各壁段，提示有心肌纤维化。

⑤腹部超声显示肝损伤，包括肝大、脂肪肝、肝硬化，临床可考虑为酒精性肝病，累及认知功能时可诊断为酒精性脑病。

⑥实验室检查方面：肝的各种酶、血浆球蛋白、脂蛋白、纤维蛋白原、骨骼肌酶可有升高，白蛋白降低，这可能与酒精性肝损害和肌病有关；肾功能、血脂、红细胞沉降率常在正常范围；心力衰竭时血浆 BNP 可升高。

四、鉴别诊断

酒精性心肌病病程隐匿，一旦确诊，往往病情已很严重，所以应加强筛查，提高对酒精性心肌病的认识。长期饮酒史可成为鉴别关键，一旦确认有饮酒史，必须详细询问饮酒持续时间、平均每日饮酒量及酒精度数等相关问题，因为酒精性心肌病与遗传因素、年龄、酒精的治疗耐受性、每日摄入酒精量及持续时间等均有关系。对高龄患者则要尽可能先除外其他原因所致的心脏疾病。对于一些鉴别有困难者，建议行冠状动脉造影等进一步检查，以协助确定诊断。

（一）原发性、家族性、遗传性扩张型心肌病

酒精性心肌病是继发性扩张型心肌病的一种，两者的临床表现、辅助检查和组织学所见均有相似之处，鉴别两者的关键是详细询问有无长期大量饮酒史，进行家族调查和经严格戒酒、积极对症处理后，酒精性心肌病病情可以逆转。

（二）高血压性心脏病

无高血压病史者发生酒精性心肌病时，在病程早期患者往往有不同程度的血压升高。心电图提示有左心室扩大，或伴有心肌劳损；胸片示主动脉型心脏，心影增大，以左心扩大为主超声心动图也有类似的表现。易误诊为高血压、高血压性心脏病和心功能不全，但有高血压史的酒精性心肌病患者心脏扩大非常明显，伴有眼底动脉、肾及脑血管的变化则不能完全用酒精性心脏病来解释。合并肝损伤是可以逆转的，很多时候需要通过严格戒酒后随访观察病情发展才能明确诊断。

（三）冠状动脉粥样硬化性心脏病（冠心病）

冠心病尤其是缺血性心肌病与酒精性心肌病有相似的临床表现，心电图检查常有异常 Q 波者易误诊为缺血性心肌病，必要时做冠状动脉造影以鉴别，以便采取针对性的预防措施。但酒精性心肌病可与冠心病同时存在，如冠状动脉造影时血管的病变范围及程度与心肌病变的范围及程度不平行时，要考虑两者并存，治疗时需两者兼顾。

（四）瓣膜性心脏病

因有相对性瓣膜关闭不全而需要与瓣膜性心脏病鉴别，超声心动图检查相当重要。当超声心动图检查发现心脏瓣膜结构正常但有明确反流，则符合酒精性心肌病诊断，若有长期饮酒史，即可明确诊断为酒精性心肌病。

五、治疗

酒精性心肌病作为一种继发性心肌病，由于临床上常忽视对饮酒史的调查及缺乏特异性诊断标准，大部分容易被漏诊，而没有将强制戒酒作为首要的治疗条件，从而无法取得良好的治疗效果及提高预后。酒精性心肌病治疗主要针对酒精性心肌损伤和酒精中毒，除严格戒酒外，酒精性心肌损伤的治疗主要为改善心肌代谢、保护心肌细胞、改善心功能、纠正心律失常、防治各种并发症。酒精中毒的治疗是补充大量的 B 族维生素、维生素 C 等。

（1）酒精性心肌病一经确诊，必须立即彻底戒酒：Milani 等和 Segel 等都曾经报道在酒精性心肌病的早期，戒酒可使心腔大小及左心功能恢复正常，即使心脏明显扩大或伴有严重心功能不全，戒酒仍可使预后得到改善。另有研究证实，停止饮酒的酗酒者，其心脏摄取标记的单克隆抗体（一种心肌细胞损伤的标志物）有所减少，表明戒酒后心脏的损伤有所减轻。戒酒成功与否和患者意志力有关，不能耐受者开始可以采用逐步减量法，但心脏扩大并有心力衰竭表现者必须彻底戒酒，包括含酒精饮料。

（2）积极抗心力衰竭治疗：完全按照心力衰竭的治疗指南给予处理，急性时包括洋地黄强心，利尿药以减轻心脏负荷；长期用药可予以适量的 ACEI 抗心肌重塑，并根据患者的血压以及有无咳嗽的副作用调整剂量，均用至最大耐受剂量。水肿消退后所有患者在无禁忌情况下均加用 β 受体阻滞剂，从小剂量开始根据病情变化逐渐加量。有报道称还可以用螺内酯防止酒精性心肌病心肌纤维化。

（3）曲美他嗪：曲美他嗪在治疗酒精性心肌病患者时耐受良好，能够降低酸中毒和细胞内钙离子过负荷等缺血缺氧性细胞常见的损害，可改善患者左心室功能和重构过程，对炎症反应也产生一定程度的抑制。曲美他嗪是可以长期使用的药物，对酒精性心肌病患者的心肌细胞过氧化和重构起到积极保护作用。

（4）左卡尼丁：左卡尼丁以补充肉毒碱的形式改善细胞内呼吸功能，有助于逆转酒精性心肌病室间隔肥厚，且效果是中长期的，但对于改善射血分数指标，并未显示出特别的益处。

（5）对心律失常的治疗主要是治疗心功能不全和各种并发症，如电解质失衡、肺部感染等，对频发室性期前收缩和短阵性室性心动过速可给予胺碘酮。由于儿茶酚胺对乙醇的致心律失常作用起到较重要的影响，因此选用 β 受体阻滞剂更为合适。

（6）给予补充大量 B 族维生素和维生素 C，因为慢性酒精中毒引起镁的排泄增多，易致慢性肝损伤，引起多种维生素缺乏，尤其是维生素 B_1 的缺乏，所以及时大量补充 B 族维生素作为辅助治疗有积极作用。

（7）对合并存在高血压的患者应积极控制血压于正常水平，首选药物为 ACEI 联合钙通道阻滞剂。对合并有糖尿病、高脂血症的患者应该同时给予相应治疗。

（8）酒精性心肌病合并酒精性肌病、酒精性肝硬化、营养不良等并发症时，还应给予高蛋白质、高热量、低脂肪饮食，补充缺乏的维生素及微量元素等，并按其专科治疗常规处理。

总之，酒精性心肌病目前发病率高，如果治疗规范，患者积极配合彻底戒酒，预后是良好的。但是需要临床医师注意的是，对该病要高度重视详细询问饮酒史并予以及时的处理。酒精性心肌病早期发现和戒酒治疗是决定能否逆转的关键。此外，要做好患者的宣教工作，提高患者对本病的认识及重视程度是预防此病发病的关键所在，这也必然会减少酒精性心肌病的发病率，提高治愈率。

（李双星）

第六节　致心律失常型心肌病

一、概念及患病率

致心律失常型心肌病（ACM）为一种进展性的遗传性心肌疾病，是 35 岁以下人群发生室性心律失常和心脏性猝死（SCD）的主要原因。ACM 可以累及一侧或两侧心室，公认的典型亚型致心律失常型右心室心肌病（ARVC）以右心室为主，但新近发现发病时即可累及双心室。ACM 临床诊断基于特征性的 ECG 表现、心律失常及心脏结构和（或）组织学异常。明确的家族史和（或）致病基因突变有助于诊断。ACM 在形态学方面可以与扩张型心肌病相似，但 ACM 典型临床表现常为心律失常而不是心力衰竭。

ACM 介于心肌病与遗传性心律失常之间，早期以心律失常为特征，随着疾病的进展可以出现形态学改变甚至出现心力衰竭。致心律失常型右心室心肌病为运动猝死中常见的病因。50%~70% 的病例是家族性的，主要为常染色体显性遗传，外显率不一。大多数病例死亡时的年龄小于 40 岁，有些发生于儿童。致心律失常型右心室心肌病的病理特征为右心室内的心肌萎缩和纤维脂肪组织替代。

根据临床研究和参加体育运动前的筛查资料，估计 ARVC 在一般人群中的患病率为 1/5000~1/1000。家族性 ARVC 占 50% 以上，由于疾病表型的多样性以及年龄相关的外显率，使家族性 ARVC 的诊断比例降低，导致许多家族性疾病误认为散发性。所以对于临床上已确诊的患者，对其进行家族临床和分子遗传学筛查很重要。

二、发病机制及基因诊断

（一）致病基因

目前已经明确 ARVC 是一种遗传性疾病，至少 50% 的病例表现为典型的常染色体显性遗传，也有常染色体隐性遗传的报道。目前已经发现了与之相关的 8 个基因，plakophilin-2（PKP2）是 ARVC 最常见的致病基因，其次是桥粒核心糖蛋白 -2（desmoglein-2，DSG2）。这些基因大多为细胞连接蛋白基因。盘状球蛋白和桥粒斑蛋白是细胞间连接中细胞桥粒的关键成分。在机械负荷下，突变细胞黏着蛋白作用减弱导致肌细胞的分离和死亡。基因突变造成的桥粒蛋白功能不全可能是其"最后的共同通路"。

（二）ACM/ARVC 基因检测专家共识建议

（1）在先证者发现 ACM/ARVC 致病基因突变后，推荐在家族成员及其他相关亲属中进行该特定突变检测（Ⅰ类推荐）。

（2）在符合 ACM/ARVC 特别工作组诊断标准的患者中进行选择性或综合性 ACM/ARVC 基因（DSC2、DSG2、DSP、JUP、PKP2、TMEM43）检测，能够获益（Ⅱa 类推荐）。

（3）符合 2010 年特别工作组标准的可疑 ACM/ARVC 患者（1 项主要标准或 2 项次要标准），可以考虑基因检测（Ⅱb 类推荐）。

（4）仅符合 1 项次要标准的患者（2010 年特别工作组标准），不推荐基因检测（Ⅲ类推荐）。

（三）发病机制

ARVC 纤维脂肪组织进行性替代心肌组织，开始于心外膜下或中层心肌后进展为全层心肌，出现右心室壁变薄和室壁瘤。典型部位为下壁、心尖和漏斗部的右心室发育不良三角。ARVC 的特征为纤维脂肪组织替代心肌组织。纤维脂肪组织替代心肌组织干扰了心电传导，是形成 epsilon 波 RBBB、晚电位和折返性心动过速的病理基础。左心室受累一般在后侧壁的心外膜下心肌，可见于一半或更多的患者。组织学检查显示纤维脂肪组织间存在心肌小岛，单纯脂肪浸润不是 ARVC 的病例特征，因为老年人和肥胖者也可以在心肌组织间出现脂肪组织。除脂肪替代外，必须有纤维替代和细胞坏死才可以明确诊断。已经证明在尸检中达 67% 的心脏具有散在的淋巴细胞浸润灶，说明炎症反应与损伤相伴随，随后出现纤维脂肪替代性修复。

三、临床表现

（一）ARVC 的自然史

ARVC 患者的临床表现包括心悸、晕厥甚至猝死，多在运动或精神紧张时出现。常发生于青少年和年轻成人，是运动性猝死常见的原因之一。ARVC 自然史分为四个不同的阶段，尽管仅有少数患者逐步进展为晚期。

1. 早期"隐匿"期

此期可能导致轻微室性心律失常。患者常常无症状，但有 SCD 危险，特别是在剧烈运动期间。结构上的变化轻微，可能局限在所谓的发育不良三角的一个区域：下壁、心尖和漏斗部。

2. 显性电紊乱期

可见症状性室性心律失常，伴有更明显的右心室形态和功能的异常。心律失常典型表现为左束支传导阻滞图形，提示起源于右心室，可为孤立的室性期前收缩、非持续性或持续性室性心动过速。

3. 右室衰竭期

疾病的进一步进展，此期左心室功能保持相对正常。

4. 双室衰竭期

疾病晚期阶段，显著累及左心室，发生双心室衰竭，导致类似于 DCM 的表型。在一项多中心研究中，尸检或移植时取出的心脏，76% 有左心室纤维脂肪组织替代的组织学改变，与 ARVC 的临床和病理学特征相关。心律失常事件、心力衰竭和炎症浸润更常见于累及左心室的患者。

（二）辅助检查

1. ARVC 的心电图特点

ARVC 的心电图改变包括 Epsilon 波、右胸导联 QRS 波延长、右胸导联 S 波升支 ≥ 55 ms 及 V1 ～ V3 导联 T 波倒置。典型的室性心动过速表现为 LBBB 型室性心动过速。

（1）Epsilon 波：12 导联心电图标准电压或增高电压，在 QRS 波终末记录到低振幅单向或双向波。

（2）右胸导联 QRS 波延长：QRS 波时程（V1+V2+V3）/（V4+V0–V6）≥ 1.2。

（3）V1 ～ V3 导联 T 波倒置。

2. 电生理学检查

对有自发性室性心动过速史的患者，大多数程序电刺激可诱发单形性或多形性持续性室性心动过速。

3. X 线胸片

心脏正常或增大，轮廓可呈球形，多数患者心胸比例 ≥ 0.5。

4. 超声心动图

①右心室扩大，流出道增宽。

②右心室运动异常或障碍，舒张期呈袋状膨出或呈室壁瘤样改变。

③右心室肌小梁紊乱。

④左心室亦可受累，病例并不少见。表现与右心室病变相似。

5. 心血管造影

显示右心室扩大，伴收缩功能降低或运动障碍，室壁膨出，造影剂排泄缓慢，射血分数降低。

6. 心导管检查

右心房和左、右心室压力正常或升高。右心房压力可升高，重者可超过肺动脉舒张压。心脏指数减小。左心室受累者舒张末期压力稍高，容积指数增大，伴左心室射血分数降低。

7. 电子束 CT

①右心室扩大，游离壁呈扇形图像，心内膜下肌小梁横过右心室腔清晰可见。

②能直接显示心外膜脂肪和心肌内脂肪浸润程度。

③可显示左心室受累的各种形态异常。

8. 磁共振显像

可以精确测定右心室各种形态和功能改变以及左心室受累情况。可鉴别正常心肌与脂肪或纤维脂肪组织。

CT 和磁共振具有较高的分辨率，是目前理想的无创性检查手段，可以显示心肌脂肪浸润、肌小梁稀薄化以及右心室室壁齿状表现等 ARVC 的特征性改变。

9. 心内膜心肌活检

心内膜心肌活检是确诊 ARVC 的有效方法。至少一份活检标本形态学分析显示残余心肌细胞 < 60%（或估计 < 50%），伴有右心室游离壁心肌组织被纤维组织取代，伴有或不伴有脂肪组织取代心肌组织，可支持诊断。至少一份活检标本形态学分析显示残余

心肌细胞 60%~75%（或估计 50%~65%），伴有右心室游离壁心肌组织被纤维组织取代，伴有或不伴有脂肪组织取代心肌组织应怀疑该诊断。活检取材部位应是病变最常累及的右心室游离壁。但由于该处心壁变薄、质脆而软，有发生穿孔的危险，故应在超声心动图引导下进行，并应有相应的心外科力量作为后盾。

四、临床诊断

怀疑 ARVC 的患者应该检查 12 导联心电图、信号平均心电图、二维超声心动图和（或）心脏磁共振以及动态心电图检测进行评估。运动试验可揭示室性心律失常，也在推荐之列。对 ARVC 先证病例的所有一级和二级亲属均应进行同样的无创性评估。

ARVC 的临床特征趋于非特异性，单一检查很少能做出诊断。为提高临床诊断并使其标准化，1994 年国际专家工作组提出了 ARVC 的诊断标准。这一标准是以有症状的典型病例和 SCD 罹难者（即疾病谱的严重终末期）为主，按照当时 ARVC 概念由专家共识所制定。因此，专家工作组的诊断标准具有很高的特异性，但对 ARVC 的隐匿期和疾病表现不完全的家族患者缺乏敏感性。因此，主要用于典型病例的诊断。而且，ARVC 表型的变异性也只在目前才逐步阐明。

五、危险分层

所有确诊 ARVC 的患者均不宜参加竞技性运动或耐力训练。依据有两个方面，一方面交感刺激是已知的心律失常促发因素，另一方面过度的机械负荷可加重疾病的进程。然而，如同 HCM，大多数死亡发生于坐位活动中受体阻滞剂对 ARVC 的室性心律失常可能有效，为一线药物。胺碘酮和索他洛尔用于治疗心律失常。心功能不全的患者可以进行规范的抗心力衰竭治疗。

已经报道经过药物治疗的 ARVC 患者年死亡率在 1% 左右。心律失常性死亡占大多数；但在小部分患者中，是死于晚期心力衰竭和栓塞性脑卒中。SCD 的发生可无先兆症状，病程常常不可预测。因此，近年来对确诊 ARVC 的患者有植入 ICD 的趋势。随访研究已经证实在某些高危人群中，ICD 的正确电击率很高，可以显著改善生存率。在有心脏骤停或血流动力学不稳定性室性心动过速（VT）的 ARVC 患者中每年的放电率为10%，在不明原因的晕厥患者中为 8%，相反，在因 VT 安装 ICD 而无血流动力学受损的 ARVC 患者中仅占 3%。

在未发现 SCD 危险因子的患者中，预防性 ICD 治疗的价值可能因 ICD 显著的并发症风险而降低。在一项三级中心研究中，在安装 ICD 后的 7 年中，有 56% 的 ARVC 患者未发生严重不良事件。因此，不加选择地推荐 ICD 不可能使大多数患者获益。在逐渐增多的家族性 ARVC 患者中，对远期结果则知之更少。大多数患者可能具有良好的预后，类似于无偏倚的以社区为基础的 HCM 的良性病程。建立 ARVC 的危险分层系统是今后的主要挑战。

对纳克索斯病（ARVC 中的一种）的长期随访已经有了如下的 SCD 预测因子：心律失常性晕厥、左心室受累、过早出现症状和结构改变过早进展。疾病相关的年死亡率（3%）高于其他患者人群的报道，表明隐性遗传的 ARVC 可能预后更差。值得注意的是，QRS 波离散度 ≥ 40 ms、耐受良好的持续性 VT 和 SCD 家族史与不良结局之间无显著相关性。

纳克索斯病的资料对常染色体显性 ARVC 的适用性有待确定。然而，对 132 例植入 ICD 的 ARVC 患者进行的一项研究进一步证实，心脏骤停、血流动力学受损的 VT 病史和左心室受累（左心室射血分数 55%）是心室扑动或颤动的独立预测因子。进行性加重的年轻患者发生心室颤动的可能性更大，这可能与所谓的"活动期"有关，即进行性肌细胞丧失和炎症反应。纤维脂肪替代性修复最终导致稳定折返环的形成，因此疾病晚期患者的持续性单形性 VT 耐受良好，恶化为心室颤动的可能性较小。程序性心室刺激对 ARVC 的危险评估也无价值。诱发 VT 的患者中 50% 以上在 3 年随访中 ICD 未电击治疗，而未诱导 VT 的患者 ICD 正确电击的比例与前者相同。

ARVC 的临床预后与引起致命性室性心动过速的电不稳定性有关，这种室性心动过速存在于疾病的任何时期，随时可能发生。进行性心肌组织的丧失导致心功能障碍和心力衰竭。目前资料显示，年轻患者，先前发生过心脏骤停，快速、血流动力学不稳定的室性心动过速，晕厥，严重的右心室功能障碍，左心室受累及家族中有少年猝死病例者预后较差。

六、治疗与预后

目前对 ARVC 可选择药物治疗、射频消融、植入 ICD、手术治疗或心脏移植。

（一）药物治疗

Ⅲ类抗心律失常药，通常用索他洛尔、胺碘酮治疗。其中，索他洛尔效果最好，疗效高达 68% ~ 82.8%，可作为首选药物。胺碘酮有一定疗效，但未证明比索他洛尔更有效，考虑长期治疗中潜在的副作用，尤其是年轻患者，胺碘酮并不作为首选药。联合用药方面，胺碘酮和 β 受体阻滞剂合用较为有效，Ⅰa 类与 β 受体阻滞剂联合用药也有一定疗效。β 受体阻滞剂可以降低猝死的危险。

（二）非药物治疗

对于药物治疗无效或不能耐受药物的患者，可考虑非药物疗法。

1. 导管射频消融术

射频消融不是长期治本的措施。ARVC 的心律失常多灶位点决定了其复发性。射频消融仅是一种姑息性治疗或ICD的辅助治疗。现阶段小样本的临床试验都支持此观点，但还需进一步对ARVC进行电生理研究以及室性心动过速导管消融。Dalal等在消融24例（共计48人次）ARVC患者之后随访14个月，发现累积复发率达到75%。浦介麟等报道31例中14例接受经导管射频消融治疗，即刻成功11例（78.6%），随访（18.3±10.2）个月，6例VT复发（54.5%）。但是对于药物治疗无效的持续性室速以及植入ICD后反复放电的患者，射频消融术仍有其应用价值。近来的三维电解剖标测系统有助于准确定位，提高成功率。

2. 植入埋藏式心脏复律除颤器（ICD）

目前尚无有关ARVC药物ICD SCD二级预防的前瞻性随机研究，但是多项多中心观察性研究证明ICD能有效预防恶性心律失常导致的猝死。现在越来越多地应用于猝死二级预防。Wichter等观察随访了60例高危患者，安装ICD后随访10年，证明ICD在预防室性心动过速及生存率方面有重要作用。其对于低危患者作为一级预防，长期效果尚需进一步研究。ICD安装有一定的风险，会有一定的并发症，但是对于高危患者，其获益大于风险，所以推荐对危险度评估为高危的患者进行ICD治疗。同时，要考虑除颤导联的正确放置，提高除颤成功率。专家建议满足1994年诊断标准的患者是猝死的高危人群，应该植入ICD进行一级预防和二级预防，无论电生理的结果如何。

3. 手术治疗

适用于药物治疗无效的致死性心律失常患者。视病情并结合术中标测的室性心动过速起源部位，可施行右心室局部病变切除术、心内膜电灼剥离术；对病变广泛者还可以进行完全性右心室离断术。

4. 心脏移植术

对难治性反复发作的室性心动过速和顽固性慢性心力衰竭患者，心脏移植是最后的选择。

综上所述，近年来致心律失常型心肌病／致心律失常型右心室心肌病的研究进展迅速，从概念到发病机制，从临床认识到治疗都比20年前有了很大变化，相信随着分子遗传学的进展将对疾病的认识更加充分，治疗上更为有效。

（赵　帅）

第七节　心律失常性心肌病

心律失常性心肌病是近年来才受到关注的一类由心律失常引起的心肌病，目前尚不为许多临床医师所熟知。在过去几十年间，大量证据表明几乎任一类型的持续性或反复性室上性快速性心律失常均可导致心肌功能障碍，从而提出了心动过速性心肌病（tachycardia induced cardiomyopathy，TIC）的概念。近来研究表明心室收缩不同步，例如频发室性期前收缩、束支传导阻滞、心室起搏等也可造成心室功能损害，进而从更广泛的意义上提出了心律失常性心肌病（arrhythmia induced cardiomyopathy，AIC）的概念。心律失常性心肌病属于可逆性心肌病，其特点是心律失常作为病因导致心室射血分数降低、心室扩大及引起心力衰竭，经合理治疗去除心律失常或控制心室率后心脏功能可完全或部分恢复。正是由于心律失常性心肌病为可逆性心肌病，因此正确识别并及早治疗相关心律失常，对于心肌病及心力衰竭的治疗具有重要的临床意义。

一、疾病定义

一个世纪前，Gossage 等报告了首例快速房颤造成可逆性心功能损害的病例。随后，在实验动物模型及不少临床病例均证实室上性或室性快速性心律失常可以导致可逆性心功能不全。由于这种心功能不全是由快速心率所引起的，因而该病被称作心动过速性心肌病（TIC）。近年来的研究表明，频发的室性期前收缩、束支传导阻滞以及长期右心室心尖部起搏可以造成心室收缩的不同步，并进一步引起心室功能的损害和导致充血性心力衰竭。因此，Emmanuel.N 等于 2011 年提出了心律失常性心肌病（AIC）的概念。AIC是指继发于快速和（或）不同步/不规则心肌收缩的心房和（或）心室功能不全，纠正心律失常病因后，心功能不全可部分或完全逆转。AIC 涵盖了更多的引起心功能不全的心律失常类型，较 TIC 含义更为广泛。在 2013 年公布的 ACC/AHA《心力衰竭治疗指南》中，仍沿用了 TIC 的名称，指出 TIC 为可逆性心力衰竭的病因，同时提到频发室性期前收缩（室早）、快速心室起搏也可导致心肌病，右心室起搏会加重心力衰竭。

TIC 可分为两种类型：①单纯 TIC：心动过速作为唯一可确定的因素在正常心脏的基础上导致心功能不全。②不纯 TIC：心动过速在结构性心脏病的基础上导致心功能恶化。

目前，TIC 及 AIC 均指由心律失常所致可逆性心肌病，在临床上都有应用，关于这类疾病的名称、定义及分类，尚有待在对其有更深入的认识后进一步规范和统一。

二、病因、病理

AIC/TIC 可发生于下列心律失常：室上性心律失常（如不良窦性心动过速、房颤、房扑、房性心动过速、房室结折返性心动过速、房室折返性心动过速等）、室性心动过速、频发室性期前收缩、束支传导阻滞以及长期右室心尖部起搏。TIC 在各年龄组都有报道，从婴儿至老年。文献报告 1 例 1 个月大的婴儿因室上速导致 TIC。

但心律失常并不一定就发展为 AIC/TIC，还不清楚为什么只有某些伴快速性心律失常的患者发展为心肌病。推测的危险因素包括心律失常类型、心率、心律失常持续时间和原有心脏病。这些因素决定心肌病发生的时间及严重程度。

心律失常导致心肌收缩功能不全和结构改变的确切机制尚不清楚。高于生理状态下的心率以及增高的心室舒张压可能引起心肌能量耗竭、心肌缺血以及氧化应激损伤，但心肌缺血或能量耗竭所引起的令人信服的主要作用尚未确立。钙转运异常在介导实验性TIC 中的作用也得到了许多支持，但对于钙调节异常是如何引起收缩功能不全存在争议。心肌收缩不同步，如右心室心尖部起搏或束支传导阻滞，由于改变了心室激动的正常传播途径而引起机械收缩顺序的改变，这导致心肌应变的重新分布。室性期前收缩心肌病涉及的机制有人认为可能类似右心室心尖部起搏。迄今，尽管有许多临床及实验研究致力于探讨相关致病机制，令人信服的致病机制尚未确立。

心脏在结构上发生的变化有心脏呈球形改变、心腔显著扩张、室壁变薄或室壁厚度维持不变等。心肌细胞的改变包括细胞伸长、增生、肌纤维排列紊乱、肌小节丧失及细胞凋亡等。

三、临床表现

（一）症状和体征

AIC/TIC 患者典型者兼有心律失常和充血性心力衰竭的症状和体征。不典型患者在就诊时可能无心律失常而仅表现为充血性心力衰竭；或仅表现为心律失常，由于在病程初期，充血性心力衰竭尚不明显。

（二）病程和恢复

通常，患者是在历经几个月至几年有充血性心力衰竭时才得以诊断，某些情况下，病程进展也可很迅速。TIC 患者在控制心律失常使 LVEF 改善后，一旦心律失常复发，左心室功能可快速下降而进展为心力衰竭，并有猝死危险。

TIC 的恢复时间差异很大并难以预测。可由 1 天至几个月不等，甚至可达 1 年。在恢复期，临床表现很快改善，最大改善通常在 3 ~ 6 个月，此后改善不大。心率控制不严则左心室功能的恢复会减慢，并且左心室功能的恢复会不完全。此外，在最初诊断时左心室功能严重受损，LVEF < 20% 则即使心动过速得到有效的心率或心律控制，左心室功能的改善也较慢，这类患者最大改善一般要超过 6 个月。决定左心室功能改善率的因素尚未确定，似乎与遗传、患者相关因素（先前存在的结构性心脏病、性别）及心动过速相关因素（类型、心率、心动过速持续时间）有关。其他起作用的因素包括对心率控制的程度及初始左心室功能不全的严重程度。

一项研究发现 TIC 患者经治疗使包括 LVEF 在内的超声参数显著改善后，在平均随访 14 个月时，左心室内径及容积仍高于健康对照，提示存在持续的左心室重构。

四、辅助检查

诊断 AIC/TIC 的基本检查包括心电图、动态心电图、超声心动图、胸部 X 线片等，这些检查可以了解患者心室率、心律失常类型、心脏结构、心腔大小、vF 以及是否存在肺淤血。某些病例需要做心脏电生理、核磁共振、放射性核素等检查进一步明确心律失常类型及心肌病变特性。冠状动脉造影用于判断成人是否存在冠心病，有助于诊断和鉴别诊断。某些困难病例最终的确诊有赖于心肌活检。

五、诊断与鉴别诊断

（一）诊断和标准

确立 AIC/TIC 的诊断经常很困难。患者就诊时，作为病因的心动过速可能并不明显；此外，AIC/TIC 的诊断在控制快速性心律失常使心室功能正常或改善前很难确立。当患者有扩张型心肌病时，经常心率增快并且近半数心律失常是继发于心肌病，这使确定其因果关系具有挑战性。因此，AIC/TIC 也最常成为未被认知的可治愈性心力衰竭的病因。

目前尚无 AIC/TIC 诊断指南或专有诊断标准。Fenelon 等提出的诊断 AIC/TIC 的标准如下。

心脏扩大或心力衰竭和慢性或非常频发的心律失常，并强调对同时存在心肌病和心律失常的患者要怀疑 AIC/TIC。Khasnis 等认为，对于具有心室功能受损的临床或客观检查证据的任何室上性或室性心动过速患者都要疑及 AIC/TIC 的诊断。也有学者提出，在检查任何新出现的心力衰竭时都要高度警惕潜在的心律失常。

对于室早患者，室早的数量（总数或百分比）被用来作为室早诱发的心肌病的诊断标准，不同研究提出了不同的室早负荷标准，尚缺乏横向对比研究。Bhushan 和 Asirvatham 认为提示室性期前收缩作为原发病因（不是继发于心肌病）的特点是：①年轻健康患者，无基础心脏病；②无冠心病；③超声检查心肌厚度保留并且无瘢痕；④1 种或 2 种基本形态，提示 1 处或 2 处局灶心肌异常导致室性期前收缩而不是广泛的心肌病变引起的多形性室性期前收缩；⑤右心室流出道、左心室流出道或束支室性期前收缩形态；⑥频发室性期前收缩（经常 20 000 次 / 天）。

大多数学者采纳这样的观点，即一旦考虑扩张型心肌病有继发于心律失常的可能性，就应尽早应用抗心律失常治疗并观察症状及心肌结构和功能的恢复情况。

（二）鉴别诊断

AIC/TIC 最需要鉴别的疾病是原发性扩张型心肌病。患者的临床表现和心电图、超声心动图等辅助检查特征很相似，区别在于前者心律失常是致病因素，而后者找不到明确病因。

比较 AIC/TIC 与扩张型心肌病患者的左心室内径，扩张型心肌病患者左心室扩大更显著；此外，所有 AIC/TIC 患者抗心律失常治疗后 LVEF 的改善 ≥ 15%，扩张型心肌病则无此表现。

还有许多研究关注室早负荷，提出了不同的用于区分 AIC/TIC 与原发性扩张型心肌病的室早负荷切点，但目前还没有一致认可的标准。

当心力衰竭伴心律失常患者存在基础心脏病，即有已知心力衰竭病因时，需要仔细分析和鉴别，以判断患者是否属于不纯 AIC/TIC。

六、治疗

在治疗 AIC/TIC 患者时，最关键的是治疗心律失常，达到正常心率。药物、射频消融及消融加心室起搏等方法是临床治疗这类患者的有效措施，最佳的抗心律失常治疗方案依据心律失常的类型而定。

室上性心动过速是 AIC/TIC 的重要病因，对于房速、房室结折返性心动过速、房室折返性心动过速等，射频消融是根治性措施。

房颤相关的 AIC/TIC，除药物治疗外，也可由射频消融获益。此外，房室结消融并心室起搏也用于不耐受药物治疗或心率控制困难的病例。及时治疗阵发性房颤、重视持续性房颤的复律和心室率控制，是预防和治疗房颤心肌病的关键措施。有病例报告提示有些房颤与扩张型心肌病长期并存的患者，即使推测心率得到了适当控制，也有可能在转复窦性心律后改善 LVEF。

对于房扑患者，抗心律失常药控制心室率常常很困难，加大药物剂量可能影响心功能。体外直流电复律是最有效的复律方法，也可采用 Ic 类和Ⅲ类药物转复。导管射频消融是根治房扑的最有效方法。应尽早采取根治性治疗措施，以预防 AIC/TIC。

当 AIC/TIC 由特发性室性心律失常（室性期前收缩、特发性左心室心动过速、右心室流出道心动过速）引起时，可采用药物或消融治疗。当患者存在心功能不全时，抗心律失常药物选择受限。在各类抗心律失常药物中，胺碘酮是最常应用的药物，但其心脏外的副作用限制了其长期应用。由于存在这些治疗上的困难，并且特发性室性心律失常通常由非常局灶的心肌引起，射频消融便成为这类心律失常有效的、并常常是治愈性的处理措施。多形性室早或室速可能降低射频消融的成功率。因此，若不存在占主导的室性期前收缩，则药物治疗更适宜。

如果患者为心功能不全加束支传导阻滞，或长期右心室心尖部起搏引起心功能不全，采用双心室起搏纠正心室收缩不同步。

有研究发现，尽管 AIC/TIC 患者在成功射频治疗后 LVEF 显著提高，改善程度却不尽相同。推测 AIC/TIC 有可能呈阶段性进展，由早期的"顿抑"状态（完全可逆），逐渐进展至与结构改变相关的更为持久和定型的状态，因此识别并及早治疗这类患者十分重要。即使在心功能改善后，仍需密切随访，以判断心律失常复发时出现心力衰竭复发及猝死的风险；此外需要注意的是，AIC/TIC 患者经治疗使 LVEF 正常后，仍存在持续的左心室重构，提示可能需要长期应用能逆转左心室重构的药物。

AIC/TIC 患者的预后较扩张型心肌病好但需及时和有效治疗。在临床上，对心脏扩大伴心力衰竭并且有持续性心律失常的患者，要警惕这类疾病的发生。认识和早期识别 AIC/TIC 并积极治疗相关心律失常可有效控制和预防这类疾病。迄今，尽管临床上对 AIC/TIC 已有不少研究和观察，但发病机制还不清楚，诊断标准有待确立，鉴别诊断存在困难，是否需要在去除心律失常后长期维持抗心力衰竭治疗尚待进一步的证据。因此，目前我们对于 AIC/TIC 的认识还很不够，需要进行更为广泛和深入的研究。

（刘　娜）

第八节　心肌病的康复护理

一、疾病概述

心肌病是指伴心功能不全的心肌疾病，是各种损伤所致心肌病变，如遗传缺陷、心肌细胞损伤和心肌组织浸润。

心肌病分为原发性和继发性两大类。原发性心肌病包括 5 种类型：①扩张型心肌病（dilated cardiomyopathy，DCM）以心室腔的扩张和心功能的减退为特征；②肥厚型心肌病（hypertrophic cardiomyopathy，HCM）以室壁的增厚肥大及心功能增强为特征；③限制型心肌病（restrictive cardiomyopathy，RCM）以心室壁的增厚僵硬，影响心室舒张期充盈，而心脏收缩功能基本接近正常为特征；④致心律失常型右室心肌病或发育不良（arrhythmogenic right ventricular cardiomyopathy/dysplasia，ARVC/ARVD）为日益增多的结构和功能型的心肌病，主要累及右心室；⑤未定型心肌病（unclassified cardiomyopathies，UCM）包括弹力纤维增生症、左室致密化不全等。

近年来，心肌病发病呈上升趋势，已逐渐成为常见病。临床治疗手段有了多种选择，包括药物、介入和外科手术等方法。药物治疗学水平明显提高，β受体阻滞剂、血管紧张素转换酶抑制剂和血管紧张素Ⅱ受体阻滞剂等新药的临床益处由循证医学证明并得以广泛应用。介入疗法（如心脏再同步治疗、置入式心脏转复除颤器、化学消融等）的出现和快速发展给心肌病的治疗增添了巨大的活力。外科手术对某些心肌病患者效果良好。心脏移植是心肌病终末期的最后的有效手段。由于可供选择的治疗方法增多和治疗效果明显提高，心肌病的年死亡率呈降低趋势。

（一）定义

1. 扩张型心肌病

扩张型心肌病是一种既有遗传又有非遗传原因造成的复合型心肌病，以心室扩大和心肌收缩功能降低为特征，同时除外高血压、心脏瓣膜病、先天性心脏病或缺血性心脏病等继发因素。DCM 的临床表现为心脏逐渐增大、心室收缩功能降低、心力衰竭、室性和室上性心律失常、传导系统异常、血栓栓塞和猝死。

2. 肥厚型心肌病

肥厚型心肌病的基本特征是心肌肥厚及猝死发生率高，是一种以心肌肥厚为特征的心肌疾病，主要表现为左心室壁增厚，通常指二维超声心动图下测量的室间隔或左心室壁厚度 ≥ 15 mm，或者有明确家族史者室间隔或左心室壁厚度 ≥ 13 mm，通常不伴有左心室腔的扩大，需排除负荷增加如高血压、主动脉瓣狭窄和先天性主动脉瓣下隔膜等引起的左心室壁增厚。HCM 的临床表现为呼吸困难、胸痛、心律失常、晕厥、猝死。

3. 限制型心肌病

限制型心肌病以单侧或双侧心室充盈受限和舒张容量下降为特征，但收缩功能和室壁厚度正常或接近正常。RCM 的临床表现以发热、全身倦为初始症状，白细胞增多；以后逐渐出现心悸、呼吸困难、水肿、肝大、颈静脉怒张、腹水等心力衰竭症状。

4. 致心律失常型右室心肌病（发育不良）

致心律失常型右室心肌病（发育不良），是一种主要累及右心室、以室性心律失常和心源性猝死为主要表现的遗传性心肌疾病。该病多见于青少年时期，患者右心室常存在功能及结构异常；以右心室心肌，特别是右心室游离壁心肌逐渐被脂肪及纤维组织替代为特征。

5. 未定型的心肌病

未定型的心肌病指不适合归类于上述任何类型的心肌病，如弹力纤维增生症、左室心肌致密化不全、心室扩张甚轻而收缩功能减弱、线粒体受累等。

（二）治疗原则

1. DCM

防治宗旨是阻止基础病因介导的心肌损害，有效控制心衰和心律失常，预防猝死和栓塞，提高患者的生活质量及生存率。国内多中心临床试验资料将 DCM 分为 3 期，即早期阶段（NYHA 心功能 I 级）、中期阶段（NYHA 心功能 II、III 级）和晚期阶段（NYHA 心功能 IV 级）。DCM 初次诊断时，患者的心功能状态各异，DCM 的早期诊断和治疗可明显改善患者预后，包括药物治疗、心脏再同步治疗（CRT）、置入式心脏转复除颤器（ICD）、免疫学治疗、心衰的超滤治疗、左室辅助装置治疗、心脏移植。

2. HCM

肥厚型心肌病由于原因不明，又大多与遗传基因有关，难以预防。故应对患者进行生活指导，提醒患者避免激烈运动、持重或屏气等，减少猝死的发生。避免使用增强心肌收缩力和减少心脏容量负荷的药物（如洋地黄、硝酸类制剂等），以减少左室流出道梗阻加重。本病的治疗原则为弛缓肥厚的心肌防止心动过速及维持正常窦性心律，减轻左心室流出道狭窄和抗室性心律失常。目前，主张应用受体阻滞剂及钙通道阻滞剂治疗。对重症梗阻性患者可进行介入或手术治疗，植入双腔 DDD 型起搏器、消融或切除肥厚的室间隔心肌。

3. RCM

本病无特效防治手段，主要避免劳累、呼吸道感染、预防心力衰竭，只能对症治疗。目前，RCM 病因研究也是研究重点之一，考虑基因突变为主要病因，基因治疗或将成为根治 RCM 的新方向。心力衰竭对常规治疗反应不佳，往往成为难治性心力衰竭。糖皮质激素治疗也常无效。因栓塞并发症较多，可考虑使用抗凝药物。近年用手术剥离增厚的心内膜，收到较好的效果。肝硬化出现前可做心脏移植。本病预后不良，按病程发展快慢而不同，心力衰竭为最常见死因。

4. ARVC/ARVD

选择恰当的药物控制室性心律失常。高危患者可植入置入式心脏转复除颤器（ICD），或心脏移植以提高生存率。

5. UCM

未定型的心肌病的治疗旨在控制心力衰竭、对症治疗。心功能降低者予以利尿、扩血管、强心治疗。

二、康复护理

（一）药物

1. DCM

（1）心力衰竭的药物治疗：早期阶段应针对 DCM 病因治疗（如免疫性 DCM 的免疫学治疗）；针对心室重构进行早期药物干预，包括受体阻滞剂和 ACEI 或 ARB，可减少心肌损伤和延缓病变发展，显著改善成人心衰患者和 DCM 患者的预后。

在使用上述药物时，嘱患者遵医嘱服用药物，勿擅自增加或减少药物（剂量），给药前注意患者心律、心率、血压等，定期监测心律、心率、血压、血糖、血脂、肢体循环等相关指标，防止突然停药导致的病情反弹，加重病情。

中期阶段针对心衰病理生理机制的三大系统（交感神经系统、肾素—血管紧张素—醛固酮系统、利钠肽系统）的异常激活，采用三大类神经激素拮抗剂［β受体阻滞剂、ACEI 或 ARB 或血管紧张素受体—脑啡肽酶抑制剂（ARNI）、醛固酮受体拮抗剂（MRA）］治疗，被证实能够降低心衰患者的患病率和病死率。在使用醛固酮拮抗剂时，注意观察患者电解质、肾功能、出入量、水肿消退等。

晚期阶段经利尿剂、ACEI 或 ARB 或 ARNI、β受体阻滞剂、螺内酯、地高辛等药物治疗后，心衰症状仍然不能缓解的患者，可考虑静脉滴注正性肌力药物。例如：多巴胺 2 ~ 5 μg/（kg·min）；多巴酚丁胺 2 ~ 5 μg/（kg·min）；米力农 25 ~ 50 μg/（kg·min）负荷量，继以 0.375 ~ 0.75 μg/（kg·min）维持；左西孟旦 12 μg/（kg·min）静脉注射 10 min，继以 0.1 μg/（kg·min）维持；血管扩张剂，如硝酸甘油 5 ~ 10 μg/（kg·min），硝普钠 0.3 ~ 5.0 μg/（kg·min）（< 72 h），萘西立肽（重组人 B 型脑钠肽）1.5 ~ 2.0 μg/（kg·min）静脉注射，继以 0.01 μg/（kg·min）维持；作为姑息疗法短期治疗（3 ~ 5 d）以缓解症状，药物仍未能改善症状者，建议进行超滤治疗、左室机械辅助装置或心脏移植等非药物治疗。

在使用地高辛时，注意观察有无洋地黄中毒现象，其临床表现为：胃肠道反应（食欲下降、厌食、恶心、呕吐）、神经系统症状（视物模糊、黄绿视、乏力、头晕）、电解质紊乱（血钾降低）、心血管系统症状（加重心力衰竭、心律失常如双向性室性期前收缩、室性心动过速、房室传导阻滞、期前收缩，甚至心房颤动）。若出现上述症状，应立即停用洋地黄，补充钾盐，停用排钾利尿药，纠正心律失常。

（2）栓塞、猝死的防治

1）栓塞预防：DCM 患者的心房、心室扩大，心腔内常见有附壁血栓形成。栓塞是本病常见的并发症，对于已经有附壁血栓形成和血栓栓塞并发症发生的患者，必须接受长期抗凝治疗。由于多数 DCM 心衰患者存在肝淤血，口服华法林时须调节剂量，使国际化标准比值（INR）保持在 1.8 ~ 2.5，或使用新型抗凝药（如达比加群酯、利伐沙班）。

合并心房颤动患者的 $CHA_2DS_2-VAS_C$ 评分中，男性 ≥ 2 分、女性 ≥ 3 分，应考虑接受口服抗凝治疗，可使用华法林或新型抗凝药，预防血栓形成及栓塞，单纯 DCM 患者如无其他适应证，不建议常规应用华法林和阿司匹林。

在使用华法林时，主要不良反应是出血，宜严密观察口腔黏膜、鼻腔、皮下出血、瘀斑、血尿、便血等，减少不必要的手术操作，避免过度劳累和易致损伤的活动。疗程中应随访检查凝血酶原时间、大便潜血及尿隐血等。另嘱患者按时服用药物，不可擅自停药，不可擅自增加（减少）药物剂量。

与华法林合用能增强抗凝作用的药物及注意事项有以下几个方面：①与血浆蛋白的亲和力比华法林强，竞争结果为游离的双香豆素乙酯增多（如阿司林、水合氯醛、磺胺类药等）；②抑制肝微粒体酶，使用华法林代谢降低而增效如氯霉素、别嘌醇、甲硝唑（灭滴灵）、西咪替丁等；③减少维生素 K 的吸收和影响凝血酶原合成的药物（如各种广谱抗生素、长期服用液状石蜡等）；④能促使华法林与受体结合的药物（如奎尼丁、甲状腺素）；⑤干扰血小板功能，促使抗凝作用更明显的药物（如大剂量阿司匹林、水杨酸类、苯海拉明等）；⑥此外，能增强抗凝作用的药物还有口服降糖药、磺吡酮（抗痛风药）等，机制尚不明确；⑦肾上腺皮质激素、苯妥英钠：可能增强也可能减弱抗凝的作用，且有导致胃肠道出血的风险，一般不与华法林合用；不能与链激酶、尿激酶合用，否则易导致高危出血。

与华法林合用能减弱抗凝作用的药物包括 2 种：①制酸药、轻泻药、利福平等，能抑制口服抗凝药的吸收；②维生素 K、口服避孕药和雌激素等，通过竞争有关酶蛋白，促进因子 II、VII、IX、X 的合成。

2）猝死预防：室性心律失常和猝死是 DCM 的常见临床表现。预防猝死主要有 4 个措施：①控制诱发室性心律失常的可逆性因素，纠正心衰，降低室壁张力；②纠正低钾低镁；③改善神经激素机能紊乱，选用 ACEI 和受体阻滞剂（有直接抗心律失常作用）；④避免药物因素（如洋地黄、利尿剂）的副作用。

（3）中药治疗：中成药芪苈强心胶囊治疗新近诊断的 DCM 患者，具有免疫调节和改善患者心功能的作用，中药党参、黄芪和葛根等具有降低 DCM 血浆炎性因子表达和改善心功能的作用，推荐用于 DCM 早期的免疫调节治疗。用法：芪苈强心胶囊 1.2 g，每日服用 3 次；推荐用于早期和长期治疗。

（4）改善心肌代谢：家族性 DCM（family DCM，FDCM）由于存在与代谢相关酶的缺陷，可应用能量代谢药改善心肌代谢紊乱；辅酶 Q 治疗充血性心力衰竭，能够显著改善运动耐量、心功能和病死率。

2. HCM

治疗肥厚型心肌病，主张应用受体阻滞剂及钙通道阻滞剂。应避免使用增强心肌收缩力、减少容量负荷的药物，如洋地黄、硝酸酯类制剂等。

（1）β 受体阻滞剂：虽然没有进行大规模的长期随机对照试验，但是，一般把 β 受体阻滞剂作为治疗有梗阻症状患者的首选药物，它对于 60% ~ 80% 的患者是有效的。其作用机制是 β 受体阻滞剂降低心肌收缩力，减轻室间隔突出部位的收缩期增厚，从而减轻流出道梗阻；减弱心肌变时性反应，降低心肌耗氧量，并且能减慢心率，使心室张期延长，增加心室扩张。增加充盈量，通过增加舒张末期容积来增加左心室流出道面积和室间隔与二尖瓣之间的距离，从而使运动时升高的左心室流出道压力下降。另外，β受体阻滞剂还具有抗心律失常作用，对预防此病猝死有益。

（2）钙通道阻滞剂：非二氢吡啶类钙通道阻滞剂维拉帕米、地尔硫草可用于治疗HCM。钙通道阻断剂主要用于那些不能耐受受体阻滞剂的患者，疗效与β受体阻滞剂相似。钙通道阻滞剂既有负性肌力作用以减弱心肌收缩力，又可改善心肌顺应性，还能减慢心率，这些作用使流出道梗阻减轻，增加心室充盈，减轻心肌缺血缺氧症状，在动力性梗阻的患者可使由某些诱因诱发的压差减少。在降低静息状态下压差方面，维拉帕米的疗效优于普萘洛尔，但有研究报道，具有严重症状、肺动脉高压和严重的左心室流出道梗阻的患者应用维拉帕米会增加病死率。

（3）生长抑素类药物：国外报道：应用生长抑素八肽治疗此类患者4周后左心室后壁、室间隔厚度明显降低，左心室舒、缩末内径均增加，心功能明显改善。其机制尚不明确，临床价值尚待进一步证实。

（4）其他药物：HCM急性梗阻由二维超声心动图确定后，应取紧急卧位，抬高双腿，如有贫血应予纠正，可静脉给予去氧肾上腺素升高血压，也可静脉注射受体阻滞剂。HCM伴心房颤动患者易形成附壁血栓和发生栓子脱落，推荐用华法林抗凝。HCM患者二尖瓣最易患心内膜炎，10年随访资料统计发生率为14‰，梗阻性HCM者发生率为4.3‰，此类患者在手术前应预防性应用抗生素。

3. RCM

治疗限制型心肌病的药物包括：ACEI、β受体阻滞剂和钙通道阻滞剂。洋地黄类等强心剂对阻塞性淤血无作用，除非为了控制心房颤动的心动过速。有充血性心力衰竭时，可给予利尿剂及血管扩张剂，即使应用，也须谨慎，因为心室充盈压的升高对维持适当的每搏输出量和心排血量是有益的，故需权衡利弊，分析患者具体情况选用。抗凝治疗则用于预防血栓栓塞。如果有嗜酸粒细胞增多症表现，可试用肾上腺皮质激素及免疫抑制剂，对改善病情有帮助，羟基脲及长春新碱对嗜酸性细胞增多症也有作用。

4. ARVC/ARVD

ARVC/ARVD患者药物治疗包括应用抗心律失常药物（ADD）、受体阻滞剂及治疗心力衰竭的药物。

（1）抗心律失常药物：ARVC/ARVD患者应用抗心律失常药物治疗的目的是通过预防症状性室性心律失常提高生活质量。

（2）β受体阻滞剂：《关于致心律失常性右室心肌病/发育不良治疗的国际专家组共识》建议，对于ARVC合并持续室速发生患者，植入ICD后频繁适当放电的患者及由于房速、房颤、房扑等诱发快速心室率导致ICD频繁放电的患者，应用β受体阻滞剂治疗（Ⅰ级）；所有ARVC/ARVD患者，无论有无心律失常，都可以考虑应用β受体阻滞剂治疗（Ⅱa级）；不建议健康基因携带者应用β受体阻滞剂作为预防性用药（Ⅲ级）。

（3）心力衰竭和抗血栓药物治疗：右心衰竭和（或）左心衰竭的 ARVC/ARVD 患者应用 ACEI，ARB、受体阻滞剂和利尿剂规范化药物治疗（Ⅰ级）；建议有腔内血栓或静脉（动脉）血栓史的患者，长期口服抗凝药作为二级预防（Ⅰ级）；无症状的右心室和（或）左心室功能障碍的 ARVC/ARVD 患者，可考虑应用 ARB 治疗（Ⅱb 级）；不建议基于心室扩张 / 功能障碍（无论是全心或局部）的血栓进行一级预防用药（Ⅲ级）。

5. UCM

UCM 的治疗旨在控制心力衰竭、对症治疗。心功能降低者予以利尿、扩血管、强心治疗。

（二）运动

1. DCM

（1）注意休息：DCM 失代偿性心衰阶段，应注意卧床休息，减少心脏做功；但是，可以在床上进行适当肢体运动，以防止血栓形成。

（2）限制钠盐和水的摄入：一般钠盐摄入量 < 3 g/d，液体摄入量 1.5 ~ 2.0 L/d，以减轻心脏前负荷。

（3）控制和去除可能导致心衰加重的外在因素：控制体重（BMI 30 ~ 35 kg/m^2），避免肥胖或恶病质，控制可能的并发症，如病毒感染、高血压、糖尿病、贫血等。

（4）适当运动：心衰稳定后可在医护人员监测下进行适当的有氧运动，增加运动耐量和提高生活质量是心脏康复治疗的核心内容。当患者运动耐量 > 5 METs 时，可以进行常规的有氧运动；当运动耐量 ≤ 5 METs 时，只能进行最大耐受量的 50% 的运动强度，以后根据医生的评估再考虑逐渐增加。

2. HCM

无症状 HCM 患者可参加低强度运动和娱乐活动（Ⅱa 类推荐，C 级证据），HCM 患者不适合参加剧烈的竞技运动，与年龄、性别、种族、是否存在左心室流出道梗阻、是否有经皮室间隔心肌消融术或者室间隔心肌切除术治疗史、是否植入 ICD 无关（Ⅲ类推荐，C 级证据）。

3. ARVC/ARVD

目前，已明确青少年 ARVC/ARVD 患者心源性猝死与剧烈运动相关。在青少年和年轻成人 ARVC/ARVD 患者中，竞技性运动使心源性猝死风险增加 5 倍。早期（即症状前）赛前筛查可能是"救命性"的措施。此外，体育锻炼也被认为是一个促进 ARVC/ARVD 表现发展和进展的因素。

《关于致心律失常性右室心肌病 / 发育不良治疗的国际专家组共识》建议，明确诊断的 ARVC/ARVD 患者不能参加竞技性和（或）耐力运动（1 级）；对于明确诊断的 ARVC/ARVD 患者，家属应限制其参加体育活动，休闲类的低强度运动可以除外

（Ⅱa级）；对于无临床表现的健康基因携带者（Ⅱa级）或基因型不明确（Ⅱb级）的ARVC/ARVD患者，家属可考虑限制其参加体育活动。

（三）营养

原发性心肌病主要会出现心肌细胞肥大、减少或发育不良等变化。合理的营养是维持心肌功能及支撑心肌病患者康复的物质保障。一旦机体发生营养不良，对各器官的生理功能和结构上的影响都相当大。国外研究发现，在死于营养不良患者的尸检中，心脏和肝的重量大约减少了30%，脾、肾及胰的重量也受到影响。因此，对于心肌病患者而言，避免营养不良的发生也是延缓病情进展的重要措施之一。如果患者在病程中出现严重的心力衰竭，则按照心衰的营养原则进行处理。

1. 原发性心肌病的营养供给原则

对于原发性心肌病患者的营养支持，一方面要为心肌的康复提供原料及能量，另一方面还要尽量避免由于补充营养素而增加心脏的负担。

（1）适量的能量供应。对于原发性心肌病患者，能量供应以维持理想体重为宜，总热量摄入要与身体活动相平衡，从而保持健康的体重。在合理能量的基础上，要为患者提供平衡膳食，强调食物多样化及粗细搭配等原则，以便摄入机体所需的多种营养素。

（2）控制脂肪数量和注重脂肪质量。脂肪摄入不宜过高，通常每天膳食中脂肪提供的能量不超过总能量的30%，其中饱和脂肪酸不超过总能量的10%；减少摄入肥肉、动物内脏和奶油等，尽量不用椰子油和棕榈油。每日烹调油用量限制在 20 ~ 30 g 的范围内，避免由于膳食脂肪过量引起肥胖、高脂血症等，增加心脏负担。18碳饱和脂肪酸虽然没有升高血胆固醇的作用，但是会促进凝血。出现房颤的患者应注意避免摄取过多，以免血栓形成。胆固醇摄入量以不超过 300mg/d 为宜，减少心肌病患者发生动脉粥样硬化的风险。

摄入充足的多不饱和脂肪酸，以占总能量的6% ~ 10%为宜，其中 n−6/n−3 多不饱和脂肪酸的比例要适宜（5% ~ 85%/1% ~ 2%），即 n−6/n−3 的比例达到 4 ：1 ~ 5 ：1。n−6 多不饱和脂肪酸在葵花籽油、玉米油和豆油中含量丰富，n−3 多不饱和脂肪酸来自植物油的 α 亚麻酸和鱼及鱼油中的 EPA 与 DHA。n−3 多不饱和脂肪酸对血脂和脂蛋白、血压、心脏功能、动脉顺应性、内分泌功能血管反应和心脏电生理均具有良好的作用，并有抗血小板凝集和抗炎作用，可以减少心肌病患者发生血栓及并发其他心血管疾病的风险。

减少反式脂肪酸的摄入，控制其不超过总能量的1%。少吃含有人造黄油的糕点、含有起酥油的饼干和煎炸食品。

（3）碳水化合物。碳水化合物是膳食能量的主要来源，在体内可以迅速而独立地完全氧化成二氧化碳和水，为心、脑等重要器官及身体活动提供能量，碳水化合物的供给量可以占总能量的55% ~ 70%，其膳食供给应优先选择富含淀粉的多糖类食物，限制含单糖和双糖高的食品。

（4）蛋白质。蛋白质在人体中的作用很多，是人体最重要的构建材料，对于生长发育和组织修复都必不可少。对于一般心肌病患者来说，蛋白质的需要量与健康人相同即可，占总能量的 10%～15%；如果并发心力衰竭、肾功能不全等疾病，则根据患者的具体情况调整蛋白质供给量。食物中的优质蛋白质是肌肉合成的重要原料，因此优质蛋白质应占总蛋白质的 50% 以上，含优质蛋白质丰富的食物包括瘦肉、鸡蛋、牛奶、鱼、虾、豆腐、豆干等。

研究证明，补充支链氨基酸（branched-chain-amino acid，BCAA）可以防止运动所致的心肌萎缩，优质蛋白质摄取和 BCAA 补充可以刺激骨骼肌和心肌的蛋白质合成，减少蛋白质分解和氮丢失。支链氨基酸包括亮氨酸、异亮氨酸、缬氨酸。支链氨基酸含量高的食物有乳清蛋白、牛肉、羊肉、猪瘦肉及其他动物蛋白等。

（5）限盐。每天食盐不超过 6 g，包括味精、防腐剂、酱菜、调味品中的食盐。出现心力衰竭时，要注意水、电解质平衡。

（6）供给充足的维生素和矿物质。对于大多数心肌病患者除限制钠盐外，膳食中应含有丰富的钾、钙、镁、硒等矿物质及维生素 B 族、维生素 C、维生素 E、类胡萝卜素等多种维生素。其中，镁对缺血性心肌病有良好的保护作用，而硒、维生素 C、维生素 E、类胡萝卜素等抗氧化营养素可以减少与肌肉有关的氧化应激损伤。目前证据显示，只有通过天然食物摄入的抗氧化营养素才有益于健康。心肌病患者可以通过平衡膳食来摄取所需的维生素及矿物质，特别强调要保证足量的新鲜蔬菜、水果及大豆类食物。

（7）酒和酒精。有充分证据表明，适量饮酒可以降低冠心病风险。但是，无论是啤酒、白酒，还是葡萄酒，所有酒精饮品在限量范围内都只与冠心病低风险有关，并不适用于其他心血管疾病，也不提倡已经罹患心血管疾病的患者饮酒。因此，有心肌病的患者需要戒酒。

（8）少量多餐，避免过饱，忌烟、浓茶和刺激性食物。心肌病患者进食应该遵循少量多餐的原则，每日以 5～6 餐为宜，以免进食过多导致胃部膨胀而压迫心脏。另外，必须戒烟，不饮浓茶、咖啡，不吃辛辣刺激性食物，以免加重心脏负担。

2. 心肌病合并急性心力衰竭患者的营养管理

（1）严格进行出入量管理。肺淤血、体循环淤血及水肿明显者，应严格限制饮水量和静脉输液速度。无明显低血容量因素（如大出血、严重脱水、大汗淋漓等）者，每天摄入液体量一般宜在 1500 ml 以内不要超过 2000 ml。保持每天出入量负平衡约 500 ml，严重肺水肿者负平衡为 1000～2000 ml/d，甚至可达 3000～5000 ml/d，以减少水钠潴留，缓解症状。3～5 d 后，如果肺淤血、水肿明显消退，应减少负平衡量，逐渐过渡到出入量基本平衡。在负平衡下应注意防止发生低血容量、低血钾和低血钠等。心衰急性发作伴有容量负荷过重的患者，钠摄入 < 2 g/d。

（2）急性心力衰竭患者在发病 2～3 d 内，应以流质食物为主，每天总热能控制为 500～800 kcal，液体量约 1000 ml。

（3）餐次。应坚持少量多餐原则，每日以 5～6 餐为宜，以防引起心律失常。

（4）不宜食用的食物。凡是胀气、刺激性的流质饮食均不宜食用，可进食藕粉、米汤、菜水、去油过筛肉汤、淡茶水、红枣泥汤等。

（5）电解质。应结合血中电解质及病情变化调整饮食中钾、钠的供给。

（6）其他。随病情好转，逐渐过渡到半流质饮食，每天总热量保持在 1000 kcal 左右。

3. 心肌病合并慢性心力衰竭患者的营养管理

（1）适当的能量摄入。既要控制体重过重，又要防止心脏疾病相关性营养不良的发生。慢性心衰患者的能量需求取决于目前的干重（无水肿情况下的体重）、活动受限程度及心衰程度，一般按照 25～30 kcaL/kg 理想体重进行计算。心力衰竭症状明显时，可限制能量至 600kcal/d，随着病情缓解逐渐加至 1000～1500 kcal/d。

（2）控制液体量。控制液体摄入，减轻心脏负担。对于一般患者的液体摄入量限制为 1000～1500 ml/d（夏季可为 1500～2000 ml/d），但应根据病情及个体的习惯而有所不同，口服液体量应控制在 1000 ml/d。对于严重心力衰竭者，尤其是伴有肾功能减退的患者，由于排水能力降低，在采取低钠饮食的同时，应将液体摄入量限制为 500～1000 ml/d，并采用药物治疗。

（3）限制钠盐的摄入。为预防和减轻水肿，应根据病情选用低盐、无盐饮食，低盐饮食指烹调用食盐的量在 2 g/d 以内，或相当于酱油 10 ml（一般每 5 ml 酱油含食盐 1 g），全天主、副食的含钠量应少于 1500 mg。无盐饮食即烹调时不加食盐及酱油，全天主、副食的含钠量应少于 700mg。低钠饮食除烹调时不放食盐及酱油外，全天主、副食含钠量应＜ 500 mg，注意选用含钠在 100 mg/100 g 以下的食物。若大量利尿时，应考虑会丢失钠，可以适当增加食盐量或选用一些含钠量高的食物，以预防低钠血症。

（4）适当限制蛋白质。一般来说，对蛋白质的摄入量不必限制过严，1 g/（kg·d）为宜。但当心衰严重时，则应减少蛋白质的供给量，初始可给予蛋白质 25～30 g/d，逐渐增加至 40～50 g/d，病情稳定后，给予蛋白质 0.8 g/（kg·d），其中，优质蛋白质应占总蛋白的 2/3 以上。

（5）碳水化合物的摄入。对于慢性心衰患者建议给予 300～350 g/d 的谷类食物。

（6）控制脂肪摄入。肥胖的心衰患者应限制脂肪的摄入量，宜按 40～60 g/d 供给，每日烹调用油量控制在 25 g 以内。在心衰患者的低脂膳食中，建议每天从海鱼或者鱼油补充剂中摄入 1 g n-3 多不饱和脂肪酸。

（7）维生素。膳食中应注意富含多种维生素，如维生素 B₁、维生素 C 及叶酸等。

（8）控制电解质平衡。心力衰竭患者由于摄入不足、丢失增加或使用利尿剂治疗等可出现低钾血症，此时应摄入含钾量高的食物。同时，应监测使用利尿剂患者镁缺乏的问题，并给予治疗。如果因肾功能减退，出现高钾、高镁血症，则应选择含钾、镁低的食物。另外，给予适量的钙补充在心衰的治疗中也有积极的意义。

（9）少食多餐，食物应以软、烂、细为主，易于消化。

（10）戒烟、戒酒。

（四）心理

1. 心理评估

使用心理筛查自评量表，即"患者健康问卷 –9 项（PHQ-9）""广泛焦虑问卷 7 项（GAD-7）"评估患者的焦虑抑郁情绪。对于评估结果为轻度焦虑抑郁的患者，尤其伴有躯体化症状的患者，心脏康复专业人员可先给予对症治疗，包括正确的疾病认知教育运动治疗和抗抑郁药物对症治疗。其余结果应请专业人员进行治疗干预。

临床上应用较为广泛的还有焦虑自评量表（SAS）、抑郁自评量表（SDS），用于测量焦虑、抑郁的轻重程度，主要用于评估，不能用于诊断。

加强患者心理辅导：让患者正视 DCM 和心衰，积极配合治疗，减轻精神压力等。患者因病程长、病情复杂、预后差，易产生紧张、焦虑、恐惧等心理，对治疗效果悲观失望、增加心肌耗氧量，从而加重病情。在护理过程中，应经常鼓励安慰患者，多关心体贴患者，帮助患者消除悲观情绪，鼓励患者积极配合治疗。鼓励患者家属及朋友给予患者关心与支持，缓解其紧张情绪；同时，注意保持周围环境安静、整洁和舒适，避免不良刺激。

2. 睡眠管理

内容详见"第一章第六节心律失常的康复护理的睡眠管理"。

（五）戒烟戒酒

1. 戒烟管理

了解患者吸烟史和被动吸烟情况，或使用呼出气一氧化碳检测仪判断患者是否吸烟（< 10^{-6} 判断为未吸烟）。对吸烟患者，应询问吸烟年限、吸烟量和戒烟的意愿，可使用"法氏烟草依赖评估量表"（Fagerstrom test for nicotine dependence，FTND）评估患者烟草依赖程度。为吸烟患者提供戒烟咨询和戒烟计划。戒烟是挽救生命的有效治疗手段，面对吸烟患者，明确建议患者戒烟。结合药物干预疗法会提高戒烟成功率。建议患者使用戒烟药物辅助戒烟（一线戒烟药物：盐酸伐尼克兰、盐酸安非他酮、尼古丁替代物），尽量避免在工作、家庭和公共场所的吸烟环境中停留。

2. 戒酒

向患者强调戒酒的重要性，明确建议患者戒酒。酒精性心肌病（ACM）患者如未及时戒酒，5 年病死率可高达 40% ~ 50%。

（六）病情监测

1. 一般病情监测

密切观察患者的生命体征及意识状况，注意监测心律、心率、血压等变化，有无出现心悸、气促等症状。如果发现患者有偏瘫、失语、血尿、胸痛、咯血等症状，及时报告医生处理，预防动脉栓塞的发生。

对于肥厚型心肌病患者，观察其有无头晕、黑矇、心悸、胸痛、劳力性呼吸困难等。对合并水肿和心力衰竭的患者，严格记录24 h出入量，限制液体入量，每天测量体重。

2. 用药监测

使用醛固酮拮抗剂时，观察患者电解质、肾功能、出入量、水肿消退等情况；使用地高辛等洋地黄类药物时，观察患者有无出现洋地黄中毒现象，如食欲下降、厌食、恶心、呕吐、视物模糊、黄绿视、乏力、头晕、血钾降低、心力衰竭加重、心律失常（如双向性室性期前收缩、室性心动过速、房室传导阻滞、期前收缩，甚至心房颤动等）；使用抗凝药物时，观察患者有无出血现象，如口腔黏膜、鼻腔、皮下出血、皮肤瘀斑、血尿、便血等情况。

3. 起搏器植入术后监测

对于需植入起搏器的患者，应监测其生命体征心律、心率、血压及心电图等变化。注意观察伤口缝线部位的愈合情况，如伤口颜色，皮肤温度，有无渗血、红肿、热痛等症状，术后早期应保持局部敷料清洁干燥，如有敷料潮湿或脱落，应及时更换。

4. 心脏移植术后监测

对于心肌病进行心脏移植术后的患者，除进行常规生命体征的监测外，还应做好漂浮导管动态的测压、持续心排血量及混合静脉血氧饱和度的监测。同时，观察心脏排斥反应出现的指标与症状。

三、延续性护理

（一）鼓励患者做好自我管理

1. 健康教育

根据患者个人的文化程度、素养及对健康知识的需求，进行个体化的健康教育，提高患者抗战疾病的自信心和自我管理的能力；鼓励患者立短期和长期目标，增加自我管理的积极性。鼓励患者家属积极参与患者的心脏康复和疾病恢复计划。患者平时应保持情绪稳定，注意保暖，防止受凉，保持大便通畅，避免因大便用力而增加心脏负荷。

2. 饮食指导

合理膳食，少食多餐，避免过饱，忌烟酒、浓茶和刺激性食物，提倡高蛋白、高维生素饮食，多吃新鲜蔬菜和水果，摄入优质蛋白质丰富的食物（如瘦肉、鸡蛋、牛奶、鱼、虾、豆腐、豆干等），限制钠盐的摄入，避免摄入高脂肪、高胆固醇食物。

3. 运动指导

适当运动，避免过度劳累、剧烈运动和情绪激动，有晕厥史者避免单独外出。根据评估制订运动处方，向患者介绍运动处方的必要性及遵循运动处方的重要性，给予患者运动强度、运动方式等建议，提高患者的心肺耐力，改善患者日常生活能力及运动耐力。提醒患者若在运动中出现不适，如胸痛、头晕目眩、头痛、气短、恶心、呕吐等情况，应立即停止运动；现场休息 5 ~ 6 min 后若心率仍增加，继续加强观察，必要时就近到医院诊治。

4. 用药指导

指导患者遵医嘱服用药物，勿擅自增加或减少药物（剂量），讲解药物使用剂量时间，以及特殊药物使用前后的观察要点。例如：服用地高辛等洋地黄类药物前监测脉搏，服用时注意观察有无食欲下降、厌食、恶心、呕吐、视物模糊、黄绿视、乏力、头晕等洋地黄中毒现象；讲解服用醛固酮拮抗剂时要使患者明白如何观察、记录出入量和水肿情况。评估患者对用药的掌握程度，以及掌握服药的注意事项。定期复查，及时遵医嘱调整药物剂量。

（二）随访

采用多种形式的随访，如电话随访、门诊随访、家庭监测和远程服务等，建立随访档案。

心脏康复随访内容包括：①记录用药情况症状与体征、运动和生活方式改善情况、血生化检测和有无不良心血管事件；②根据随访结果对患者进行再评估，适时调整康复处方。起搏器植入随访内容，包括评定电极导线稳定性、优化治疗方案以适应患者的需要、检查切口愈合情况、调整起搏器参数、解答患者常见问题等。

在患者进行心脏康复干预1个月、2个月和3个月时进行门诊随访，及时更新心脏康复处方。起搏器植入术后患者的第1年的随访时间分别为术后第1、3、6、12个月，之后每年随访1次，电池电量耗竭前每3个月至半年随访1次。

（刘俊艳）

第四章 冠状动脉粥样硬化性心脏病的诊治

第一节 稳定型心绞痛

稳定型心绞痛（stable angina pectoris，SAP）是指具有心绞痛反复发作的临床表现，持续2个月以上，而且心绞痛发作性质基本稳定。由劳累引起的心肌缺血，表现为阵发性的前胸压榨性疼痛和窒息样感觉，主要位于胸骨后，可放射至左肩或上臂等部位，持续时间为1～5 min，休息或含服硝酸甘油后可迅速缓解。冠状动脉供血不足，心肌氧的供需不平衡是心绞痛发作的病理生理基础。多发生于40岁以上男性，劳累、情绪激动、受寒（阴雨天气）、急性循环衰竭等均为常见诱因，高血压、高脂血症、吸烟、饮酒、糖尿病、肥胖均为心绞痛的高危因素。

一、诊断

（一）症状

稳定型劳力性心绞痛简称稳定型心绞痛，也称普通型心绞痛，是最常见的心绞痛。由心肌缺血缺氧引起典型的心绞痛发作，其临床表现在1～3个月内相对稳定，即每日和每周疼痛发作次数大致相同，每次发作疼痛的性质和疼痛部位无改变，疼痛时限相仿（3～5 min），用硝酸甘油后也在相近时间内产生疗效。心绞痛发作时，患者表情焦虑，皮肤苍白、发冷或出汗。血压可略增高或降低，心率可正常、增快或减慢。

（二）体征

（1）可有血压升高、心率增快。

（2）皮肤、黏膜可有发绀或苍白（需排除贫血）。

（3）胸廓对称，气管居中，肺部有时可闻及啰音。

（4）心脏听诊有第四、第三心音奔马律，心尖区可有收缩期杂音（二尖瓣乳头肌功能失调所致），第二心音有可逆分裂，还可有交替脉或心前区抬举性搏动等体征。

（三）检查

1. 实验室检查

（1）血常规：一般无血红蛋白下降，严重贫血也会有心绞痛症状。

（2）血糖：测定空腹、餐后 2 h 血糖，部分患者有血糖升高。

（3）血脂：可见血脂升高。

（4）心肌酶谱：一般无异常变化。

2. 特殊检查

（1）心电图：是发现心肌缺血、诊断心绞痛最常用的方法。其种类包括：①稳定型心绞痛患者静息时心电图半数是正常的，最常见的心电图异常是 ST-T 改变；②近 95% 的患者心绞痛发作时出现有相当特征的心电图改变，可出现暂时性心肌缺血引起的 ST 移位，在平时有 T 波持续倒置的患者，发作时可变为直立（所谓"假正常化"）；③心电图负荷试验对怀疑有冠心病的患者给心脏增加运动负荷，而激发心肌缺血的心电图检查，心电图改变以 ST 段水平型或下斜型压低 $\geq$ 0.1 mV（J 点后 60 ~ 80 ms）持续 2 min 作为阳性标准；④从连续记录的 24 h 心电图中发现心电图 ST-T 改变和各种心律失常，出现时间可与患者的活动和症状相对照。

（2）超声心动图：稳定型心绞痛患者静息时超声心动图大多数无异常。与负荷心电图一样，负荷超声心动图可以帮助识别心肌缺血的范围和程度。根据各室壁的运动情况，可将负荷状态下室壁运动异常分为运动减弱、运动消失、矛盾运动及室壁瘤。

（3）放射性核素检查：负荷试验，在冠状动脉供血不足部位的心肌灌注缺损仅见于运动后缺血区。

（4）冠状动脉造影：是目前诊断冠心病最准确的方法，可以准确地反映冠状动脉狭窄的程度和部位。

（5）血管内超声：从血管腔内显示血管的横截面，不仅能够提供血管腔的形态，还能够显示血管壁的形态、结构和功能状态。

（四）诊断要点

（1）有上述典型的发作特点和体征，含服硝酸甘油后能缓解；存在上述冠心病易患因素。

（2）除外其他原因所致的心绞痛，结合发作时心电图检查特征，一般可建立诊断。

（3）发作时心电图检查可见以 R 波为主的导联中，ST 段压低，T 波低平或倒置；心电图无改变者可考虑进行心电图负荷试验和 24 h 动态心电图，如心电图出现阳性变化或负荷试验阳性可做出诊断，诊断有困难者行放射性核素和冠状动脉造影术确诊。

（五）鉴别诊断

1. 急性心肌梗死

疼痛部位与心绞痛相仿，但性质更剧烈，持续时间多超过 30 min，可长达数小时，常伴有心律失常、心力衰竭和（或）休克，含服硝酸甘油多不能缓解。心电图中面向梗死部位的导联 ST 段抬高，并有异常 Q 波。实验室检查显示白细胞计数增高、红细胞沉降率增快、心肌坏死标志物（肌红蛋白、肌钙蛋白 I 或 T、CK-MB 等）增高。

2. 其他疾病引起的心绞痛

包括严重的主动脉瓣狭窄或关闭不全、风湿性冠状动脉炎、梅毒性主动脉炎引起冠状动脉口狭窄或闭塞、肥厚型心肌病、特纳综合征等病均可引起心绞痛，要根据其他临床表现进行鉴别。其中特纳综合征多见于女性，心电图负荷试验常阳性，但冠状动脉造影则阴性且无冠状动脉痉挛，预后良好，被认为是冠状动脉系统毛细血管功能不良所致。

3. 肋间神经痛及肋软骨炎

疼痛常累及 1 ~ 2 个肋间，但并不一定局限在胸前，为刺痛或灼痛，多为持续性而非发作性，咳嗽、用力呼吸和身体转动可使疼痛加剧，肋软骨处或沿神经行经处有压痛，手臂上举活动时局部有牵拉疼痛，故与心绞痛不同。

4. 心脏神经症

患者常诉胸痛，但为短暂（几秒钟）的刺痛或持久（几小时）的隐痛，患者常喜欢不时地吸一大口气或做叹息样呼吸。胸痛部位多在左胸乳房下心尖部附近，或经常变动。症状多在疲劳后出现，而不在疲劳的当时，做轻度体力活动反觉舒适，有时可耐受较重的体力活动而不发生胸痛或胸闷。含服硝酸甘油无效或在 10 多分钟后才见效，常伴有心悸、疲乏及其他神经衰弱的症状。

5. 不典型疼痛

还需与反流性食管炎等食管疾病、膈疝、消化性溃疡、肠道疾病、颈椎病等相鉴别。

二、治疗

治疗原则为改善冠脉供血，降低心肌耗氧，降脂、抗炎、抗凝、抗栓，稳定并逆转动脉粥样硬化斑块。

（一）一般治疗

发作时应立刻休息，一般患者在停止活动后症状即可消除，平时应尽量避免各种确知的足以引起发作的因素，如过度的体力活动、情绪激动、饱餐等，冬天注意保暖，平时避免烟酒，调整日常生活与工作量；减轻精神负担；保持适当的体力活动，以不发生疼痛为度；治疗高血压、糖尿病、贫血等疾病。

（二）药物治疗

1. 发作时的治疗

（1）立即停止活动，安静休息。

（2）药物治疗：硝酸甘油0.3 ~ 0.6 mg置于舌下含化，迅速为唾液吸收，1 ~ 2 min见效。长时间反复应用可产生耐药性，效力降低，停用10 h以上即可恢复疗效。不良反应有头痛、头胀、面红、心悸等，偶有低血压。硝酸异山梨酯510 mg舌下含化，2 ~ 5 min见效，可持续2 ~ 3 h。也可用上述药物的气雾剂喷雾。同时可考虑应用镇静剂。

2. 缓解期的治疗

（1）抗血小板药物：阿司匹林可降低血液黏稠度，减少心绞痛发作，减少死亡和心肌梗死发生率，一般每日75 ~ 150 mg；氯吡格雷每日75 mg单用或与阿司匹林合用。

（2）硝酸酯类制剂：硝酸异山梨酯5 ~ 20 mg口服，每日3次，服后半小时起作用，持续3 ~ 5 h；缓释剂可持续12 h，可用20 mg，每日2 ~ 3次。单硝酸异山梨酯等长效硝酸酯类药物，每次20 ~ 40 mg，每日2次。硝酸甘油膏或贴片涂或贴在胸前或上臂皮肤而缓慢吸收，用于预防夜间心绞痛发作。要注意硝酸酯类药物的耐药性。

（3）β受体阻滞剂：降低心率和血压，从而降低心肌耗氧，缓解心绞痛发作。注意与硝酸酯类合用有协同作用。只要无禁忌证，β受体阻滞剂要持续应用，不能停用，停用时要逐渐减量，以防反跳；哮喘患者禁用。常用口服制剂有：美托洛尔25 ~ 150 mg，每日2 ~ 3次，缓释片100 ~ 200 mg，每日1次；阿替洛尔12.5 ~ 50 mg，每日1 ~ 2次；比索洛尔2.5 ~ 10 mg，每日1次。兼有受体阻滞作用的卡维地洛25 mg，每日2次。

（4）钙拮抗剂：扩张冠状动脉，解除冠状动脉痉挛；抑制心肌收缩力，减少心肌耗氧；扩张周围血管降低动脉压，减轻心脏负荷，是治疗变异型心绞痛的首选药物。常用制剂有硝苯地平缓释片（10 ~ 20 mg，每日2次）、硝苯地平控释片（30 ~ 60 mg，每日1次）、地尔硫䓬（30 ~ 120 mg，每日3次）、维拉帕米（40 ~ 80 mg，每日3次，或缓释剂240 ~ 480 mg，每日1次）。

（5）中医中药：复方丹参制剂、通心络、脑心通、速效救心丸等均可与其他西药合并使用，缓解心绞痛。

（三）介入治疗

临床观察显示，经球囊导管心肌血运重建术与内科保守疗法相比，前者能使稳定型心绞痛患者的生活质量提高（活动耐量提高），但是心肌梗死的发生和死亡率无显著差异；随着心血管新技术的出现，尤其是新型药物涂层支架及新型抗血小板药物的应用，介入治疗不仅可以改善患者的生活质量，还可以明显降低心肌梗死的发生率和病死率。

（四）外科治疗

主要是行冠状动脉旁路移植术，手术适应证：①冠状动脉多支病变，尤其并发糖尿病患者；②冠状动脉左主干病变；③适合行介入治疗的患者；④心肌梗死伴有室壁瘤，须进行室壁瘤切除的患者；⑤狭窄远端管腔要通畅，血管供应区有存活心肌。

三、病情观察

（1）诊断明确者，对于稳定型心绞痛应观察药物治疗效果，注意心绞痛发作时心电图是否有变化；心绞痛发作次数、时间、性质有无变化，是否转为不稳定型心绞痛；对于不稳定型心绞痛，患者到医院就诊时应进行危险度分层，低危险度患者可酌情短期留院观察，中度或高危险度患者应住院治疗。

①陈旧性心肌梗死患者其危险度分层上调一级，若心绞痛是由非梗死区缺血所致时，应视为高危险组；②左心室射血分数（LVEF）＜40％，应视为高危险组；③若心绞痛发作时并发左心功能不全、二尖瓣反流、严重心律失常或低血压（收缩压≤90 mmHg），应视为高危险组；④当横向指标不一致时，按危险度高的指标归类。例如心绞痛类型为低危险组，但心绞痛发作时 ST 段压低＞1 mV，应归入中危险组。

（2）诊断不明确者，应告知患者或亲属有关冠心病、心绞痛常用的诊断方法，建议患者行心电图负荷试验或 24 h 动态心电图监测，必要时建议患者住院行冠状动脉造影以明确诊断。

四、病历记录

（一）门急诊病历

记录患者就诊时间，记录患者就诊的主要症状，如心前区疼痛的性质、部位、范围、持续时间、诱发因素、缓解方式等，有无高血压、糖尿病等病史，有无烟酒嗜好，以往有无类似发作史；如有，应记录其诊疗经过、用药情况、效果如何、是否维持治疗并记录所用药物的名称剂量，以及有无心前区胸痛发作时的心电图记录等。体格检查注意心前区有无压痛点，胆囊区有无压痛，辅助检查记录心电图、平板运动试验、24 h 动态心电图等结果。

（二）住院病历

详尽记录患者主诉、发病过程、门（急）诊或外院诊疗经过、所用药物及效果如何，首次病程记录应提出相应诊断、与其他疾病的鉴别要点、详尽的诊疗计划。记录患者入院治疗后的病情变化、治疗效果、上级医师的查房意见，记录有关心电图、心电图运动试验、放射性核素及心肌酶谱等检查结果。需特殊检查或治疗者（如行介入治疗）以及患者病情恶化，应记录与患者或其亲属的谈话经过，并要求其签署知情同意书。

五、注意事项

（一）医患沟通

患者诊断明确时，应告知患者或亲属有关冠心病、心绞痛的特点、治疗药物和治疗方法。告知患者调整饮食、戒烟酒，控制血压、血糖。心绞痛患者治疗后应进行长期随访。了解患者药物治疗的依从性、治疗疗效、不良反应、心绞痛发作情况、生活质量等。告知患者坚持长期、规则治疗的重要性，治疗后 1 ~ 2 个月应随访 1 次；如心绞痛发作频繁，疼痛性质、时间发生变化时，患者应立即来院诊治；如诊断不明确，应告知患者或其亲属有关心电图运动试验、放射性核素检查以及冠状动脉造影的目的、过程、有无风险等，以得到患者的同意。一般应在上级医师的指导下，确定患者个体化的治疗方案，有关治疗效果、治疗中出现的并发症、需调整的治疗方案，或需做的特殊检查、使用的贵重药品以及行介入治疗时，应及时告知患者及其家属，以征得患者同意并签字为据。

（二）经验指导

（1）仔细询问病史，了解患者的既往病史对确定患者是否属于冠心病的范畴十分重要。多数本病患者有不同程度的胸痛不适症状，典型的缺血性胸痛多为心前区或胸骨后压榨性疼痛或有窒息感，部分患者可能表现为胸闷、心前区烧灼感，常在劳累或情绪激动后发作。但应特别注意的是，少数患者的胸痛症状并不典型，这种情况多见于老年人、糖尿病或女性患者，其首发症状可能仅仅是胸闷、针刺样疼痛，无明显的放射痛；还有部分患者可能表现为上消化道症状或胸膜刺激症状，这些不典型的主诉症状是导致误诊或漏诊的主要原因。

（2）患者合并有心功能不全或血流动力学不稳定状态时，查体可有相应的肺部啰音、心率增快或血压下降等阳性发现。体格检查应注意排除非心源性疾病、非心肌缺血性疾病等。

（3）本病诊断一般依据患者的临床表现以及心电图检查结果，心电图可以明确患者有无缺血性 ST-T 改变，尤其是胸痛发作时的心电图。若心电图有 ST-T 动态变化，则提示患者处于高危状态；静息心电图无变化时，可以行心电图运动试验或负荷超声心动图等检查。

（4）硝酸酯类和钙拮抗剂是对各类心绞痛都有效的药物，但以血管痉挛为发病机制的自发性心绞痛或变异性心绞痛，钙拮抗剂更为有效，受体阻滞剂为治疗稳定型劳力性心绞痛的主要有效药物，但不宜单独使用。临床用药时应注意各种药物的不良反应、禁忌证。

（李　赫）

第二节　不稳定型心绞痛

不稳定型心绞痛（unstable angina pectoris，UAP）是指介于稳定型心绞痛和急性心肌梗死（AMI）之间的一组临床综合征，包括如下亚型：①初发劳力型心绞痛：2个月内新发生的心绞痛（无心绞痛或有心绞痛病史，但在近半年内未发作过心绞痛）。②恶化劳力型心绞痛：病情突然加重，表现为胸痛发作次数增加，持续时间延长，诱发心绞痛的活动阈值明显减低，硝酸甘油缓解症状的作用减弱，病程2个月以内。③静息心绞痛：心绞痛发生在休息或安静状态，发作持续时间相对较长，含硝酸甘油效果欠佳，病程1个月以内。④梗死后心绞痛：指急性心肌梗死发病24 h后至1个月内发生的心绞痛。⑤变异型心绞痛：休息或一般活动时发生的心绞痛，发作时心电图显示ST段暂时性抬高。不稳定型心绞痛是由于动脉粥样硬化斑块破裂或糜烂并发血栓形成、血管收缩、微血管栓塞所导致的急性或亚急性心肌供氧减少所致。

一、诊断

（一）症状

不稳定型心绞痛患者中约有20%可发生心肌坏死而无ST段抬高，即非ST段抬高性心肌梗死，两者的分界只能通过血液心肌肌钙蛋白和心肌酶学分析来判断。原有稳定的阻塞性冠状动脉病变者在下列情况时可诱发不稳定型心绞痛：贫血、感染、甲状腺功能亢进或心律失常等，有人称为继发性不稳定型心绞痛。下列线索有助于不稳定型心绞痛的诊断：①诱发心绞痛的体力活动阈值突然或持久的降低；②心绞痛发作频率、严重程度和持续时间增加、出现静息性或夜间心绞痛；③胸痛放射至附近的或新的部位；④发作时伴有新的相关特征，如出汗、恶心、呕吐、心悸或呼吸困难；⑤原来能使稳定型心绞痛缓解的常规休息或舌下含服硝酸甘油的方法，只能暂时或不完全性地缓解症状。

（二）体征

（1）心脏听诊可闻及第三心音或第四心音，以及二尖瓣反流引起一过性的收缩期杂音。

（2）合并有心功能不全或血流动力不稳定状态时，可有相应的肺部啰音、心率增快、血压下降等阳性体征。

（三）检查

1. 实验室检查

（1）血常规：一般无血红蛋白下降。严重贫血者也会引起心绞痛症状。

（2）血糖：测定空腹、餐后 2h 血糖，部分患者可有血糖升高。

（3）血脂：部分患者有血脂升高。

（4）心肌酶谱：无异常发现。

2. 特殊检查

（1）心电图：①不稳定型心绞痛患者静息时心电图半数是正常的，最常见的心电图异常是 ST-T 改变；②近 95% 的患者心绞痛发作时出现明显有相当特征的心电图改变，可出现暂时性心肌缺血引起的 ST-T 改变，在平时有 T 波持续倒置的患者，发作时可变为直立（所谓的"假正常化"）；③从连续记录的 24 小时心电图中发现心电图 ST-T 改变和各种心律失常，出现时间可与患者的活动和症状相对照。

（2）超声心动图：不稳定型心绞痛患者静息超声心动图大多数无异常。与负荷心电图一样，负荷超声心动图可以帮助识别心肌缺血的范围和程度。根据各室壁的运动情况，可将负荷状态下室壁运动异常分为运动减弱、运动消失、矛盾运动及室壁瘤。

（3）运动负荷试验：①对于低危险组的不稳定型心绞痛患者，病情稳定 1 周以上可考虑行运动试验检查，若诱发心肌缺血的运动量超过 Bruce Ⅲ 级，可采用内科保守治疗；若低于上述的活动量即诱发心绞痛，则须做冠状动脉造影检查以决定是否行介入治疗或外科手术治疗。②对于中危险和高危险组的患者，在急性期的 1 周内避免做负荷试验，病情稳定后可考虑行运动试验。如果已有心电图的缺血证据，病情稳定者也可直接行冠状动脉造影检查。

（4）冠状动脉造影：在冠心病的诊断和治疗基础上，冠状动脉造影是最重要的检查手段，中危险和高危险组的不稳定心绞痛患者，若条件允许，应做冠状动脉造影检查，目的是明确病变情况及指导治疗。不稳定型心绞痛患者具有以下情况时，为冠状动脉造影的适应证：①近期心绞痛反复发作，胸痛持续时间较长，药物治疗效果不满意者，可考虑行冠状动脉造影，以决定是否行急诊介入治疗或急诊冠状动脉旁路移植术（CABG）；②原有劳力型心绞痛近期突然出现休息时频繁发作者；③近期活动耐量明显减低，特别是低于 Bruce Ⅱ 级或 4METs 者；④梗死后心绞痛；⑤原有陈旧性心肌梗死，近期出现非梗死区缺血所致的劳力型心绞痛；⑥严重心律失常、左心室射血分数 < 40% 或充血性心力衰竭。

（四）诊断要点

（1）原有的稳定型心绞痛性质改变，即心绞痛频繁发作、程度严重和持续时间延长。

（2）休息时心绞痛发作。

（3）最近 1 个月内新近发生的、轻微体力活动也可诱发的心绞痛。

三项中的一项或一项以上，并伴有心电图 ST-T 改变者，可成立诊断。如果既往有稳定型心绞痛、心肌梗死、冠状动脉造影异常和运动试验阳性等病史，即便心电图无 ST-T 改变，但具有典型不稳定心绞痛症状，也可确立诊断。心绞痛发生于心肌梗死后 2 周内者，则称为梗死后不稳定型心绞痛。

（五）鉴别诊断

1. 心脏神经症

患者常诉胸痛，但多为短暂（几秒钟）的刺痛或较持久（几小时）的隐痛，喜欢不时地深吸一大口气或做叹气样呼吸，含服硝酸甘油无效或 10 多分钟才见效。

2. 稳定型心绞痛

与不稳定型心绞痛不同，稳定型心绞痛患者含服硝酸酸甘油后能缓解，发作时心电图检查可见以 R 波为主的导联中，ST 段压低，T 波低平或倒置。

3. 急性心肌梗死

疼痛更为剧烈，持续时间可达数小时，常伴有休克、心律失常及心力衰竭，并有发热的表现，含服硝酸甘油多不能缓解；心电图中梗死区的导联 ST 段抬高，并有异常 Q 波，实验室检查有心肌酶谱增高。

4. 肋间神经痛

常累及 1～2 个肋间，常为刺痛或灼痛，多为持续性，咳嗽、用力呼吸和身体转动可使疼痛加剧，沿神经行径处有疼痛，手臂上举时局部有牵拉疼痛。

5. 肺炎、气胸、胸膜炎等呼吸系统疾病

这些患者可有胸痛，但常伴有呼吸道感染症状，如咳嗽、咳痰，疼痛与呼吸有关，持续时间长，也可有畏寒、发热等表现。

6. 胃肠道疾病

消化性溃疡、慢性胆囊炎等，其疼痛与进食、饮酒等有关而与体力活动无关，调节饮食和服药可缓解疼痛，X 线、B 超检查有助于诊断。

二、治疗

（一）一般治疗

不稳定型心绞痛急性期须卧床休息 1～3 d、吸氧、持续心电监护。对于低危险组患者，留院观察期间未再发生心绞痛，心电图也无缺血改变，无左心衰竭的临床证据，在

留院观察 12 ~ 24 h 期间未发现有 CK–MB 升高，心肌肌钙蛋白 T 或 I 正常者，可留院观察 24 ~ 48 h 后出院；对于中危险组或高危险组的患者，特别是肌钙蛋白 T 或 I 升高者，住院时间相对延长，并应强化内科治疗。

（二）药物治疗

1. 缓解疼痛

口服或舌下给予硝酸酯类药物，静脉滴注硝酸甘油或硝酸异山梨酯，从每分钟 10 μg 开始，每 3 ~ 5 min 增加 10 μg，直至症状缓解或出现血压下降。如效果不佳，可用非二氢吡啶类钙拮抗剂，如地尔硫䓬静脉滴注 1 ~ 5 μg/（kg·min），常能控制发作。无禁忌证时，β 受体阻滞剂用至最大耐受剂量，应能够控制发作。

2. 抗血小板治疗

阿司匹林仍为抗血小板治疗的首选药物。急性期阿司匹林使用的剂量为每日 150 ~ 300 mg，口服，可达到快速抑制血小板聚集的作用，3 d 后可改为小剂量口服，每日 50 ~ 150 mg 维持治疗；对阿司匹林存在变态反应的患者，可采用噻氯匹定或氯吡格雷（clopidogrel）替代治疗，使用时应注意定时检查血象，一旦出现明显白细胞或血小板降低，应立即停药。

3. 抗凝血酶治疗

静脉肝素治疗一般用于中危险组和高危险组的患者，国内临床常采用先静脉推注 5000 U 肝素，然后以每小时 1000 U 维持静脉滴注，调整肝素剂量使激活的部分凝血活酶时间（APTT）延长至对照的 1.5 ~ 2 倍（无条件时可监测全血凝固时间或激活的全血凝固时间），静脉肝素治疗以 2 ~ 5 d 为宜，后可改为肝素 7500 U，每小时 1 次，皮下注射，治疗 1 ~ 2 d。目前已有证据表明低分子量肝素降低不稳定型心绞痛有更优或至少相同的疗效；由于低分子量肝素不需血凝监测、停药无反跳、使用方便，故可采用低分子量肝素替代普通肝素。

4. 硝酸酯类药物

使用此类药物的主要目的是控制心绞痛的发作，心绞痛发作时应口含硝酸甘油，初次含服硝酸甘油的患者以先含 1 片为宜，对于已有含服经验的患者，心绞痛症状严重时也可 1 次含服 2 片。心绞痛发作时，若含服 1 片无效，可在 3 ~ 5 min 之内追加 1 片含服；若连续含服硝酸甘油三四片仍不能控制疼痛症状，须应用强镇痛剂以缓解疼痛，并随即采用硝酸甘油或硝酸异山梨酯静脉滴注，硝酸甘油剂量以每分钟 5 g 开始，以后每 5 ~ 10 min 增加 5 g，直至症状缓解，最高剂量一般不超过每分钟 80 ~ 100 g，患者一旦出现头痛或血压降低（收缩压 < 90 mmHg），应迅速减少静脉滴注剂量；硝酸甘油或硝酸异山梨酯维持静脉滴注的剂量以每分钟 10 ~ 30 g 为宜；对于中危险组和高危险组的患者，硝酸甘油持续静脉滴注 24 ~ 48 h 即可，以免产生耐药性而降低疗效。目前，常

用的口服硝酸酯类药物为硝酸异山梨酯（消心痛）和 5- 单硝酸异山梨酯。①硝酸异山梨酯作用的持续时间为 4 ~ 5 h，故以每日 3 ~ 4 次口服给药为妥；②对劳力型心绞痛患者应集中在白天给药，5- 单硝酸异山梨酯可采用每日 2 次给药；③白天和夜间或清晨均有心绞痛发作者，硝酸异山梨酯可采用每 6 h 给药 1 次，但宜短期治疗以避免耐药性；④对于频繁发作的不稳定型心绞痛患者，口服硝酸异山梨酯短效药物的疗效常优于服用 5- 单硝类的长效药物，硝酸异山梨酯的使用剂量可从每次 10 mg 开始，症状控制不满意时可逐渐加大剂量，但每次一般不超过 40 mg，只要患者心绞痛发作时口含硝酸甘油有效，就应是增加硝酸异山梨酯剂量的指征；⑤若患者反复口含硝酸甘油不能缓解症状，常提示患者有极为严重的冠状动脉阻塞性病变，此时即使加大硝酸异山梨酯剂量也不一定能取得良好效果。

5. β 受体阻滞剂

此类药物对不稳定型心绞痛患者控制心绞痛症状以及改善患者近、远期预后均有好处。因此，除非有肺水肿、未稳定的左心衰竭、支气管哮喘、低血压（收缩压≤ 90 mmHg）、严重窦性心动过缓或 Ⅱ、Ⅲ 度房室传导阻滞等禁忌证，一般都主张常规服用 β 受体阻滞剂。选择受体阻滞剂药物时，应首选具有心脏选择性的药物，如阿替洛尔、美托洛尔和比索洛尔等。除少数症状严重者可采用静脉推注 β 受体阻滞剂外，一般主张口服给药，使用剂量应个体化，并根据患者症状、心率及血压情况调整剂量，如用阿替洛尔 12.5 ~ 25 mg，每日 2 次，口服；或用美托洛尔 25 ~ 50 mg，每日 2 ~ 3 次，口服；或用比索洛尔 5 ~ 10 mg，每日 1 次，口服。不伴有劳力型心绞痛的变异性心绞痛不主张使用。

6. 钙拮抗剂

服用此类药物以控制心肌缺血发作为主要目的。

（1）硝苯地平：对缓解冠状动脉痉挛有独到的效果，故为变异性心绞痛的首选用药，用法为：①硝苯地平 10 ~ 20 mg，每日 1 次，口服；②若仍不能有效控制变异性心绞痛的发作，还可与地尔硫䓬合用，以产生更强的解除冠状动脉痉挛的作用，病情稳定后可改为缓释和控释制剂；③短效二氢吡啶类药物也可用于治疗不稳定型心绞痛伴有高血压病患者，但应与 β 受体阻滞剂合用，该类药物的不良反应是加重左心功能不全，造成低血压和反射性心率加快，所以使用时须注意了解左心功能情况。

（2）地尔硫䓬：有减慢患者心率、降低心肌收缩力的作用，故地尔硫䓬较硝苯地平更常用于控制心绞痛发作，用法为：①地尔硫䓬 30 ~ 60 mg，每日 3 ~ 4 次，口服；②该药可与硝酸酯类药物合用，也可与 β 受体阻滞剂合用，但与后者合用时须密切注意患者心率和心功能变化，对已有窦性心动过缓和左心功能不全的患者，应禁用此类药物；③对于一些心绞痛反复发作、静脉滴注硝酸甘油不能控制的患者，也可试用地尔硫䓬静脉滴注，使用方法为 5 ~ 15 mg/（kg·min），可持续静脉滴注 24 ~ 48 h，静脉滴注过程中须密切观察患者心率、血压的变化；④静息心率 < 50 次 / 分者，应减少地尔硫䓬剂量或停用。

（3）维拉帕米：一般不与 β 受体阻滞剂配伍，维拉帕米多用于心绞痛合并支气管哮喘不能使用 β 受体阻滞剂的患者。总之，对于严重不稳定型心绞痛患者，常须联合应用硝酸酯类、β 受体阻滞剂、钙拮抗剂。

7. 降脂治疗

常用的为羟甲基戊二酰辅酶 A 还原酶抑制剂（HMG-CoA 还原酶抑制剂，简称他汀类）。如用辛伐他汀（舒降之）20 ~ 40 mg，每日 1 次，口服；或用普伐他汀（普拉固）10 ~ 40 mg，每日 1 次，口服；或用氟伐他汀（来适可）20 ~ 40 mg，每日 1 次。此类药物不宜与 β 类或烟酸类等药物合用，治疗过程中应注意肝功能及肌酸激酶的检测。

8. 伴随疾病的控制与治疗

如有高血压、糖尿病等，应予以相应治疗。

（三）不稳定型心绞痛的介入治疗和外科手术治疗

高危险组患者如果存在以下情况之一的，应考虑行紧急介入治疗或冠状动脉架桥术：①虽经内科加强治疗，心绞痛仍反复发作；②心绞痛发作时间明显延长超过 1 小时，药物治疗不能有效缓解缺血发作；③心绞痛发作时伴有血流动力学不稳定，如出现低血压、急性左心功能不全或伴有严重心律失常等。不稳定型心绞痛紧急介入治疗的风险一般高于择期介入治疗，故在决定之前应仔细权衡利弊，紧急介入治疗的主要目标是以迅速开通病变的血管，恢复其远端血流为原则，对于多支病变的患者，可以不必一次完成全部的血管重建，如果患者冠状动脉造影显示为左冠状动脉主干病变或慢性狭窄病变不适宜介入性治疗时，则应选择急诊冠脉搭桥术（CABG）。对于血流动力学不稳定的患者，最好同时应用主动脉内球囊反搏，力求稳定高危患者的血流动力学状态。除以上少数不稳定型心绞痛患者外，大多数不稳定型心绞痛患者的介入性治疗宜放在病情稳定至少 48h 后进行。

三、病情观察

（1）诊断明确者，应观察药物的治疗效果，注意心绞痛发作时心电图有无变化，心绞痛发作次数、时间、性质有无变化。

（2）诊断不明确者，应告知患者或亲属有关冠心病、心绞痛常用的诊断方法，建议患者行心电图负荷试验或 24 小时动态心电图监测，必要时可建议患者住院行冠状动脉造影以明确诊断。

（3）对于中、高危险度的不稳定型心绞痛患者，应收入住院行抗缺血治疗，并做心肌标志物及常规血液检查；对心电图正常或呈非特征性心电图改变的患者应继续评估病情及治疗效果，并行包括心电监护、迅速测定血清心肌标记物浓度、二维超声心动图检查等床旁监测（床旁监测应一直持续到获得一系列血清标记物浓度结果），评估患者有无缺血或梗死证据，再决定继续观察治疗。

四、病历记录

（一）门急诊病历

记录患者就诊时间，详细记录患者就诊的主要症状，如心前区疼痛的性质、部位、范围、持续时间、诱发因素、含服硝酸甘油能否缓解，有无呼吸困难、出汗、恶心、呕吐或眩晕，有无晕厥、昏迷等有无冠心病史及以往有无类似发作史。如有，应记录其诊疗经过、用药情况及其效果，以及是否维持治疗，如有，则应记录用药名称与剂量。询问既往有无高血压、糖尿病病史，有无烟酒嗜好，体格检查记录有无心率增快或减慢，听诊有无闻及第四心音（房性或收缩期前奔马律）、第三心音（室性）奔马律，有无第一、第二心音减轻、心包摩擦音和无收缩期杂音。辅助检查记录心电图、心肌酶谱等检查结果。

（二）住院病历

详尽记录患者主诉、发病过程、门急诊或外院诊疗经过、所用药物及效果，如何记录应提出本病的相应诊断、与其他疾病的鉴别要点、详尽的诊疗计划。病程记录主要记录患者入院治疗后的病情变化、治疗效果、上级医师的查访意见，患者的心电图、心电图运动试验、放射性核素及心肌酶谱等检查结果。需特殊检查或治疗者以及患者病情恶化的，应记录与患者或其亲属的谈话经过，无论同意与否，应请患者或亲属签名。

五、注意事项

（一）医患沟通

如患者心绞痛诊断明确，应告知患者或其亲属有关冠心病、心绞痛的特点、治疗药物及方法，告知患者调整饮食、戒烟酒，控制血压、血糖。心绞痛患者经治疗后应进行长期随访，了解患者药物治疗的依从情况，以及疗效、不良反应、心绞痛发作情况、生活质量等，如病程中心绞痛发作频繁，疼痛性质、时间发生变化时应立即来医院诊治；诊断不明确者，应告知患者或其直系亲属，有关心电图运动试验、放射性核素检查以及冠状动脉造影的目的、过程有无风险等，以得到患者的同意。对于中、高危险度的不稳定型心绞痛患者，多有发生急性心肌梗死危险尤其是肌钙蛋白T或Ⅰ增高的患者，此类患者病情极不稳定，死亡率高，应及时向家属交代清楚。一般应在上级医师的指导下，确定个体化的治疗方案，有关治疗的疗效、治疗中出现并发症、需调整治疗方案、需做特殊检查、需使用贵重药物以及行介入治疗的，应及时告知患者及其家属，以征得患者同意并签字为据。

不稳定型心绞痛患者出院后需定期门诊随访，低危险组的患者 1~2 个月随访 1 次，中、高危险组的患者无论是否行介入性治疗都应每月随访 1 次，如果病情无变化，随访半年即可。须嘱咐患者或家属，患者出院后仍需继续服用阿司匹林、β 受体阻滞剂和一些扩张冠状动脉的药物，不能突然减药或停药。

（二）经验指导

（1）不稳定型心绞痛诊断需注意以下几点：①不稳定型心绞痛的诊断应根据心绞痛发作的性质、特点，发作时的体征和发作时心电图改变以及冠心病危险因素等，结合临床综合判断，以提高诊断的准确性。②心绞痛发作时心电图 ST 段抬高和压低的动态变化最具诊断价值，应及时记录发作时和症状缓解后的心电图，动态 ST 段水平型或下斜型压低 ≥ 1 mV 或 ST 段抬高（肢体导联 ≥ 1 mV，胸导联 ≥ 2 mV）有诊断意义。若发作时倒置的 T 波呈伪性改变（假正常化），发作后 T 波恢复原倒置状态；或以前心电图正常者近期出现心前区多导联 T 波深倒，在排除非 Q 波性急性心肌梗死后结合临床也应考虑不稳定型心绞痛的诊断。当发作时心电图显示 ST 段压低 ≥ 0.5 mV 但 < 1 mV 时，仍需高度怀疑患本病。③不稳定型心绞痛急性期应避免做任何形式的负荷试验，这些检查宜放在病情稳定后进行。

（2）不稳定型心绞痛诊断明确后应进行不稳定型心绞痛危险度分层。患者病情严重性的判断主要依据患者心脏病病史、体征和心电图，特别是发作时的心电图，病史中的关键点是近 1 个月来的心绞痛发作频次，尤其是近 1 周的发作情况，其内容应包括：①活动耐量降低的程度。②发作持续时间和严重性加重情况。③是否在原劳力型心绞痛基础上近期出现静息心绞痛。根据心绞痛发作状况、发作时 ST 段压低程度以及发作时患者的一些特殊体征变化，可将不稳定型心绞痛患者分为高、中、低危险组。

（3）不稳定型心绞痛因其发病机制及分型的不同，治疗应遵循个体化的治疗原则。除口服阿司匹林及硝酸酯类药物作为常规治疗外，初发或恶化劳力型心绞痛应用 β 受体阻滞剂，自发型（包括变异性）心绞痛可应用钙离子拮抗剂，但常需两药或三药合用以增加疗效。病情较重者，可使用肝素及硝酸甘油。高危险组患者如果存在上述急诊治疗指征者，应考虑行紧急介入性治疗，大多数不稳定型心绞痛患者的介入性治疗宜放在病情稳定至少 48 h 后进行。不适宜经皮腔内冠状动脉成形术（PTCA）而心绞痛反复发作，内科治疗病情不能稳定者，可考虑行冠状动脉旁路移植术。

（贾 宇）

第三节　急性心肌梗死

急性心肌梗死（acute myocardial infarction，AMI）也称心肌急性缺血性坏死，原因是在冠状动脉病变的基础上，心肌发生严重而持久的急性缺血所致。具体原因分为冠状动脉粥样硬化病变的基础上继发血栓形成，非动脉粥样硬化所导致的心肌梗死可由感染性心内膜炎、血栓脱落、主动脉夹层、动脉炎等引起。发生心肌梗死时临床表现有剧烈持久的胸痛、组织坏死反应和心肌急性损伤、缺血和坏死的系列性心电图病变和血清酶学动态变化；严重的患者易发展为严重的心律失常、心源性休克和心力衰竭，甚至猝死。

一、诊断

（一）症状

随梗死的大小、部位、发展速度和原来心脏的功能情况等而轻重不同。

1. 疼痛

这是最先出现的症状，疼痛部位和性质与心绞痛相同，但常发生于安静或睡眠时，疼痛程度较重，范围较广，持续时间可长达数小时或数日，休息或含用硝酸甘油片多不能缓解，患者常烦躁不安、出汗、恐惧，有濒死感。临床上 1/6 ~ 1/3 的患者疼痛的性质及部位不典型：如位于上腹部，常被误认为胃溃疡穿孔或急性胰腺炎等急腹症；位于下颌或颈部，常被误认为牙病或骨关节病；部分患者无疼痛，多为糖尿病患者或老年人，一开始即表现为休克或急性心力衰竭；少数患者在整个病程中都无疼痛或其他症状，而事后才发现患过心肌梗死。

2. 全身症状

主要是发热，伴有心动过速、白细胞增高和红细胞沉降率增快等，由坏死物质吸收所引起。一般在疼痛发生后 24 ~ 48 h 出现，程度与梗死范围常呈正相关，体温一般在 38℃上下，很少超过 39℃，持续 1 周左右。

3. 胃肠道症状

约 1/3 有疼痛的患者，在发病早期伴有恶心、呕吐和上腹胀痛，与迷走神经受坏死心肌刺激和心排血量降低组织灌注不足等有关；肠胀气也不少见；重症者可发生呃逆（以下壁心肌梗死多见）。

4. 心律失常

见于 75% ~ 95% 的心肌梗死患者，多发生于起病后 1 ~ 2 周内，尤以 24 小时内最多见。各种心律失常中以室性心律失常最多，尤其是室性期前收缩；如室性期前收缩频发（每分钟 5 次以上），成对出现，心电图表现为多源性或落在前一心搏的易损期时，常预示即将发生室性心动过速或心室颤动。加速的心室自主心律时有发生，多数历时短暂，自行消失。各种程度的房室传导阻滞和束支传导阻滞也较多，严重者发生完全性房室传导阻滞。室上性心律失常则较少。

5. 充血性心力衰竭

急性心肌梗死患者 24% ~ 48% 存在不同程度的左心衰竭。严重者发生肺水肿。严重右心室梗死可有右心衰竭的临床表现。

6. 休克

急性心肌梗死中心源性休克的发生率为 4.6% ~ 16.1%，是由于心肌梗死面积广泛，心排血量急剧下降所致。

7. 不典型的临床表现

急性心肌梗死可以不发生疼痛。无痛病例绝大多数有休克、重度心力衰竭或脑血管意外等并发症。急性心肌梗死可表现为猝死。极少数心肌梗死患者急性期无任何症状，因其他疾病就诊进行心电图检查时而发现陈旧性心肌梗死改变。这类人可能对疼痛的敏感性低，在急性期症状模糊而未被察觉。

（二）体征

（1）心脏可有轻至中度增大，其中一部分与以往陈旧性心肌梗死或高血压有关。

（2）心率可增快或减慢，听诊时可闻及第四心音（房性或收缩期前奔马律）、第三心音（室性）奔马律，第一、第二心音多减轻。

（3）部分患者发病第 2 ~ 3 d 可闻及心包摩擦音；乳头肌功能障碍引起二尖瓣关闭不全时，可闻及收缩期杂音。

（4）右心室梗死严重时，可出现颈静脉怒张。

（5）除发病极早期可有一过性血压升高外，几乎所有患者病程中均有血压降低。

（三）检查

1. 实验室检查

（1）白细胞计数：白细胞增高常与体温升高平行发展，出现于发病的 24 ~ 48 h，持续数日，计数在（10 ~ 20）× 10^9/L，中性粒细胞 75% ~ 90%，嗜酸粒细胞常减少或消失。

（2）红细胞沉降率：红细胞沉降率增快在病后 24 ~ 48 小时出现，持续 2 ~ 3 周，常为轻至中度增快。

（3）心肌坏死的生化指标：①急性心肌梗死的血清酶学动态改变曲线为 CK、CK-MB、LDH$_1$（LDH 同工酶）在胸痛后 4 ~ 6 h 开始升高，20 ~ 24 h 达高峰，48 ~ 72 h 恢复正常；LDH 在胸痛后 8 ~ 12 h 开始升高，2 ~ 3 d 达高峰，1 ~ 2 周恢复正常，其中 CK-MB 和 LDH$_1$ 特异性高。②肌钙蛋白 TnT 或 TnI 在临床事件发生后 24 d 内超过正常（< 0.01 ng/ml）上限，可持续 7 ~ 10 d。

（4）血和尿肌红蛋白测定：尿肌红蛋白排泄和血清肌红蛋白含量测定，也有助于诊断急性心肌梗死。尿肌红蛋白在梗死后 5 ~ 40 h 开始排泄，平均持续达 83 h。血清肌红蛋白的升高出现时间较肌钙蛋白和 CK-MB 的出现时间均略早，高峰消失较快，多数 24 h 即恢复正常。

（5）其他：血清肌凝蛋白轻链或重链、血清游离脂肪酸、C 反应蛋白在急性心肌梗死后均增高。血清游离脂肪酸显著增高者易发生严重室性心律失常。此外，急性心肌梗死时，由于应激反应，血糖可升高，糖耐量可暂时降低，2 ~ 3 周后恢复正常。

2. 心电图检查

（1）特征性改变：有 Q 波心肌梗死为：①宽而深的 Q 波。②ST 段呈弓背向上型抬高，与 T 波相连形成单相曲线。③T 波倒置，常在梗死后期出现。无 Q 波心肌梗死为普遍性 ST 段压低 ≥ 0.1 mV，但 aVR（有时还有 V1）导联 ST 段抬高，或有对称性 T 波倒置。

（2）动态改变（有 Q 波心肌梗死者）：①起病数小时内的超急性期，出现异常高大且两支不对称的 T 波。②数小时后，ST 段明显弓背向上抬高与逐渐降低的直立 T 波连接，形成单相曲线；出现病理性 Q 波或 QS 波，R 波减低，为急性期改变。③ST 段抬高持续数日至 2 周左右，逐渐回到基线水平，T 波由低直、平坦、双向至倒置，为亚急性期改变。④数周至数月后 T 波尖锐倒置，回复至正常，或遗留程度不等的 T 波尖锐倒置（以后可恢复至正常），或 T 波低平改变（为慢性或陈旧性心肌梗死）。病理性 Q 波也可为此期唯一的心电图改变。

3. 放射性核素检查

心肌灌注断层显像可为急性心肌梗死的定位与定量诊断提供证据，方法简便易行。

4. 超声心动图检查

根据超声心动图上所见的室壁运动异常可对心肌缺血区做出判断。在评价有胸痛而无特征性心电图变化时，超声心动图有助于排除主动脉夹层，评估心脏整体和局部功能、乳头肌功能不全、室壁瘤和室间隔穿孔等。多巴酚丁胺负荷超声心动图检查还可用于评价心肌存活性。

（四）诊断要点

（1）有上述典型的临床表现、特征性的心电图改变及动态演变过程、实验室检查发现，诊断本病并不困难。

（2）老年患者，突然发生的严重心律失常、休克、心力衰竭而原因不明，或突然发生的较重而持久胸闷和胸痛者，都应考虑本病的可能。除应按急性心肌梗死处理外，短期内进行心电图和血清酶、肌钙蛋白测定等的动态观察，可以确定诊断。

（五）鉴别诊断

1. 心绞痛胸痛

很少超过 15 min，一般不伴有低血压或休克；心电图如有变化，一般为 ST 段下移，T 波倒置，且常随胸痛缓解而恢复如前，无动态演变规律，变异性心绞痛患者可有 ST 段抬高，但时间短暂，无坏死性 Q 波，无血清酶升高。

2. 急腹症

如溃疡病穿孔、急性胰腺炎、急性胆囊炎等，患者多可查得相应的病史及客观体征，缺乏急性心肌梗死的心电图特征性改变和血清酶升高。

3. 急性肺动脉栓塞

突然发作胸痛、呼吸困难或有咯血、常伴有休克和右心室急剧增大、肺动脉瓣区搏动增强及第二心音亢进、三尖瓣区出现收缩期杂音等右心负荷加重的表现。心电图电轴右偏，出现 $S_{\mathrm{I}} Q_{\mathrm{III}} T_{\mathrm{III}}$，V1 导联呈 rSr 及 T 波倒置。

4. 主动脉夹层动脉瘤

胸痛剧烈呈撕裂样，常放射至背、腰部及下肢，血压多不下降反而上升，两上肢血压有时出现明显差别，且常出现主动脉瓣关闭不全等，X 线及超声心动图检查可发现主动脉进行性加宽。

二、治疗

对 ST 段抬高的急性心肌梗死（AMI）诊疗的关键是应早发现、早住院，加强院前就地处理。治疗原则是尽快恢复心肌的血流灌注，到达医院后 30 min 内开始溶栓或 90 min 内开始冠状动脉介入治疗，以挽救濒死的心肌，防止梗死范围扩大，缩小心肌缺血范围，并保护心脏功能。同时，应及时处理严重心律失常、泵衰竭和各种并发症，防止猝死。

对非 ST 段抬高的急性心肌梗死的治疗可以应用抗凝抗血小板的抗栓治疗，而不采用纤维蛋白溶解药物溶栓；是否进行 PC 治疗，应根据本地本医院条件和经验决定。

（一）ST 段抬高的急性心肌梗死

1. 一般治疗

（1）监测：持续心电、血压和血氧饱和度监测，及时发现和处理心律失常、血流动力学异常和低氧血症。

（2）卧床休息：可降低心肌耗氧量，减少心肌损害。对血流动力学稳定且无并发症的 AMI 患者卧床休息 1 ~ 3 d，而对病情不稳定及高危患者卧床时间应适当延长。

（3）建立静脉通道：保持给药途径畅通。

（4）镇痛：AMI 时剧烈胸痛使患者交感神经过度兴奋，产生心动过速、血压升高和心肌收缩功能增强，从而增加心肌耗氧量，并易诱发快速性室性心律失常，应迅速给予有效镇痛剂。可给哌替啶 50～100 mg 肌内注射或吗啡 3～5 mg 静脉推注，必要时 1～2 h 后重复 1 次，若有胸痛，每 4～6 h 可重复应用，注意该药可导致呼吸功能抑制，并有恶心、呕吐、低血压等不良反应。一旦出现呼吸抑制，可每隔 3 min 静脉推注纳洛酮 0.4 mg（最多 3 次）以拮抗之。

（5）吸氧：AMI 初发时即使无并发症，也应给予鼻导管吸氧，以纠正因肺淤血和肺通气或血流比例失调所致的缺氧。在严重左心衰竭、肺水肿和有机械并发症的患者，多伴有严重低氧血症，需要面罩加压给氧或气管插管机械通气给氧。

2. 再灌注治疗

对 ST 段抬高的 AMI 应该尽早进行心肌再灌注治疗。1 h 内溶栓治疗的开通率可达 80% 以上，随着时间的延长开通率不断降低，最佳时间是在发病后前 3 h 内。尤其对前壁心肌梗死、低血压（收缩压 < 100 mmHg）或心率增快（> 100 次 / 分）的患者治疗意义更大。经皮介入治疗越早实施，挽救心肌越多，患者预后越好。

（1）溶栓治疗：AMI 溶栓治疗与安慰剂相比可明显降低病死率，症状出现后越早进行溶栓治疗，降低病死率效果越明显（ⅠA），但对梗死后 6～12 h 仍有胸痛及 ST 段抬高的患者溶栓治疗仍可获益。溶栓治疗获益的机制为挽救濒死心肌和预防心肌梗死后心室重塑。溶栓治疗的具体方法及其适应证、禁忌证详见本节"急性心肌梗死溶栓治疗"的内容。

（2）药物治疗

1）硝酸酯类药物：AMI 患者使用硝酸酯类药物可轻度降低病死率。AMI 早期通常给予硝酸甘油静脉滴注 24～48 h。对 AMI 伴再发性心肌缺血、充血性心力衰竭或需处理的高血压患者更为适宜。①静脉滴注硝酸甘油应从低剂量（每分钟 10 μg）开始，可酌情逐渐增加剂量，每 5～10 min 增加 510 μg，直至症状控制；②血压正常者动脉收缩压降低 10mmHg 或高血压患者动脉收缩压降低 30 mmHg，为有效治疗剂量范围；③在静脉滴注过程中，如果出现心率明显加快或收缩压 ≤ 90 mmHg，应减慢滴注速度或暂停使用；④静脉滴注硝酸甘油的最高剂量以不超过每分钟 200 μg 为宜，过高剂量可增加低血压的危险，对 AMI 患者是不利的；⑤硝酸甘油持续静脉滴注的时限为 24～48 h，开始 24 h 一般不会产生耐药性，后 24 h 若硝酸甘油的疗效减弱或消失可增加滴注剂量。因为中长效的硝酸酯类药物作用时间长，血流动力学不易纠正，所以中长效的硝酸酯类药物不推荐在 AMI 时应用。

硝酸酯类药物的不良反应有头痛、反射性心动过速和低血压等。该药的禁忌证为 AMI 并发低血压（收缩压 ≤ 90 mmHg）或心动过速（心率 > 100 次 / 分），下壁伴右心室梗死时即使无低血压也应慎用。

2）抗血小板治疗：冠状动脉内斑块破裂诱发局部血栓形成是导致 AMI 的主要原因。在急性血栓形成中，血小板活化起着十分重要的作用。抗血小板治疗已成为 AMI 的常规治疗，溶栓前即应使用。阿司匹林和氯吡格雷是目前临床上常用的抗血小板药物。

①阿司匹林：阿司匹林通过抑制血小板内的环氧化酶使血栓烷 A_2（血栓素 A_2）合成减少，达到抑制血小板聚集的作用。阿司匹林的上述抑制作用是不可逆的，由于每日均有新生的血小板产生，当新生血小板占整体的 10% 时，血小板功能即可恢复正常，所以阿司匹林需每日维持服用。阿司匹林口服的生物利用度为 70% 左右，1～2 h 内血浆浓度达高峰，半衰期随剂量增加而延长。AMI 急性期阿司匹林使用剂量应为每日 150～300 mg，首次服用时应选择水溶性阿司匹林或肠溶阿司匹林嚼服以达到迅速吸收的目的，3 d 后改为小剂量每日 75～150 mg 维持。

②氯吡格雷：氯吡格雷主要抑制 ADP 诱导的血小板聚集。口服后起效快，不良反应明显低于噻氯匹定，现已替代噻氯匹定。初始剂量为 300 mg，以后剂量每日 75 mg 维持。

3）抗凝治疗：凝血酶是使纤维蛋白原转变为纤维蛋白并形成血栓的关键环节。因此，抑制凝血酶至关重要。抑制途径包括抑制凝血活酶（Ⅹa 因子）生成和直接灭活凝血酶（Ⅱa 因子）。显然抑制上游Ⅹa 比抑制下游Ⅱa 对于预防血栓形成更有效。目前在防治急性冠脉综合征中，经大型临床试验证实有效的为普通肝素和低分子量肝素。

①普通肝素：对于 ST 段抬高的 AMI，肝素作为溶栓治疗的辅助用药，而对于非 ST 段抬高的 AMI，肝素则作为常规的治疗用药。一般使用方法是先静脉推注 5000 U 冲击量，继以每小时 1000 U 维持静脉滴注，每 4～6 h 测定 1 次 APTT 或 ACT，根据 APTT 或 ACT 调整肝素剂量，使 APTT 保持在 50～80 s。静脉给药肝素一般使用时间为 48～72 h，以后可改用皮下注射肝素钙 7500 U，每 12 h 注射 1 次，治疗 2～3 d。如果存在体循环血栓形成的倾向，如左心室附壁血栓形成、心房颤动或有静脉血栓栓塞史的患者，静脉肝素治疗时间可适当延长或改口服抗凝药物。肝素作为 AMI 溶栓的辅助治疗，随溶栓制剂不同，用法也有不同。rt-PA 为选择性溶栓剂，半衰期短，对全身纤维蛋白原影响较小，血栓溶解后仍有再次血栓形成的可能，故需要充分抗凝治疗。尿激酶和链激酶均为非选择性溶栓剂，消耗因子Ⅴ和Ⅷ，大量降解纤维蛋白原。因此，溶栓期间不需要继续充分抗凝治疗，溶栓后 6 h 开始测定 APTT 或 ACT，待 APTT 恢复到对照值 2 倍以内时（约 70 s）开始给予皮下肝素治疗。对于就诊晚已失去栓治疗机会、临床未显示自发再通或经溶栓治疗临床判断能再通的患者，肝素静脉滴注治疗是否有利并无充分证据；相反，对于大面积前壁心肌梗死的患者，有增加心脏破裂的倾向。此情况下以采用皮下注射肝素治疗较为稳妥。

②低分子量肝素：低分子量肝素为普通肝素的一个片段，平均分子量为 4000～6500，抗Ⅹa 因子的作用是普通肝素的 2～4 倍，但抗Ⅱa 因子的作用弱于后

者。由于倍增效应，预防血栓形成的效应，低分子量肝素优于普通肝素。大量随机临床试验研究 ESSENCE、TIMI11B 和 FRAXIS 等证明，低分子量肝素在降低不稳定性心绞痛患者的心脏事件方面优于或者等于静脉滴注普通肝素。鉴于低分子量肝素应用方便、不需监测凝血时间、出血并发症低等优点，建议用低分子量肝素代替普通肝素。

4）β受体阻滞剂（IA）：β受体阻滞剂通过减慢心率、降低血压和减弱心肌收缩力来减少心肌耗氧量，对改善缺血区的氧供需平衡、缩小心肌梗死面积、降低急性期病死率有肯定的疗效。在无禁忌证时应及早足量应用。常用的β受体阻滞剂为美托洛尔、阿替洛尔，前者常用剂量为每次 25 ～ 100 mg，每日 2 ～ 3 次，后者为每次 6.25 ～ 50 mg，每日 2 次，用药时须严密观察，使用剂量必须个体化。在急症情况下如前壁 AMI 伴有剧烈胸痛和高血压，β受体阻滞剂可静脉使用，美托洛尔静脉注射剂量为每次 5 mg，间隔 3 ～ 5 min 后可再给予 1 ～ 2 次，若血压和心率稳定，每次 50 mg，每日 4 次口服，然后每次 75 ～ 100 mg，每日 2 次维持治疗。

β受体阻滞剂治疗的禁忌证为：①病态窦房结综合征，窦性心率＜ 50 次 / 分；②休克，收缩压小于 90 mmHg；③中、重度左心衰竭（≥ killip Ⅲ级）；④Ⅱ、Ⅲ度房室传导阻滞或 P-R 间期＞ 0.26 s；⑤哮喘；⑥末梢循环灌注不良。相对禁忌证：①动脉收缩压＜ 100 mmHg；②周围血管疾病；③胰岛素依赖性糖尿病；④心率＜ 60 次 / 分。

5）ACE 抑制剂：CCS-1（China cardiac study-1，中国心脏研究 -1）研究已确定 AMI 早期使用 ACE 抑制剂能降低病死率，尤其是前 6 周的病死率降低最为显著，而前壁心肌梗死伴有左心室功能不全的患者获益最大。在无禁忌证的情况下，溶栓治疗后血压稳定即可开始使用 ACE 抑制剂。ACE 抑制剂使用的剂量和时限应视患者情况而定。一般来说，AMI 早期 ACE 抑制剂应从低剂量开始逐渐增加剂量。如初始给予卡托普利 6.25 mg 作为试验剂量，1d 内可加至 12.5 mg 或 25 mg，次日加至 12.5 ～ 25 mg，每日 3 次。长期应用可以防止心肌梗死后的心室重塑。

ACE 抑制剂的禁忌证：① AMI 急性期动脉收缩压小于 90 mmHg；②临床出现严重肾衰竭（血肌酐＞ 265 μmol/L）；③有双侧肾动脉狭窄病史者；④对 ACE 抑制剂过敏者；⑤妊娠、哺乳期妇女等。

（二）非 ST 段抬高的急性心肌梗死

1. 药物治疗

除溶栓治疗外，所有 ST 段抬高的 AMI 的药物治疗均适用于非 ST 段抬高的 AMI 的治疗。此外，非 ST 段抬高的 AMI 适用的治疗措施如下。

（1）血小板膜糖蛋白（GP）Ⅱb/ Ⅲa 受体拮抗剂：当血小板被活化后，血小板膜 GP Ⅱb/ Ⅲa 受体改变，其构型与纤维蛋白原二聚体的一端结合完成血小板聚集，所以 GP Ⅱb/ Ⅲa 受体被认为是血小板聚集的最后共同途径。目前，临床使用的血小板 GP Ⅱ b/ Ⅲ a 受体拮抗剂有以下 3 种：阿昔单抗（abciximab，reopro）、依替非巴肽（eptifibatide，integrilin）和替罗非班（tirofiban）。临床研究显示，以上 3 种药物的静脉制剂在接受介入治疗的急性冠状动脉综合征（ACS）患者均有肯定的疗效，在非介入治疗的 ACS 患者中疗效不能肯定，口服制剂在治疗非 ST 段抬高的 ACS 患者中疗效不优于阿司匹林。

（2）低分子量肝素：临床试验研究显示，在非 ST 段抬高的 ACS 患者中使用低分子量肝素在降低心脏事件方面优于或等于静脉滴注肝素的疗效。由于其使用方便、不需监测凝血时间、不会产生普通肝素引起的血小板减少症，现已主张用低分子量肝素替代普通肝素治疗非 ST 段抬高的急性冠状动脉综合征。

（3）钙拮抗剂：在 AMI 治疗中不作为一线用药。临床试验研究显示，无论 Q 波或非 Q 波心肌梗死的早期或晚期，即使合用受体阻滞剂，给予速效硝苯地平不能降低、甚至可增加再梗死发生率和病死率。因此，在 AMI 治疗中不宜使用钙拮抗剂。对于无左心衰竭的非 Q 波 AMI 患者，服用地尔硫䓬可能降低再梗死发生率，有一定的临床益处。AMI 并发快速心房颤动（心室率＞ 100 次 / 分），且无严重左心功能障碍的患者，可静脉使用地尔硫䓬，5 min 内缓慢推注 10 mg，随之 5 ~ 15 μg/（kg·min）维持静脉滴注，静脉滴注过程中需密切观察心率、血压的变化，如心率＜ 55 次 / 分，应减少剂量或停用，静脉滴注时间不宜超过 48 h。AMI 后心绞痛频发，禁忌应用 β 受体阻滞剂的患者，应用此药可获益。

2. 介入治疗

对非 ST 段抬高的 AMI 紧急介入治疗是否优于保守治疗现尚无充分证据。由于多支严重狭窄病变、陈旧性心肌梗死以及合并高血压、糖尿病在非 ST 段抬高的 AMI 患者中更常见，紧急介入治疗的风险反而大于 ST 段抬高的 A 患者。因此，较为稳妥的策略是：先对非 ST 段抬高的 AMI 患者进行危险性分层，低危险度的患者可择期行冠状动脉造影和介入治疗，对于中危险度和高危险度的患者，紧急介入治疗应为首选，而高危险度患者合并心源性休克时，应先插入主动脉内气囊反搏（IABP），尽可能使血压稳定后再行介入治疗。

（三）急性心肌梗死溶栓治疗

1. 溶栓治疗的适应证

（1）两个或两个以上相邻导联 ST 段抬高（胸导联 ≥ 0.2 mV、肢体导联 ≥ 0.1mV）或 AMI 病史伴新发生的左束支传导阻滞、起病时间＜ 12 h、年龄＜ 75 岁（ACC/AHA 指南列为 Ⅰ 类适应证）。

（2）对前壁心肌梗死、低血压（收缩压＜ 100 mmHg）或心率增快（＞ 100 次 / 分）的患者治疗意义更大。

（3）对ST段抬高且年龄≥75岁这类患者无论是否溶栓治疗，AMI死亡的危险性均很大。研究表明，年龄≥75岁的患者溶栓治疗降低病死率的程度低于75岁以下患者，治疗益处相对降低，但是对年龄≥75岁的AMI患者溶栓治疗每1000例患者仍可多挽救10人生命。因此，慎重权衡利弊后仍可考虑溶栓治疗（ACC/AHA指南列为Ⅱa类适应证）。

（4）ST段抬高的AMI发病时间在12～24 h者，溶栓治疗获益不大。但是，对于有进行性缺血性胸痛、广泛ST段抬高并经过选择的患者，仍可考虑溶栓治疗（ACC/AHA指南列为Ⅱb类适应证）。

（5）对高危心肌梗死患者，就诊时收缩压＞180 mmHg和（或）舒张压＞110 mmHg，由于此类患者颅内出血的危险性较大，应认真权衡溶栓治疗的益处与出血性脑卒中的危险性。先应镇痛、降压（如应用硝酸甘油静脉滴注、β受体阻滞剂口服等），将血压降至150/90 mmHg时再行溶栓治疗，降压是否能降低颅内出血的危险性尚未得到证实。此类患者若有条件应考虑直接行PTCA或支架置入术（ACC/AHA指南列为Ⅱb类适应证）。而对于虽有ST段抬高，但起病时间＞24 h，缺血性胸痛已消失者或仅有ST段压低者，不主张溶栓治疗（ACC/AHA指南列为Ⅲ类适应证）。

2. 溶栓治疗的禁忌证

（1）既往发生过出血性脑卒中，1年内发生过缺血性脑卒中或脑血管事件；颅内肿瘤。

（2）近期（2～4周）有活动性内脏出血（月经除外）。

（3）可疑主动脉夹层。

（4）入院时严重且未控制的高血压（＞180/110 mmHg）或慢性严重高血压病史。

（5）目前正在使用治疗剂量的抗凝药（INR为2～3），已知的出血倾向。

（6）近期（24周）有创伤史，包括头部创伤、创伤性心肺复苏或较长时间（＞10 min）的心肺复苏。

（7）近期（＜3周）接受外科大手术。

（8）近期（＜2周）在不能压迫部位的大血管穿刺。

（9）曾使用链激酶（尤其5日～2年内使用者）或对其过敏的患者，不能重复使用链激酶。

（10）妊娠。

（11）活动性消化性溃疡。

3. 溶栓治疗的并发症

轻度出血时是指皮肤、黏膜瘀斑，肉眼及显微镜下血尿，或小量咯血、呕血等（穿刺或注射部位少量瘀斑不作为并发症）；重度出血是指大量咯血或消化道大出血、腹膜后出血等引起失血性低血压或休克需要输血者；危及生命的出血包括颅内、蛛网膜下腔、纵隔内或心包出血。再灌注性心律失常是短暂的，尤其多见于溶栓治疗的结束阶段，应该注意监测，及时处理，并注意其对血流动力学影响。一过性低血压及变态反应多见于应用链激酶或重组链激酶时。

4. 溶栓剂的使用方法

（1）尿激酶：我国应用最广的溶栓剂，根据大量临床试验结果，目前建议剂量为150万U于30 min内静脉滴注，配合肝素钙皮下注射7500～10 000 U每12 h 1次或低分子量肝素4000～5000 U腹部皮下注射，每日2次。

（2）链激酶或重组链激酶：根据国际上进行的大量临床试验及国内的研究，建议150万U于1 h内静脉滴注，配合肝素钙皮下注射7500～10 000 U每12 h1次或低分子量肝素4000～5000 U腹部皮下注射，每日2次。

（3）重组组织型纤溶酶原激活剂（rt-PA）：国外较为普遍的用法为加速给药方案（即GUSTO方案）。首先静脉注射15 mg，继之在30 min内静脉滴注0.75 mg/kg（不超过50 mg），再在60 min内静脉滴注0.5 mg/kg（不超过35 mg）。给药前静脉推注肝素5000 U，继之以每小时1000 U的速率静脉滴注，以APTT结果调整肝素给药剂量，使APTT维持在60～80 s。鉴于东西方人群凝血活性可能存在差异，以及我国脑出血发生率高于西方人群，我国进行的TUCC（中国rt-PA与尿激酶对比研究），临床试验应用rt-PA 50 mg（8 mg静脉注射，42 mg在90 min内静脉滴注，配合肝素静脉应用，方法同上）也取得了较好疗效。其90 min冠状动脉造影通畅率明显高于尿激酶。出血需要输血及脑出血发生率与尿激酶溶栓无显著差异。

三、病情观察

（1）急诊科对疑诊急性心肌梗死的患者应争取在10 min内完成临床检查，描记18导联心电图并进行分析，对有适应证的患者在就诊后30 min内开始溶栓治疗，或90 min内直接行急诊经皮冠脉腔内成形术（PTCA）。常规治疗时应注意监测和防治急性心肌梗死的不良事件或并发症。

（2）对非ST段抬高，但心电图高度怀疑缺血（ST段下移、T波倒置）或有左束支传导阻滞、临床病史高度提示心肌缺血的患者，应入院行抗缺血治疗，并做心肌标志物及常规血液检查；对心电图正常或呈非特征性心电图改变的患者，应在急诊科继续对病情进行评价和治疗，并进行床旁监测，包括心电监护、迅速测定血清心肌标志物浓度及二维超声心动图检查等；二维超声心动图可在缺血损伤数分钟内发现节段性室壁运动障碍，有助于急性心肌梗死的早期诊断，对疑诊主动脉夹层、心包炎和肺动脉栓塞的鉴别诊断具有特殊价值，床旁监测应一直持续到获得一系列血清标记物浓度结果，最后评估有无缺血或梗死证据，再决定继续观察或入院治疗。

（3）如果心电图表现无决定性诊断意义，早期血液化验结果为阴性，但临床表现高度可疑，则应以血清心肌标志物监测急性心肌梗死，推荐患者入院后即刻、2～4 h、6～9 h、12～24 h 采血，采用快速床旁测定，以迅速得到结果，如临床疑有再发心肌梗死，则应连续测定存在时间短的血清心肌标志物，如肌红蛋白、CK-MB 及其他心肌标志物，以确定再梗死的诊断和发生时间。

四、病历记录

（一）门急诊病历

记录患者就诊时间，详细记录患者就诊的主要症状，如心前区疼痛的性质、部位、范围、持续时间、诱发因素、含服硝酸甘油能否缓解等，有无呼吸困难、出汗、恶心、呕吐或眩晕、晕厥、昏迷等，以往有无类似发作史；如有，应记录其诊疗经过、用药情况、效果如何；是否维持治疗，如有则应记录所用药物的名称与剂量。询问既往有无高血压、糖尿病病史，有无烟酒嗜好，体格检查注意有无心率增快或减慢，听诊有无第四心音房性或收缩期前奔马律，第三心音（室性）奔马律，有无第一、第二心音减轻，有无心包摩擦音，有无收缩期杂音。注意心前区有无压痛点，辅助检查记录心电图、心肌酶谱等检查结果。

（二）住院病历

住院病历应记录患者主诉、发病过程、门急诊或外院诊疗经过、所用药物及效果如何。首次病程记录应提出本病的相应诊断、与其他疾病的鉴别要点、详尽的诊疗计划。病程记录患者住院治疗后的病情变化、治疗效果记录有关心电图、心电图运动试验、放射性核素及心肌酶谱等检查的结果。需行介入治疗的，以及患者病情恶化的，记录与患者或其亲属的谈话经过，无论同意与否，应请患者或其亲属签名。

五、注意事项

（一）医患沟通

急性缺血性胸痛及疑诊急性心肌梗死的急诊患者，临床上常用初始的 18 导联心电图来评估诊断其危险性，患者病死率随 ST 段拾高的心电图导联数的增加而增高。如患者伴有下列任何 1 项，即属于高危患者：女性、高龄（＞70 岁）、既往有急性心肌梗死史、心房颤动、前壁心肌梗死、肺部啰音、低血压、窦性心动过速、糖尿病。肌钙蛋白水平越高，预测的危险越大、病情越危重、死亡率越高，应及时向家属交代清楚。在上级医师的指导下，确定个体化的治疗方案。有关治疗的效果、治疗中出现的并发症、需调整治疗方案，或需做特殊检查和行介入治疗时，应及时告知患者及其家属，以征得患者同意并签字为据。

（二）经验指导

（1）急性心肌梗死疼痛通常位于胸骨后或左胸部，可向左上臂、颌部、背部或肩部放射，有时疼痛部位不典型，可见于上腹部、颈部、下颌等部位。疼痛常持续 20 min 以上，通常呈剧烈的压榨性疼痛或紧迫、烧灼感，常伴有呼吸困难、出汗、恶心、呕吐或眩晕等。诊断中应注意非典型疼痛部位、无痛性心肌梗死和其他不典型表现的急性心肌梗死，女性常表现为不典型胸痛，而老年人更多地表现为呼吸困难，临床上要注意与急性肺动脉栓塞、急性主动脉夹层、急性心包炎及急性胸膜炎等引起的胸痛相鉴别。

（2）部分心肌梗死患者心电图不表现为 ST 段抬高，而表现为其他非诊断性的心电图改变，常见于老年人及有心肌梗死病史的患者，因此血清心肌标志物浓度的测定对诊断心肌梗死有重要价值。应用心电图诊断急性心肌梗死时应注意超急性期 T 波改变、后壁心肌梗死、右室梗死及非典型心肌梗死的心电图表现，伴有束支传导阻滞时，心电图诊断心肌梗死困难，需进一步检查确立诊断。

（3）急性心肌梗死患者被送达医院急诊室后，临床医师应迅速做出诊断并尽早给予再灌注治疗。对 ST 段抬高的急性心肌梗死患者，应在 30 min 内收住冠心病监护病房（CCU）开始溶栓，或在 90 min 内开始行急诊经皮冠脉腔内成形术（PTCA）治疗；典型的临床表现和心电图 ST 段抬高已能确诊为急性心肌梗死时，绝不能因等待血清心肌标志物检查结果而延误再灌注治疗的时间。

（4）急性心肌梗死患者行溶栓治疗时要注意溶栓的适应证和禁忌证；溶栓时间越早，病死率越低。同时要注意溶栓药物的不良反应。

（5）急性心肌梗死急性期不应对非梗死相关动脉行选择性经皮冠脉腔内成形术（PTCA），发病 12 h 以上或已接受溶栓治疗且已无心肌缺血证据者，不应进行直接（急诊）PTCA；直接 PTCA 必须避免时间延误，必须由有经验的医师进行，否则不能达到理想效果，治疗的重点仍应放在早期溶栓上。

（6）心律失常处理上首先应加强针对急性心肌梗死、心肌缺血的治疗，溶栓、血运重建术（急诊 PTCA、冠状动脉架桥术）、β 受体阻滞剂、主动脉内球囊反搏（IABP）、纠正电解质紊乱等均可预防或减少心律失常的发生。药物治疗时要注意各种药物的适应证和禁忌证以及不良反应。

（李玉梅）

第四节　冠心病的康复护理

一、疾病概述

冠心病是动脉粥样硬化导致器官病变的最常见类型，也是严重危害人类健康的常见病。经济发达国家发病率较高，在发展中国家也日趋严重。据世界卫生组织（WHO）2021 年资料显示，我国冠心病死亡人数已列世界第一位，近年来发病呈年轻化趋势，已成为威胁人类健康的主要疾病之一。

根据病理解剖和病理生理变化的不同，冠心病有不同的临床分型。1979 年，WHO曾分为无症状性心肌缺血、心绞痛、心肌梗死、缺血性心肌病和猝死 5 型。近年来，根据发病特点和治疗原则的不同，趋于将本病分为急性冠脉综合征和慢性冠脉病。本节重点介绍心绞痛和心肌梗死的康复护理。

（一）心绞痛

1. 定义

心绞痛是在冠状动脉狭窄的基础上，由于心肌负荷的增加而引起心肌急剧的、暂时的缺血与缺氧，以发作性胸痛或胸部不适为主要表现的临床综合征。心绞痛包括稳定型心绞痛和不稳定型心绞痛。

2. 治疗原则

稳定型心绞痛的治疗原则有 3 点：①避免诱发因素；②改善冠状动脉的血供和降低心肌的耗氧量，减轻症状和缺血发作；③治疗动脉粥样硬化，预防心肌梗死和猝死，延长生存期，提高生活质量。

不稳定型心绞痛病情发展常难以预料，应使患者处于监控之下，疼痛发作频繁或持续不缓解及高危组的患者，应立即住院进行一般处理、止痛、抗凝等治疗；必要时进行急诊冠脉造影，考虑经皮冠状动脉介入治疗（PCI）。

（二）急性冠脉综合征

1. 定义

急性冠脉综合征（acute coronary syndrome，ACS）是一组由急性心肌缺血引起的临床综合征，主要包括不稳定型心绞痛（UA）、急性非 ST 段抬高型心肌梗死（NSTEMI）和急性 ST 段抬高型心肌梗死（STEMI）。

（1）UA 和 NSTEMI。UA 和 NSTEMI 是由于动脉粥样斑块破裂或糜烂，伴有不同程度的表面血栓形成、血管痉挛及远端血管栓塞所导致的一组临床症状，合称为非 ST 段抬高型急性冠脉综合征。

（2）STEMI。STEMI 是指急性心肌缺血性坏死，大多是在冠脉病变的基础上，发生冠脉血供急剧减少或中断，使相应心肌发生严重而持久的急性缺血所致。通常原因为在冠脉不稳定斑块破裂、糜烂基础上继发血栓形成所导致的冠状动脉血管持续、完全闭塞。

2. 治疗原则

（1）UA 和 NSTEMI 是严重的、具有潜在危险的疾病，其治疗目的主要有 2 个：①即刻缓解缺血；②预防严重不良反应后果（死亡，或心肌梗死，或再梗死）。UA 和 NSTEMI 治疗包括抗缺血治疗、抗血栓治疗和根据危险度分层进行有创治疗。

（2）对于 STEMI，强调及早发现、及早住院，并加强住院前的就地处理。治疗原则是尽快恢复心肌的血液灌注（到达医院后 30 min 内开始溶栓，或 90 min 内开始介入治疗），以挽救濒死的心肌，防止梗死扩大或缩小心肌缺血范围，保护和维持心脏功能，及时处理严重心律失常、泵衰竭和各种并发症防止猝死，使患者不但能度过急性期，并且康复后还能保持尽可能多的有功能的心肌。

二、康复护理

心脏康复/二级预防对无并发症的冠心病患者很有价值，常规的心脏康复方案包括药物、营养、个体化运动方案、危险因素控制、健康教育和心理社会支持。给患者提供适当的康复锻炼计划、教育和咨询服务，帮助患者改变不良的生活习惯，培养和保持健康的行为，抑制和逆转冠心病的进展，可提高患者的生活质量和独立性，并促进他们早日融入社会。同时，使再发心脏事件风险和心血管死亡风险减少，延长患者寿命。

需要康复护理的冠心病患者包括已被送往医院的急性冠脉综合征患者、急性心肌梗死后的患者、慢性缺血性心脏病患者、曾接受冠状动脉搭桥术和经皮腔内冠状动脉成形术的患者。

（一）心绞痛

1. 药物

（1）硝酸甘油。心绞痛发作时，给予硝酸甘油 0.5 mg 舌下含服，1～2 min 起效，约 0.5 h 后作用消失。用药后，注意观察患者胸痛变化情况，若延迟见效，则提示患者并非患冠心病；或完全无效，则提示为严重的冠心病，须及时报告医生处理。对于心绞痛发作频繁者，可静脉滴注或泵入硝酸甘油。注意观察副作用，若出现头痛、面色潮红、心率反射性加快和低血压等症状，应告知患者是由于药物所产生的血管扩张作用所导致，以便其消除顾虑。患者第一次含服硝酸甘油时，应注意可能发生直立性低血压，服药后嘱患者卧床休息，谨防跌倒。

（2）硝酸异山梨酯。心绞痛发作时，可予硝酸异山梨酯片 5 ~ 10 mg 舌下含服，2 ~ 5 min 见效，作用维持 2 ~ 3 h；还可用供喷雾吸入用的制剂。

（3）他汀类药物。所有冠心病患者，无论其血脂水平如何，均应给予他汀类药物，并根据目标 LDL-C 水平（1.8 mmol/L）调整剂量。采用强化降脂治疗时，应严密监测转氨酶和肌酸激酶等生化指标，及时发现药物可能引起的肝损伤和肌病。

（4）β 受体阻滞剂。用药后，要求静息心率降至 55 ~ 60 次 / 分。对于严重心绞痛患者，若为无心动过缓症状，可降至 50 次 / 分。有严重心动过缓和高度房室传导阻滞、窦房结功能紊乱、低血压、有明显的支气管痉挛或支气管哮喘的患者，禁用 β 受体阻滞剂。该药能引起低血压，宜以小剂量开始，停用时应逐步减量，突然停用有诱发心肌梗死的可能。

（5）钙通道阻滞剂。钙通道阻滞剂能抑制钙离子进入细胞内，故能抑制心肌收缩，减少心肌耗氧；能扩张冠脉，解除冠脉痉挛改善心内膜下心肌的供血；能扩张周围血管，降低动脉压，减轻心脏负荷；能降低血黏度，抗血小板聚集，改善心肌的微循环。该药更适用于同时有高血压的患者，副作用有头痛、头晕、失眠、外周水肿、便秘、心悸等。地尔硫䓬和维拉帕米能减慢房室传导常用于伴有房颤或房扑的心绞痛患者，不能应用于已有严重心动过缓、高度房室传导阻滞和病态窦房结综合征的患者。

（6）阿司匹林。阿司匹林可抗血小板聚集，所有患者只要没有用药禁忌证都应该服用。该药最主要的不良反应为胃肠道出血或对阿司匹林过敏。服药期间，要注意患者是否有出血的表现。

（7）氯吡格雷。氯吡格雷能有效减少血小板激活和聚集，主要用于支架植入后及有阿司匹林禁忌证的患者。同样注意观察用药后是否有出血等不良反应。

（8）ACEI 或 ARB。在稳定型心绞痛患者中，合并高血压、糖尿病、心力衰竭或左心室收缩功能不全的高危患者建议使用 ACEI，不能耐受者可使用 ARB 类药物。

2. 运动

心绞痛发作时，应立即停止正在进行的活动，就地休息。不稳定型心绞痛者应卧床休息，并密切观察。

合理的运动锻炼有利于促进侧支循环的建立，提高体力活动的耐受量而改善症状。进入运动训练前的风险评估是至关重要的。根据患者的活动能力制订合理的活动计划，鼓励患者参加适当的体力劳动和体育锻炼，最大活动量以不发生心绞痛症状为度，避免竞赛活动和屏气用力动作，避免精神过度紧张的工作和长时间工作。运动方式应以有氧运动为主，适当的运动有利于侧支循环的建立，提高患者的活动耐力。

心脏康复评估包括生物学病史评估、危险因素评估、心血管功能和运动风险评估。通过评估，了解患者的整体状态、危险分层及影响治疗效果和预后的各种因素，从而为患者制订急性期和慢性期最优化的治疗策略，实现全面、全程的医学管理。此时，临床常常采用 6 min 步行试验、平板运动来进行运动负荷试验。在运动负荷试验的心脏运动康复计划开始和结束时进行临床评估最重要的部分，可为临床提供包括心肺功能状态、运动时血流动力学变化、有无心肌缺血、运动是否诱发或加重心律失常，以及有氧运动时目标心律的计算等数据。由于不是所有患者都适合运动负荷试验，还需注意运动负荷试验的禁忌证和试验终止指征。

心脏康复评估贯穿整个康复运动阶段，评估时间包括 5 个时间点，分别是：初始基线评估、每次运动治疗前评估、针对新发或异常体征（症状）的紧急评估、心脏康复治疗周期中的每 30 d 再评估和结局评估。

3. 营养

合理膳食，宜摄入低热量、低脂、低胆固醇、低盐饮食，多食蔬菜、水果和粗纤维食物（如芹菜、糙米等），保持大便的通畅。避免暴饮暴食，注意少量多餐。

具体而言，低盐饮食要求每天食盐总量控制在 6 g 以内，低脂饮食提倡清淡，脂肪摄入量每天限制在 30 ~ 50 g，胆固醇的摄入量应低于 200 mg，红肉、动物脑髓、禽类的皮、蛋黄、蟹黄、鱼籽、鸡肝、黄油等高脂肪、高胆固醇类饮食应少食。糖类食品也要限制，控制体重。

4. 心理

调整心态，减轻精神压力，逐渐改变急躁易怒的性格，保持心理平衡，避免大喜大悲。保证充足的睡眠，必要时可服用助眠药物，提高睡眠质量。

5. 戒烟限酒

告知患者吸烟对冠脉血管的危害。吸烟可造成动脉壁氧含量不足，内膜下层脂肪酸合成增多，血小板易在动脉壁黏附聚集，形成动脉粥样硬化。另外，烟草中的尼古丁可直接作用于冠状动脉和心肌，引起动脉痉挛和心肌受损。

6. 病情监测

（1）观察心绞痛疼痛部位、性质、程度和持续时间。

（2）心绞痛发作时，应严密监测血压、心率、心律、脉搏及心电图变化，观察患者有无面色苍白、大汗、恶心、呕吐等。

（3）观察用药的效果和副作用。

（4）与患者一起分析引起心绞痛发作的诱因，减少或避免诱因。

（二）急性心肌梗死

1. 药物

（1）吗啡或哌替啶。给予吗啡 2 ~ 4 mg（静脉注射）或哌替啶 50 ~ 100 mg（肌内注射），可减轻患者交感神经过度兴奋和濒死感。注意低血压和呼吸功能抑制的副作用，推注时观察生命体征，缓慢推注。

（2）硝酸酯类药物。此类药物可扩张冠脉血管，增加冠脉血流，大多数急性心肌梗死的患者均有使用指征，但下壁心梗、右室心梗和明显低血压的患者不适合使用。使用此类药物时，注意监测患者生命体征，根据血压调节剂量。

（3）β受体阻滞剂。此类药物能减少心肌耗氧量和改善缺血区的氧供需失衡，缩小心梗面积，减少再梗死、室颤及其他恶性心律失常，若无心衰、低心排、心源性休克风险增加、心率慢等应尽早常规口服。口服从小剂量开始，逐渐递增，保持静息心率55～60次／分。若有剧烈的缺血性胸痛伴血压显著升高，也可静脉应用美托洛尔。

（4）抗血小板药物。各种类型的ACS均需联合应用阿司匹林、氯吡格雷等抗血小板药物，达到负荷剂量后给予维持剂量。

（5）抗凝药物。抗凝治疗常规用于中危和高危的不稳定心绞痛和非ST段抬高型心肌梗死患者，常用的抗凝药物包括普通肝素、低分子肝素、磺达肝癸钠和比伐卢定。使用时注意监测APTT，观察患者有无黏膜出血、消化道出血、皮下出血，若患者有出血表现则停用，必要时对症处理。

（6）ACEI/ARB类药物。ACEI有助于改善恢复心肌的重构，减少急性心肌梗死的病死率和充血性心力衰竭的发生。在完成溶栓治疗后且血压稳定时开始使用更理想，从小剂量开始口服，防止首次应用时发生低血压，24～48 h逐渐增加到目标剂量。不能耐受ACEI者可予ARB替代，一般不推荐联合应用ACEI和ARB。存在肾衰竭、双侧肾动脉狭窄和已知的过敏，则禁用此类药物。

（7）调脂药物。使用他汀类调脂药物，注意监测肝功能。

（8）抗心律失常药物。心律失常必须及时消除，以免演变为严重心律失常，甚至猝死。室早或室速可用利多卡因50～100 mg静脉注射，继以1～3 mg/min的速度静滴维持，室性心律失常反复可用胺碘酮治疗。室上性心律失常需用维拉帕米、地尔硫草、美托洛尔、洋地黄制剂或胺碘酮。

（9）抗休克抗心衰药物。患者发生急性心肌梗死休克，需补充血容量、应用升压药、应用血管扩张剂、应用纠正酸中毒药物等。但是，在梗死发生后24 h内尽量避免使用洋地黄制剂。有右心室梗死的患者慎用利尿剂。

（10）极化液治疗。将氯化钾1.5 g、胰岛素10 IU加入500 ml 10%葡萄糖溶液后进行静脉滴注，每天1次，7～14 d为1个疗程，此法对恢复心肌细胞膜极化状态，改善心肌收缩功能、减少心律失常有益。

2. 运动

（1）评估进行康复训练的适应证。评估患者的年龄、病情进展、心肌梗死的面积及有无并发症等。若患者的生命体征平稳，无明显疼痛，安静时心率低于100次／分，无严重心律失常、心力衰竭，以及心源性休克时，可进行康复训练。经有效的再灌注治疗后，闭塞的血管及时再通者，可根据病情及早活动，尤其是早发冠心病（55岁以下）者。

（2）解释合理运动的重要性。目前主张早期运动，实现早日康复。向患者说明活动耐力恢复是个循序渐进的进程，既不能操之过急、过早、过度，也不能因担心病情不敢活动。急性期卧床休息可减轻心脏负担，减少心肌耗氧量，缩小梗死范围，有利于心功能的恢复。病情稳定后，应逐渐增加活动量，可促进侧支循环的形成，增加活动耐力和减少血小板聚集，减缓动脉硬化和血栓形成，避免再发心梗；也能调节患者情绪，改善睡眠和饮食，增强康复信心，提高生活质量，延长生存时间。

（3）制订个体化运动处方。开始心脏康复运动前的评估内容同心绞痛部分。急性期宜卧床休息、保持环境安静，减少探视，避免不良刺激。一般主张急性期卧床休息12 ~ 24 h，有并发症者可适当延长卧床休息时间。在早期的心脏康复中，主要采用的活动类型为日常生活活动、床边坐位及站位上肢活动、下肢体操活动、步行和爬楼梯。24 h内鼓励患者在床上进行肢体活动，包括呼吸运动，简单的上、下肢关节活动及部分自我照顾活动。第3天可逐渐离床在病房内短距离走动，第4 ~ 6天可逐渐增加活动，直至每天步行3次，每次100 ~ 150 m，以不感到疲劳为宜。可参照中、高危患者（急诊PCI，多支病变或未完全血运重建）术后1周康复程序和择期PCI后（1 ~ 3 d）康复程序。

运动原则为有序、有度、有恒。运动项目可选择有氧步行、慢跑、家庭磁控固定自行车锻炼、简化太极拳等。运动强度应根据个体心肺功能，循序渐进地控制在最大心率的40% ~ 80%。持续时间初始是6 ~ 10分/次，含各1 min左右的热身活动和整理活动，随着患者对运动的适应和心功能的改善，可逐渐延长每次运动时间至30 ~ 60 min，每周5 ~ 7 d，每天1 ~ 2次。经2 ~ 4个月的体力活动锻炼后，酌情恢复部分或轻工作，以后部分患者可恢复全天工作，但应避免过度体力劳动或精神过度紧张。

（4）活动时的监测。开始进行康复训练时，必须在护士的监测下进行，以不引起任何不适为度，心率增加10 ~ 20次/分为正常反应。

出现以下任何情况时，应减缓运动进程或停止运动：①胸痛、心悸、气喘、头晕、恶心、呕吐等；②心梗3周内活动时，心率变化超过20次/分或血压变化超过20 mmHg；③心梗6周内活动时，心率变化超过30次/分或血压变化超过30 mmHg。

3. 营养

起病后4 ~ 12h给予流质饮食，以减轻胃扩张。随后2 ~ 3 d逐渐过渡到低脂、低胆固醇清淡饮食，提倡少量多餐。伴心功能不全者适当限制钠盐摄入，补充膳食纤维，保持大便通畅。

4. 心理

发病12 h内应绝对卧床休息，低流量给氧保持环境安静，限制探视，并告知患者和家属休息可以降低心肌耗氧量与交感神经兴奋性，有利于缓解疼痛，争取其配合。对于有睡眠障碍的患者，可酌情给予助眠的药物以保证充足的睡眠。建议有效的午休 1 h，晚间保持良好睡眠 6 ~ 7 h。

心肌梗死后的患者心理多有焦虑和恐惧，应予充分理解并指导患者保持乐观、平和的心情，正确对待自己的病情。告诉家属对患者要积极配合和支持，营造一个良好的身心休养的环境，生活中避免对其施加压力。当患者出现紧张、焦虑、烦躁不安等不良情绪时，要及时疏导，必要时给予抗焦虑的药物。

5. 戒烟限酒

心脏康复需要控制危险因素，由于住院时间的缩短，没有充足的时间将所有的危险因素对患者进行健康教育，早期的控制重点在于帮助患者戒烟。应评估每一位心梗患者的吸烟状况。告知患者戒烟限酒的必要性，通过教育和行为治疗方法帮助患者度过停止吸烟的住院期。在出院时，评估患者继续戒烟的意愿，如果患者愿意维持戒烟状况，向其提供帮助，取得配合，提高依从性。

6. 病情监测

（1）对急性期患者持续心电监护，密切进行心电图、心率、心律、血压、呼吸、体温、神志、末梢循环的监测，尤其注意观察患者心电图 ST 段的改变及心律失常的情况，及时发现心律失常、休克、心力衰竭等并发症的早期症状。

（2）观察患者疼痛的部位、性质、持续时间及用药效果。

（3）观察患者有无电解质紊乱及 24 h 出入量情况，评估心排功能。

（4）观察患者有无咳嗽、咳痰及呼吸困难的表现。

（5）观察患者有无血压下降、表情淡漠、心率增快、四肢湿冷等休克症状。

（6）观察患者有无肢体活动障碍或动脉搏动消失的情况。

（7）密切观察患者血清心肌酶的变化。

经过溶栓治疗或经皮冠状动脉介入治疗的患者，应注意观察有无术后并发症的出现，尤其是急性支架内血栓和出血的观察，发现问题及时报告医生处理。

三、延续性护理

延续性护理是通过一系列行动设计，以确保患者在不同的健康照顾场所（如从医院到家庭）及同一健康照护场所（如医院的不同科室）受到不同水平的协作性与连续性的照护；通常是指从医院到家庭的延续，包括经由医院制订的出院计划、转诊、患者回归家庭或社区后的持续性随访和指导。其内涵是不强调为出院后的患者直接提供长期护理，而是帮助患者和照护者提高自我护理能力，通常包括药物指导、饮食指导、症状管理与识别、康复训练、社区资源的利用等。

（一）自我管理

1. 用药

（1）药物治疗应遵医嘱使用，氯吡格雷及阿司匹林有具体使用告知，不可擅自停药、减药、换药，定期复查血常规。

（2）口服药应放置于干燥、通风、阴凉、固定的位置，准确按时服用。

（3）服药期间注意用药后反应，若有不适立即就诊：服用抗凝药物应注意避免抠鼻诱发鼻衄，避免碰撞；刷牙时，尽量使用软毛刷；若出现结膜充血、牙龈出血、皮肤瘀斑、黑便、血尿等提示有出血倾向，应及时就诊；服用降脂类药物期间需定期去门诊检查肝功能、肌酸激酶；服用降压药物期间注意监测血压，晨起服用，避免高空作业。

（4）若无明显诱因（如剧烈运动、肌肉拉伤）出现肌肉疼痛，应及时就诊。

（5）注意药物有效期，特别是急救药物（如硝酸甘油等）。

2. 饮食

（1）不宜过饱，建议六至八成饱。

（2）禁食油炸、辛辣、刺激性食物，少食高胆固醇、高热量、高脂肪食物（如动物内脏、蟹黄、肥肉、蛋黄等），适量食用含钾高的食物（如木耳、香菜、茴香、香蕉、橙子等），多食高纤维、易消化、清淡的食物。

（3）适量饮水，不饮浓茶、咖啡等刺激性饮料。

（4）控制体重。

3. 活动

保持良好的生活规律，坚持适量的有氧运动如打太极、慢走、游泳（有同伴陪同）等。活动程度以自感体力适宜为主，避免劳累。活动时，随身携带硝酸甘油；不适时，应立即原地休息用药，待症状缓解后方可活动；若症状发作频繁或用药后无缓解，应立即就诊。注意增减衣物、保暖。

4. 休息

保证充足的睡眠，慎用镇静类药物。建议午休 1h，晚间保持良好睡眠 6 ~ 7 h。

5. 排便

保持大便通畅，避免用力大便。排便困难者可酌情使用缓泻剂，如乳果糖、开塞露等。有条件者尽量使用坐便器，避免蹲厕改变体位时脑部供血不足，产生直立性低血压，导致晕厥跌倒。

6. 心理

保持良好的情绪，避免激动，适当地听轻音乐，减轻心理压力。

7. 戒烟限酒

主动戒烟和避免被动吸烟（包括吸二手烟）、戒酒。

（二）病情自我监测

患者和照护者学会在患者心绞痛发作时的缓解方法。胸痛发作时，应立即停止活动或舌下含服硝酸甘油。如果服用硝酸甘油后不缓解，或心绞痛发作比以往频繁、程度加重、疼痛时间延长，应立即到医院就诊，警惕心肌梗死的发生。不典型心绞痛发作时，可能表现为牙痛、上腹痛，为避免误诊；可先按心绞痛发作处理，并及时就医。照护者和家属应该学会心肺复苏技术以备急用。

（三）随访

遵医嘱复查冠脉造影，3个月后复查其他有关指标，包括血常规、肝肾功能、电解质、大小便、出凝血、心梗组合等。出院后，伤口敷料可自行取下，桡动脉穿刺术后1个月之内避免提重物，下肢股动脉穿刺术后3个月内避免做深蹲动作，可以洗澡，尽量淋浴，不要泡澡。

1. 社区心脏康复管理

心脏康复是一项长期乃至终身的项目，需要患者及其照护者积极主动参与和配合，仅靠短期的住院时间来改变患者的生活方式与控制疾病危险因素几乎不大可能，心脏康复只有在社区中才能得到有效的实施。因此，社区康复在冠心病康复中占据着非常重要的地位。

2. 评估

（1）询问病史。了解冠心病的诊断和手术治疗病史、其他并发症，包括外周动脉疾病、脑血管疾病、肺部疾病、肾病、糖尿病等；了解冠心病的症状及服药情况，包括所服药物的种类、剂量、次数和依从性，了解心血管危险因素、生活方式和教育程度等。

（2）体格检查。体格检查包括心肺系统、骨骼和神经肌肉状态、认知能力等。

（3）实验室检查和辅助检查结果。实验室检查和辅助检查结果包括血糖、血脂情况、心肌酶、脑钠肽、心电图、超声心动图、运动试验、冠脉造影等结果。

（4）使用问卷和量表评估。可以选择营养和饮食问卷、体力活动量表、尼古丁依赖量表、标准化的心理评测、生存质量量表等。

3. 康复管理具体措施

（1）健康教育。根据患者需要和偏好，可采用个别或小组教育，选用小册子、视频等进行教育，以家庭教育为主，结合定期就诊和电话回访来管理。教育的内容包括对疾病和药物的认识、心血管危险因素的认知、心血管急症的识别；生活方式的调整和保持；戒烟；有效运动的认知等。

（2）药物治疗。正确服药可降低心血管事件发生率，其中提高患者药物治疗依从性是重点。

（3）营养咨询和个体化饮食方案的制订。

（4）心理社会管理。

（5）日常生活活动和运动训练。

基于评估、危险性分层、并发症及患者的目标制订、个性化的有氧运动和抗阻运动方案，把握日常生活活动与运动时的安全原则。

（四）预期目标

（1）经过评估后，患者可获得一个包括短期和长期目标的康复计划。

（2）经过营养咨询和干预后，患者可遵循规定的饮食方案。

（3）危险因素管理方面有6个要素：①完全戒烟。②血脂管理目标：LDC < 100 mg/dl，HDL > 35 mg/dl，三酰甘油 < 200 mg/dl。③高血压管理目标：135/85 mmHg 以内。④高血糖管理目标：空腹血糖正常、糖化血红蛋白正常，控制伴发的肥胖。⑤心理社会管理目标：没有临床显著的心理困扰，情绪健康；当出现异常时，学会放松和减压管理技巧；减少或消除酒精、烟草、咖啡因和其他非处方的精神科药物的使用。⑥体育活动与运动训练预期目标：家务、职业体力活动增加，症状减轻；有氧运动能力和肌肉耐力及力量增加。

（郑　岩）

第五章 高血压的诊治

第一节 高血压

一、发病率

我国现有高血压患者至少 2 亿人，每 7 个成人中就有 2 人是高血压患者。高血压是脑卒中、心脏病最常见的危险因素之一。2007 年中国心血管病报告表明，我国慢性病死亡率占总死亡率原因的 80% 以上，其中心脑血管病占 36% ~ 40%，肿瘤占 22%。由于人群高血压患病率不断增多和防治力度不够，目前我国高血压的知晓率、治疗率和控制率多处于较低水平，人群高血压知晓率从 1980 年的 26% 提高到 2018 年的 51.6%，治疗率从 17% 提高到 45.8%，控制率从 4% 提高到 16.8%。高血压已经成为我国重大公共卫生问题，进一步加大高血压防治工作力度，努力提高"三率"（知晓率、治疗率、控制率）已经迫在眉睫、刻不容缓。

二、高血压的诊断标准

高血压定义为在未使用降压药物的情况下，非同日 3 次测量血压，收缩压 ≥ 140 mmHg 和（或）舒张压 ≥ 90 mmHg。收缩压 ≥ 140 mmHg 和舒张压 90 mmHg 为单纯性收缩期高血压。患者既往有高血压史，目前正在使用降压药物，血压虽然低于 140/90 mmHg，也诊断为高血压。根据血压升高水平，又进一步将高血压分为 1 ~ 3 级。如有条件，应进行 24 h 动态血压监测或家庭自测血压。

三、诊断性评估

诊断性评估包括以下 3 个方面的内容：①确定血压水平及其他心血管危险因素；②积极筛查病因，明确有无继发性高血压；③评估有无靶器官损害以及相关临床情况。

（一）病史

应全面详细地询问病史，包括以下内容：①病程患高血压的时间、血压最高水平、是否接受过降压治疗及其疗效与不良反应。②既往史：既往有无冠心病、脑血管病、糖尿病、血脂异常、肾病、痛风、睡眠呼吸暂停综合征等。③家族史：了解有无高血压、糖尿病、冠心病、脑血管病血脂异常或肾病的家族史。④有无提示继发性高血压的症状：严重高血压伴肌无力、发作性软瘫等低血钾表现应怀疑为原发性醛固酮增多症，有血压剧烈波动伴阵发性心悸、多汗、面色潮红及头痛时应怀疑嗜铬细胞瘤，夜间鼾声明显且鼾声不规则高低不等、白天嗜睡及头晕、乏力，应怀疑睡眠呼吸暂停综合征。⑤生活方式：膳食中盐及脂肪摄入量、吸烟及饮酒量、体力活动情况以及体重变化等情况。⑥药物继发性高血压：是否应用使血压升高的药物，如口服避孕药、糖皮质激素、非甾体抗炎药、重组人红细胞生成素（EPO）、中药甘草等。⑦心理社会因素：工作性质及工作环境、家庭情况、受教育程度及有无精神创伤史。

（二）体格检查

仔细的体格检查有助于发现继发性高血压线索和了解靶器官损害情况。体格检查包括：正确测量血压和心率，必要时测量立卧位血压和四肢血压；全面的心肺检查；听诊颈动脉、胸主动脉、腹部动脉和股动脉有无血管杂音；有些体征常提示继发性高血压可能，腰、腹部肿块提示多囊肾或嗜铬细胞瘤，股动脉及足背动脉脉搏明显减弱或消失，并且下肢血压若低于上肢，提示主动脉缩窄；库欣面容、向心性肥胖、皮肤紫纹，提示为库欣综合征。

（三）实验室检查

（1）基本项目：血生化（钾、空腹血糖、血清总胆固醇、三酰甘油、高密度脂蛋白胆固醇、低密度脂蛋白胆固醇、尿酸和肌酐）、尿液分析（尿蛋白、糖和尿沉渣镜检）、全血细胞计数、血红蛋白和血细胞比容、心电图。

（2）推荐项目：24 h 动态血压监测（ABPM）、超声心动图、颈动脉及双下肢动脉超声检查、餐后 2 h 血糖（当空腹血糖 ≥ 6.1 mmol/L 时测定）、血同型半胱氨酸、白蛋白定量（糖尿病患者必查项目）、尿蛋白定量（用于尿常规检查蛋白阳性者）、眼底、胸部X 线检查、脉搏波传导速度（pulse wave velocity）以及踝臂血压指数（ankle-arm-blood pressure index，ABI）等。

（3）选择项目：对怀疑继发性高血压患者，应根据病情需要可以选择以下检查项目：血浆肾素活性、血和尿醛固酮浓度、血浆肾素 / 醛固酮比值（ARR）、血和尿皮质醇、血和尿儿茶酚胺、血和尿游离甲氧基肾上腺素（MN）及甲氧基去甲肾上腺素（NMN）、肾和肾上腺超声、肾上腺增强 CT 扫描、肾动脉 CT 或磁共振血管成像、睡眠呼吸监测检查。

（四）血压测量

血压测量是评估血压水平、诊断高血压以及观察降压疗效的最常见方法。目前主要采用诊室血压、动态血压以及家庭自测血压三种方法。

1. 诊室血压

诊室血压一般是在门诊或病房，由医护人员在标准条件下采用标准水银血压计测量的血压值，国际高血压联盟（ISH）推荐高血压诊断标准由诊室血压所确定。诊室血压不一定代表患者真实血压数值，也称诊室偶测血压。

诊室血压测量的步骤：①要求受试者坐位安静休息 5 min 后开始测量。②选择定期校准的水银血压计，或者经过验证的电子血压计，大多数成年人使用气囊长 22 ~ 26 cm、宽 12 cm 的标准规格袖带。③测量坐位时的上臂血压，上臂应置于心脏水平。④以柯氏第一音和第五音（消失音）确定收缩压和舒张压水平。连续测量 2 次，至少间隔 2 min，若两次测量结果差别比较大（5 mmHg 以上），应再次测量。⑤首诊时要测量两上臂血压，以后通常测量较高读数一侧的上臂血压；对疑似有直立性低血压者，要求测量直立位血压。

2. 动态血压

动态血压监测不仅用于高血压的诊断评估，还具有以下重要意义：①诊断白大衣性高血压；②发现隐蔽性高血压；③评估顽固性高血压；④评估血压升高程度短时变异和昼夜节律。

24 h 动态血压诊断高血压标准包括：① 24 h 血压 ≥ 130/80 mmHg，白天血压 ≥ 135/85 mmHg，夜间血压 ≥ 120/70 mmg。②夜间血压下降百分率 =（白天平均值 – 夜间平均值）/ 白天平均值 × 100%。10% ~ 20% 为构型，< 10% 为非构型，> 20% 为超构型。当收缩压与舒张压不一致时，以收缩压为准。③血压晨峰 = 起床后 2 h 内的收缩压平均值 – 夜间睡眠时的收缩压最低值（包括最低值在内 1h 的平均值），≥ 35 mmHg 为晨峰血压增高。

3. 家庭自测血压

家庭自测血压不仅可测量长期血压变异，也可避免"白大衣效应"，并可了解患者生活常态下的真实血压水平，改善降压药物的依从性。家庭自测血压时使用经过验证的上臂式全自动或半自动电子血压计进行测量。家庭自测血压值一般低于诊室血压值，高血压的诊断标准为 ≥ 135/85 mmHg，与诊室血压 140/90 mmHg 相对应。

（五）评估靶器官损害

高血压靶器官损害包括心脏、脑、肾、血管、眼底等，积极检测及评估靶器官损害，对于高血压患者进行危险分层、判断预后、早期防治及个体化治疗均具有重要意义。

1. 心脏

心电图检查可以发现左心室肥厚、心肌缺血、心脏传导阻滞或其他心律失常；胸部 X 线检查可以了解心脏轮廓、大动脉及肺循环情况；超声心动图在诊断左心室肥厚和舒张性心功能障碍等方面优于心电图；冠状动脉造影可以证实有无冠状动脉疾病。

2. 脑

经颅多普勒超声检查能够了解有无脑血管痉挛、狭窄或闭塞；头颅 MRI 或 CT 可诊断腔隙性脑梗死或脑出血等病灶；头颅 MRA 或 CTA 能够证实动脉斑块病变、钙化或狭窄。

3. 肾

肾损伤的主要指标包括血清肌酐浓度升高，估算的肾小球滤过率（estimated glomerular filtration rate，EGFR）降低或尿白蛋白排出量（urinary albumin excretion，UAE）增加。

4. 血管

颈动脉内膜中层厚度和动脉粥样斑块与心血管事件有显著相关性，脉搏传导速度增快也是心血管事件的独立危险因素；ABI 能有效筛查外周动脉疾病，评估心血管风险。

5. 眼底

视网膜动脉病变可反映全身小动脉病变情况。常规眼底镜检查的高血压眼底改变，按 Keith-Wagener 和 Backer 4 级分类法，眼底渗出、出血及视盘水肿对判断预后有价值。

四、高血压的危险分层

高血压患者的预后和治疗决策不仅取决于血压水平，还要考虑心血管危险因素、靶器官损害和相关的临床情况。综上所述，多种因素对心血管事件绝对危险的影响，做出危险性分层，将心血管绝对危险性分为 4 类，即低危、中危、高危和极高危。高血压患者的心血管风险分层，有利于启动降压治疗的时机，有利于采用更优化的降压治疗方案，有利于确定合适的降压目标，更有利于实施各种危险因素的综合管理和治疗。

五、高血压的治疗

（一）高血压的治疗原则

高血压是一种以动脉血压持续升高为特征的进行性"心血管综合征"，常伴有其他危险因素、靶器官损害或相关临床情况，需要进行综合干预或治疗才能够最大限度地降低心血管并发症和总体危险风险。高血压治疗包括非药物治疗和药物治疗，绝大多数患者需要长期甚至终身治疗，以尽可能实现降压达标。

（二）高血压患者的降压目标

在患者能耐受的情况下，逐步降压达标。一般高血压患者应将血压降至140/90 mmHg 以下；65 岁及以上的老年人的收缩压应控制在 150 mmHg 以下，如能耐受还可进一步降低；伴有糖尿病、肾病或稳定冠心病的患者一般可以将血压降至130/80 mmHg 以下，但舒张压不低于 60 mmHg；脑卒中的高血压患者应降至 140/90 mmHg 以下。处于急性期的冠心病或脑卒中患者，应按照相关指南进行血压管理。

（三）治疗策略

按照高血压的危险分层，确定相应的治疗策略。

（四）高血压的非药物治疗

高血压的非药物治疗即生活方式干预，其不仅能够降低血压，还能有效降低其他心血管危险因素包括减少糖尿病和高脂血症等疾病的发生，故生活方式干预是所有高血压患者的基础治疗。主要措施包括：①减少钠盐的摄入量，增加钾盐摄入；②减肥及控制体重；③戒烟；④限制饮酒；⑤适当的体育运动；⑥减轻精神压力，保持乐观情绪及心理平衡。

（五）高血压的药物治疗

1. 药物治疗的目的

对高血压患者实施有效药物治疗，目的是通过降低血压，最大限度地预防或延缓心脑、肾血管等靶器官损害及功能障碍，有效控制高血压疾病的慢性进展，同时预防高血压急症、亚急症等高血压危象的发生。

2. 降压药物应用的基本原则

（1）小剂量：以获得可能有效的降压疗效而使不良反应最小，如疗效不满意，可逐渐增加剂量以获得最佳疗效。

（2）优先选择长效制剂：最好使用 1 天 1 次给药而能够有效控制 24 h 血压的药物，其标志之一是降压谷峰比值（T/P）> 50%，此类药物可提高治疗的依从性，同时能够有效控制夜间血压和晨峰血压，更有效地预防心脑血管并发症的发生。

（3）联合用药：增大降压效果而又不增加不良反应，在应用低剂量单药治疗疗效不满意时，可以采用两种或多种降压药物联合治疗。对血压 ≥ 160/100 mmHg、高于目标值血压 20/10 mmHg 或高危及以上患者，起始即可采用小剂量 2 种药物联合治疗，或使用固定配比复方制剂。

（4）个体化：高血压患者常常是长期或终身服药，而每个患者的情况不尽相同，故应该根据疾病情况、耐受性、个人意愿及经济承受能力，选择合适的降压药物。

3. 常用降压药物的种类和作用特点

临床上常用的降压药包括钙拮抗剂（CCB）、血管紧张素转换酶抑制剂（ACEI）、血管紧张素受体阻滞剂（ARB）、利尿剂和β受体阻滞剂5类，以及由上述药物配方组成的固定复方制剂。上述5类常用降压药物均可作为初始和维持用药，应根据患者血压水平、危险因素、亚临床靶器官损害及相关临床情况，合理使用药物，确定降压治疗方案。

（1）钙拮抗剂：主要通过阻断血管平滑肌细胞上的钙离子通道发挥扩张血管、降低血压的作用，包括二氢吡啶类CCB和非二氢吡啶类CCB。大量循证医学证据证实，以二氢吡啶类CCB为基础的降压治疗方案可显著降低高血压患者的心脑血管事件。CCB不影响糖脂代谢，此类药物可与其他4类降压药联合使用，尤其适用于老年高血压、单纯收缩期高血压、高血压伴动脉粥样硬化患者。二氢吡啶类CCB没有绝对禁忌证，但心动过速与心力衰竭患者应慎用，非甾体抗炎药物不影响其降压作用。主要不良反应为血管扩张所致的心跳加快、头痛、颜面部潮红、踝部水肿、牙龈增生等；发生率在10%以下，需要停药的占极少数；建议优先应用长效制剂。临床上常用的非二氢吡啶类CCB，也可用于降压治疗，但二至三度房室传导阻滞、心力衰竭患者禁用，有时也会出现牙龈增生。

（2）ACEI：其作用机制是抑制血管紧张素转换酶（ACE）而发挥降压作用。ACEI降压作用明确，对糖脂代谢无不良影响。许多大规模临床试验证实，此类药物对于高血压患者具有显著的靶器官保护作用和降低心血管终点事件。尤其适用于高血压伴慢性心力衰竭、心肌梗死后伴心功能不全、糖尿病肾病、非糖尿病肾病、蛋白尿或微量白蛋白尿、代谢综合征、心房颤动预防等。限盐或加用利尿剂可增加ACEI降压效果。最常见的不良反应为持续性干咳，发生率为10%~20%，多见于用药初期，症状较轻者可逐渐适应，不能耐受者可改用ARB。其他不良反应有低血压、皮疹，偶见血管神经性水肿及味觉障碍。高钾血症、妊娠及哺乳期妇女、双侧肾动脉狭窄患者禁用。血肌酐超过265 μmol/L（3 mg/dl）患者应禁用。

（3）ARB：作用机制是阻断血管紧张素Ⅱ1型受体发挥降压作用。大量大规模临床研究也证实，ARB能够显著降低高血压患者心血管事件的危险，降低糖尿病或肾病患者的蛋白尿及微量白蛋白尿。尤其适用于伴左心室肥厚、心力衰竭、心房颤动预防、糖尿病肾病、代谢综合征、微量白蛋白尿或蛋白尿患者，以及不能耐受ACEI干咳的患者。最大的特点是直接与药物相关的不良反应很少，不引起刺激性干咳，持续治疗的依从性高。高钾血症、妊娠及哺乳期妇女、双侧肾动脉狭窄的患者禁用。血肌酐超过265 μmol/L患者也应慎用。

（4）β受体阻滞剂：有选择性（β_1）、非选择性（β_1与β_2）和兼有β受体阻滞三类。

主要通过抑制过度激活的交感神经活性、抑制心肌收缩力、减慢心率发挥降压作用。高选择性 β 受体阻滞剂对 $β_1$ 受体有较高选择性，因阻断 $β_2$ 受体而产生的不良反应较少，既可降低血压，也可保护靶器官、降低心血管事件，是临床上常用的种类。β 受体阻滞剂尤其适用于交感神经活性增高以及高动力状态伴快速性心律失常冠心病、慢性心力衰竭的高血压患者。不良反应主要有心动过缓、乏力、四肢发冷等。非选择性 β 受体阻滞剂还可能影响糖脂代谢、急性心力衰竭、支气管哮喘、病态窦房结综合征、二度及三度房室传导阻滞患者禁用。慢性阻塞性肺疾病、周围血管病、糖耐量异常或运动员慎用。

（5）利尿剂：有噻嗪类、袢利尿剂和保钾利尿剂。主要通过排钠，减少细胞外容量，降低外周血管阻力而发挥降压作用，我国常用的噻嗪类利尿剂主要是氢氯噻嗪和吲达帕胺。小剂量噻嗪类利尿剂（如氢氯噻嗪 6.25 ~ 25.00 mg/d）对代谢影响很小，与其他降压药（尤其是 ACEI 或 ARB）合用时可明显增加后者的降压作用。噻嗪类利尿剂尤其适用于老年高血压、单纯收缩期高血压或伴心力衰竭患者，也是顽固性高血压的基础用药之一。长期应用者应定期监测血钾，必要时适量补钾；痛风患者禁用。对于高尿酸血症以及明显肾功能不全者慎用。袢利尿剂主要用于肾功能不全者。保钾利尿剂可引起高血钾，不能与 ACEI 或 ARB 合用，肾功能不全者禁用。此外，螺内酯长期应用有可能导致男性乳房发育及胀痛等不良反应。

（6）α 受体阻滞剂：适用于高血压伴前列腺增生患者，也可用于顽固性高血压患者的联合用药之一，但一般不作为高血压治疗的首选药。开始给药时应在入睡前，宜小剂量或使用控释制剂以防止直立性低血压发生。有直立性低血压者禁用，心力衰竭者慎用。

（7）肾素抑制剂：为一类新型降压药，有确切的降压疗效，可与 ACEI、ARB、CCB 或利尿剂合用，但对高血压患者心血管事件的影响尚待更多的循证医学证据证实。

4. 降压药物的联合应用

为达到目标血压水平，许多高血压患者需要联合应用 2 种或 2 种以上降压药物进行治疗。

（1）联合用药的适应证：血压 ≥ 160/100 mmHg 或高于目标血压 20/10 mmHg 和（或）伴有多种危险因素、靶器官损害或相关临床疾患的高危患者，初始治疗即需要联合应用 2 种低剂量降压药物；如不能达到目标血压时，可在原药基础上加量或可能需要联用 3 种，甚至 4 种以上降压药物。

（2）联合用药方法：采用不同降压机制的药物，使其具有相加的降压作用，并可相互抵消或减轻不良反应。例如在应用 ACEI 或 ARB 基础上加用小剂量噻嗪类利尿剂，其降压效果可以达到甚至超过将原有的 ACEI 或 ARB 剂量倍增的程度，同样加用二氢吡啶类 CCB 也有相似效果。

（3）联合用药方案

临床主要推荐应用优化联合治疗方案是：①二氢吡啶类 CCB+ACEI 或 ARB；

② ACEI 或 ARB+ 噻嗪类利尿剂；③二氢吡啶类 CCB+ 噻嗪类利尿剂；④二氢吡啶类 CCB+β 受体阻滞剂。

次要推荐使用的联合治疗方案是：①利尿剂 +β 受体阻滞剂；②α 受体阻滞剂 +β 受体阻滞剂；③二氢吡啶类 CCB+ 保钾利尿剂；④噻嗪类利尿剂 + 保钾利尿剂。

不常规推荐但必要时可慎用的联合治疗方案是：① ACEI+β 受体阻滞剂；② ARB+β 受体阻滞剂；③ ACEI+ARB；④中枢作用药 +β 受体阻滞剂。

多种药物的合用：①三药联合的方案。在上述各种两药联合方式中加上另一种降压药物便构成三药联合方案，其中以二氢吡啶类 CCB+ACEI 或 ARB+ 噻嗪类利尿剂组成的联合方案最为常用。② 4 种药联合的方案：主要适用于顽固性高血压患者，在上述 3 药联合基础上加用第 4 种药物如 β 受体阻滞剂、螺内酯、α 受体阻滞剂或可乐定等。

5. 固定配比复方制剂

通常由不同作用机制的两种或两种以上降压药物组成，也称为单片固定复方制剂。与随机组方的降压联合治疗方案相比，其优点是使用方便，可改善治疗的依从性及疗效，是联合治疗的新趋势。对 2 或 3 级高血压或某些高危患者可作为初始治疗的选择药物之一。我国传统的固定配比复方制剂包括复方利血平（复方降压片）、复方利血平氨苯蝶啶片（降压 0 号）等。目前我国上市的新型固定配比复方制剂主要包括 ACEI 或 ARB+ 噻嗪类利尿剂，二氢吡啶类 CCB+ARB，二氢吡啶类 CCB+β 受体阻滞剂，噻嗪类利尿剂＋保钾利尿剂等。

（六）并存危险因素的处理

高血压患者发生心脑血管并发症往往与血压高度密切相关，但高血压常常与其他心脑血管病的危险因素合并存在，例如高脂血症、肥胖、糖尿病等；它们相互协同作用大大增加了心血管风险，也决定了高血压患者的治疗措施必须是综合性的，只有这样才能最大限度地降低其致残率及致死率。尤其在心血管疾病危险分层为中、高危或极高危者中更加需要强化综合性治疗措施。

高血压患者并存危险因素的处理包括：调脂治疗、抗血小板治疗、血糖控制、高血压并发心房颤动的抗凝治疗、H 型高血压补充叶酸治疗等。

（七）特殊人群的降压治疗

1. 老年高血压

临床研究已经证实，降压治疗可显著降低老年高血压患者的心血管事件和死亡率，对于年龄 ≥ 80 岁的高龄老年患者均可降低脑卒中和各种心血管事件的发生率和死亡率，且绝对获益甚至还超过中年高血压患者。老年高血压患者的血压应降至 150/90 mmHg 以下，如能耐受可降至 140/90 mmHg 以下。对于 80 岁以上的高龄老年人的降压目标值为 < 150/90 mmHg，对于合并双侧颈动脉狭窄 ≥ 70%并有脑缺血症状的患者，降压治疗

应慎重，不应过快、过度降低血压。

老年高血压的理想降压药应符合以下条件：①平稳、有效；②安全、不良反应少；③服药方便，依从性好。优先选用小剂量噻嗪类利尿剂、钙拮抗剂、ACEI 或 ARB 等。

2. 妊娠高血压

妊娠合并高血压的患病率占孕妇的 5%～10%，其中 70% 是与妊娠有关的高血压，其余 30% 在妊娠前即存在高血压。妊娠合并高血压分为慢性高血压、妊娠期高血压和先兆子痫 3 类。妊娠期间的降压用药不宜过于积极，治疗的主要目的是保证母子安全和妊娠的顺利进行。非药物治疗（限盐、富钾饮食、情绪放松、适量活动）是妊娠合并高血压安全和有效的治疗方法，应作为药物治疗的基础。在接受非药物治疗后，血压≥150/100 mmHg 时应开始药物治疗，治疗目标是将血压控制在 130～140/80～90 mmHg。

降压药物的选择：①口服药物包括甲基多巴、拉贝洛尔、二氢吡啶类 CCB、β 受体阻滞剂等；②常用的静脉降压药物有拉贝洛尔和硫酸镁；③硫酸镁是治疗严重先兆子痫的首选药物；④妊娠期间禁用 ACEI 或 ARB。

3. 高血压合并心力衰竭

高血压是引起心力衰竭最重要的原因之一，积极治疗高血压是防治心力衰竭至关重要的举措，对于合并有心力衰竭的高血压患者，优先应用利尿剂、ACEI 或 ARB、β 受体阻滞剂进行治疗，其血压控制的目标水平为≤ 130/80 mmHg。

4. 高血压合并冠心病

高血压是冠心病的主要危险因素。高血压促进了动脉粥样硬化的发生和发展，并引起一系列心脑血管事件，甚至导致患者的死亡。对于合并冠心病的高血压患者，优先应用 β 受体阻滞剂、CCB、ACEI 或 ARB。降压的目标水平是≤ 130/80 mmHg。

5. 高血压合并糖尿病

高血压患者约 18% 合并糖尿病，而糖尿病患者高血压患病率达 40%～60%。糖尿病一旦合并高血压，可使心脑血管事件的风险明显增加，至少是单纯高血压或糖尿病患者的 2 倍，其死亡风险将增加 7.2 倍。其降压药物优先应用 RAS 抑制剂如 ACEI 或 ARB，如果血压控制不理想，再加用 CCB 或利尿剂。降压目标水平是≤ 130/80 mmHg。

6. 高血压合并肾损伤

高血压的肾损伤很常见，实际上肾损伤几乎与心脏损害同时和平行发生。高血压患者如果出现肾损伤的早期表现，如微量白蛋白尿或血肌酐水平轻度升高时，应积极控制血压。其降压药物优先应用 RAS 抑制剂如 ACEI 或 ARB，必要时联合应用 CCB 或利尿剂。降压目标水平是≤ 130/80 mmHg。

（李　赫　王　强）

第二节　继发性高血压

一、基本内容

（一）定义

继发性高血压是指由可以检查明确发病原因和致病因素，并且当去除病因后血压能够恢复正常的高血压。当然，去除病因后血压恢复正常的可能性还受到病因去除的年龄和靶器官如肾和血管受损程度的影响，患者年龄越小、器官损害越轻，完全恢复的可能性越大。

（二）发病率

没有关于继发性高血压的人群患病率的研究资料。但是，随着人们对继发性高血压认识和意识的逐步加深、研究的深入和检查手段的不断改进，继发性高血压的检出率显著增高。根据武汉同济医院心血管内科 544 例经过系统筛查的高血压患者的研究发现，继发性高血压比例高达 27%，这与国内其他大型综合医院的报告一致。较常见的继发性高血压包括原发性醛固酮增多症、肾实质性高血压、肾血管性高血压、睡眠呼吸暂停，较少见的包括单基因遗传的高血压、嗜铬细胞瘤、库欣综合征、主动脉缩窄、其他内分泌肿瘤（如生长激素瘤、嫌色细胞瘤），药物相关性高血压（如中药甘草或甘草制剂、避孕药）等。

（三）筛查的基本思路

对所有高血压患者都应该想到继发性高血压的可能性，尤其是要排除那些重要而又常见的原因，如原发性醛固酮增多症、肾实质性疾病（如肾炎、肾病、糖尿病肾病和多囊肾等）。筛查和排除继发性高血压可根据一些临床线索进行，主要包括：①较年轻的高血压患者，尤其是年龄小于 20 岁的高血压患者，应排除先天性因素如肾动脉发育不良等；②伴有性征发育异常或生殖障碍者，需排除先天性肾上腺皮质增生症；③老年突然出现的血压增高或血压突然难以控制，应注意排除肾损伤和（或）肾动脉狭窄；④出现乏力等低血钾症状或诱导性低血钾者，考虑低血钾合并血压增高，应排除原发性醛固酮增多症及其他相关疾病；⑤血压过高和较难控制或顽固性高血压者，继发性高血压比例更高，需积极排除；⑥伴有某些特殊临床征象的高血压，如发作性血压增高或在高血压基础上伴有发作性进一步显著增高者，应排除嗜铬细胞瘤，有明显向心性肥胖、腹壁皮肤指纹和显著面部红润者，应考虑库欣综合征。

（四）常用检测技术和方法

（1）尿常规、血液电解质（必要时尿电解质）水平、血清肌酐水平及计算评估的内生肌酐清除率，血尿素氮水平。

（2）影像学检查：肾超声检查能够看到肾的形态、结构，对于诊断肾炎、多囊肾、肿瘤和肾积水等有重要价值，但是对于肾动脉狭窄和肾上腺疾病合并高血压帮助不大；CT血管显影或增强对于诊断肾动脉狭窄和其他大血管病变，肾上腺疾病均有重要价值。

（3）尿糖皮质激素、盐皮质激素和性激素及其代谢物水平。

（4）血浆肾素活性、血管紧张素和醛固酮水平及醛固酮/肾素活性比值（ARR）。

（5）核素肾分泌及排泄功能检查。

（6）尿儿茶酚胺代谢物，过去常用VMA，但是近来发现尿肾上腺素和去甲肾上腺素定量对于确定嗜铬细胞瘤诊断的灵敏性和特异性均显著增高。

（7）基因诊断对于单基因遗传高血压的诊断具有决定性意义。

二、原发性醛固酮增多症

（一）患病率

过去原发性醛固酮增多症（原醛症）的患病率被大大低估，当然直到现在由于没有专门的流行病学研究，因而也没有一个非常肯定的患病率。但是，有较多非随机研究报告显示，其患病率占高血压患者的6%～18%，而且随着血压增高其患病率也增高，在顽固性高血压患者中可能高达20%，而且有研究显示血压正常的人群中也有少数患有原发性醛固酮增多症。

（二）临床特点

本病常发生于30～50岁，也可见于3～75岁，典型特点是高血压、低血钾、尿钾排泄增多、血钠增高和代谢性碱中毒。绝大部分原醛症患者有血压增高，较高且较顽固，但是并非所有患者都非常高，少数患者甚至血压正常。血清钾降低是本病特点之一，但是如果以3.5～5.5 mmol/L为正常值，则约有70%的原醛症患者血钾偏低，或并非总是低，但是通常不会高于4.0 mmol/L。然而患者很容易发生诱导性低血钾，如在使用小剂量利尿剂（DHCT 12.5 mg/d）2～3 d时即可诱导显著的低钾血症。低血钾患者可出现显著的多尿和夜尿增多。

（三）筛查

由于原醛症患病率高，因此对所有高血压患者都应该做一次原醛筛查。筛查方法为检查患者清晨空腹时立位和卧位血浆肾素活性、醛固酮水平，计算醛固酮/肾素活性比值（ARR）；如果 ARR > 25，但是 < 50，则为可疑，需复查和随访；如果 ARR > 50，则高度怀疑原醛症，可做卡托普利等试验予以明确，如果同时血清钾降低也可以开始使用螺内酯治疗（20 mg，3 次/天）；如果患者降血压效果明显，则可诊断。值得注意的是，有少数单基因遗传高血压也合并 ARR 增高，包括糖皮质激素可治疗的醛固酮增多症（glucocorticoid-remediable-aldosteronism）、Gordon 综合征，Liddle 综合征患者有时也可见 ARR 增高。

（四）确诊和鉴别诊断

帮助确诊的试验包括：①低血钾或诱导性低血钾及不适当尿钾排泄增多，可用高钠试验、低钠试验和螺内酯试验；②醛固酮分泌增加而不受抑制可用卡托普利抑制试验、高钠抑制试验等；③血浆肾素活性降低并不受兴奋，可用体位激发试验（空腹立卧位肾素活性水平），低钠饮食试验。

需要鉴别的疾病：① Liddle 综合征，年轻发病，高血压伴低血钾，血压较高且顽固，常染色体显性遗传、ARR 通常不高，用螺内酯治疗无效；②糖皮质激素可治疗的醛固酮增多症，为常染色体显性遗传，家族性发病、早期发病、ARR 增高，最显著特点是糖皮质激素治疗有效；③其他单基因遗传高血压，如显著盐皮质激素过多、先天性肾上腺增生症、Gordon 综合征等，可用基因测序等做出诊断。

（五）病理诊断

在确定原醛症诊断的基础上，通过影像技术检查肾上腺有无肿瘤或增生。超声检查对于较小的腺瘤和增生几乎没有帮助，需要使用薄层 CT 和 MRI 检查确立诊断。值得注意的是，用目前的薄层 CT 检查 50% 的原醛症患者不能发现增生和腺瘤等。因此，有无肾上腺肿瘤或增生不是诊断原醛的必要条件。另外，有许多肾上腺增生而无分泌功能者，所以功能检测是至关重要的。如果考虑手术治疗，还应通过分侧肾上腺静脉采血测定 ARR，当一侧 ARR 显著高于另一侧（3 ~ 4 倍）时，则确定为致病侧。

（六）治疗

1. 药物治疗

螺内酯治疗，根据血钾高低开始可以 20 ~ 40 mg，每日 3 次，1 ~ 2 周后复查血清钾和血压，调整用药量，最终使用剂量因人而异，有些患者可能仅需 20 mg、每日 1 次即可。螺内酯对盐皮质激素受体选择性不太高，因而长期、大量使用可出现男性乳房发育及胀痛，女性长胡须、皮肤变黑等，而使用选择性高的依普利酮（eplerenone）则会减少相关不良反应。此外，还可以加用血管紧张素转换酶抑制剂（ACEI）或血管紧张素受体阻断剂（ARB）等协助降血压。

2. 手术治疗

如果诊断为肾上腺腺瘤且为单侧的犯罪病变或者腺癌，则应予微创手术治疗；如果为单侧肾上腺增生，且药物治疗不良反应大而无法坚持者，可考虑手术治疗。

3. "去势"治疗

对于病情较重的患者，如果药物不良反应大，还可以在有相当经验的医院采用高选择性肾上腺动脉内注射乙醇做化学消融，以造成一侧部分肾上腺坏死而达到"去势"的目的，术后还需用药物治疗。这一治疗方法的疗效和安全性，还有待进一步观察和确认。

三、肾动脉狭窄

（一）概况和患病率

肾动脉狭窄也是引起血压增高较常见的继发因素之一，国内没有确切的患病率研究资料。随着年龄构成和时代变化，其患病率和病因构成均不同。青少年和年轻人多为先天性肾动脉肌发育不良和动脉炎（包括大动脉炎、红斑狼疮等所致的肾动脉狭窄），而中老年则主要为动脉粥样硬化所致。美国 Bashore 等的一组系统研究资料显示，在一组连续收集的年龄在（60±11）岁的高血压患者，均行导管检查，结果发现 1235 例患者中有肾动脉狭窄的比例高达 30%，其中小于 50% 肾动脉轻度狭窄的为 15%，而大于50% 的明显狭窄者也高达 15%，包括单侧狭窄 11% 和双侧狭窄 4%。而有周围动脉粥样硬化的患者其肾动脉狭窄可能高达 50%～70%。另外，年轻的高血压患者也占有相当的比例。因此，有大量肾动脉狭窄患者被忽略了。

（二）临床特点

肾动脉狭窄没有特殊的临床表现，主要是血压增高，而且较难控制，但有些肾性高血压也能较好地被控制，因此也就被忽略了。当然，也有一些规律可循：①年轻的高血压患者，尤其是 20 岁以下，没有高血压家族史的年轻患者，肾性和肾动脉狭窄的概率更高，应该经过检查予以排除；②自身免疫性疾病，特别是红斑狼疮者因大血管炎症而致肾动脉狭窄，因此高血压者尤其是年轻和女性高血压也应注意排除大动脉炎和全身免疫性疾病；③较老发生的高血压、较大年龄平时高血压控制良好而突然控制不佳者、周围血管有动脉粥样硬化的高血压患者可能有动脉粥样硬化性肾动脉狭窄。

（三）诊断

最重要的是影像诊断。虽然肾超声检查能够看到受累侧肾可能变小，有经验的超声医师可以观察到狭窄的肾动脉局部血流加速，但是不能依靠超声对肾动脉狭窄做出筛查或诊断。常用而有效的方法是：①多排 CT 血管显影和成像对肾动脉狭窄诊断快速、准确、可靠；②肾动脉造影除了诊断外，还可以直接行介入治疗；③磁共振显影还在探索中；④肾动态灌注显像用来评价肾灌注和排泄功能，对于治疗选择有重要意义。

（四）治疗

1. 病因治疗

对于有明确病因的肾动脉狭窄应予积极纠正，如粥样硬化性肾动脉狭窄应给予足量调脂药和阿司匹林治疗，活动性的血管炎和风湿性疾病应给予激素和免疫抑制剂治疗。

2. 狭窄的肾动脉的治疗

粥样硬化性狭窄程度达 60% 或 70% 以上者可采用支架置入治疗，支架选择应该为药物涂层支架并用氯吡格雷（75 mg/d，持续半年以上）；先天性肾动脉狭窄可用球囊扩张治疗，也有些患者需反复扩张或用支架治疗。部分技术上困难的患者也可行自体肾移植治疗。行介入治疗前应该用核素技术评价肾灌注和排泄功能。

四、嗜铬细胞瘤

（一）概念

嗜铬细胞瘤是发生于肾上腺髓质和交感神经节的内分泌肿瘤，通过分泌过多的肾上腺素、去甲肾上腺素而致血压升高。90% 的嗜铬细胞瘤发生于肾上腺，而仅少数发生于其他部位，包括膀胱、腹膜后主动脉旁、胸部纵隔、颅内、心肌组织中等。嗜铬细胞瘤通常为良性，也有少数为恶性。

（二）临床特点

（1）发作性血压显著增高或在持续血压增高的基础上出现发作性增高为其特点。

（2）患者血压高而较难以控制，β 受体阻滞剂加 α 受体阻滞剂可能更有效。

（3）瘤体较大时可以出现瘤体出血，这时患者可有局部疼痛，而更重要的是可能出现血压剧烈升高，可能 > 200 mmHg，甚至达 300 mmHg，伴有剧烈头痛、恶心、呕吐、心悸、出汗。此时血压可能大幅度波动，甚至出现低血压、休克、电解质紊乱。由于持续血管痉挛可致器官缺血而出现急性肝肾功能损害、胰损害，尤其是心肌损害，可以类似心肌梗死表现。

（三）确定诊断

确定嗜铬细胞瘤的诊断极其重要，虽然这一疾病较少见，但是有许多高血压患者由于不同原因而出现血压波动，因而需要肯定的诊断或排除嗜铬细胞瘤。嗜铬细胞瘤的确定诊断包括定性诊断和定位诊断，定性诊断是首要的因素。传统用 24 h 尿 VMA 定量方法，在我国仍广泛采用，但是这一方法灵敏性和特异性都不到70%。最近建立并采用的高压液相电化学监测器检测方法检测24 h尿肾上腺素（metanephrine）和去甲肾上腺素水平（均为较稳定的肾上腺素和去甲肾上腺素代谢物），用这项指标诊断嗜铬细胞瘤的灵敏性和特异性均显著提高，几乎没有一例漏诊。另外，还需要做定位诊断，以利于手术治疗。通常采用间碘苄胍全身核素扫描；如果采用PET/CT可能更好，但是对设备要求更高，价格也极其昂贵。

（四）鉴别诊断

主要是那些难治且血压很高的高血压患者及显著血压波动的高血压，需要排除嗜铬细胞瘤。

（五）治疗

1. 手术切除肿瘤

这是最主要的治疗方法。有随访研究证明，良性肿瘤患者预后良好，一组176例患者手术后9年77%无复发，肿瘤复发率为16%，12例死亡（6.8%）。复发患者再次手术仍有效。

2. 血压控制

可使用α受体阻滞剂和β受体阻滞剂治疗。

3. 急性发作期的血压控制和支持治疗

所谓急性发作期可能为肿瘤出血或破裂，这时血压大幅度波动，伴有剧烈疼痛、烦躁不安、头痛、恶心、呕吐、电解质紊乱等。给予患者镇静、止痛药物，补液和纠正电解质紊乱，静脉给予降血压药物以便灵活调节。

五、库欣综合征

（一）概述

库欣综合征（Cushing综合征）是由于体内糖皮质激素产生过多引起的一组以高血压和向心性肥胖为特征的综合征。可以由垂体腺瘤引起，也可由肾上腺增生和肿瘤所致，还有少见病例为异位ACTH综合征。

（二）临床特点

（1）向心性肥胖、满月脸、水牛背、下腹部皮肤宽大紫纹，皮肤变薄，肌萎缩。

（2）血压较高而常规降血压治疗效果不好，通常伴有血钾降低（有时甚至很低）、碱中毒。

（3）糖耐量降低甚至糖尿病。

（4）性功能障碍，女性出现闭经。

（三）实验室检查

（1）24 h 尿游离皮质醇（UFC）为较有效的筛查方法，如 UFC > 150 μmol/24 h，诊断本病的可能性很大。

（2）血皮质醇：通常测上午 8 时及下午 4 时（皮质醇的分泌有昼夜规律，上午 8 时最高，午夜 12 时最低）的皮质醇浓度，上午 8 时正常范围为 140 ~ 690 nmol/L，下午 4 时为 80 ~ 330 nmol/L，如浓度增高、节律失调有诊断意义。

（3）小剂量地塞米松抑制试验：上午 8 时血皮质醇不能被抑制到对照值的 50% 以下，或尿游离皮质醇不能抑制到 55 nmol/24 h 以下，提示为皮质醇分泌增多。

（4）大剂量地塞米松抑制试验：上午 8 时血皮质醇不能被抑制到对照值的 50% 以下，或尿游离皮质醇能够抑制到 55 nmol/24 h 以下，提示为肾上腺皮质增生（库欣病），否则提示为腺瘤或癌。

（5）血 ACTH 测定：库欣病 ACTH 增高，异位 ACTH 综合征患者异常增高，肾上腺性库欣综合征降低甚至测不出。正常值上午 8 时为 10 ~ 50 ng/L。

（四）鉴别诊断

1. 与单纯性肥胖鉴别

单纯性肥胖可有类似皮质醇增多症的表现，本病多为均匀性肥胖，皮质醇增高可被小剂量地塞米松所抑制，且皮质醇分泌昼夜节律存在，定位检查无阳性发现。

2. 与 2 型糖尿病相鉴别

2 型糖尿病患者大多肥胖，可伴有高血压、糖耐量异常、高血糖等。

（五）治疗

应根据不同的病因做相应治疗。

1. 垂体性库欣病

①经蝶窦切除垂体微腺瘤：该手术方法为近年来治疗本病的首选方法，手术创伤小，并发症少，术后可发生暂时性垂体肾上腺皮质功能不足，需补充糖皮质激素，直至垂体肾上腺皮质功能恢复正常。②一侧肾上腺全切，另一侧大部分切除或全切，适用于经蝶窦手术未能发现并摘除微腺瘤者，术后做垂体放疗及皮质激素替代治疗。③对于垂体大腺瘤者，宜做开颅手术尽可能切除肿瘤，术后辅以放疗。④药物治疗：可使用赛庚啶、氨鲁米特、米托坦酮康唑、溴隐亭等辅助治疗。

2. 肾上腺腺瘤

经检查明确肿瘤的部位后，手术切除可获根治，术后应使用适量的激素替代。

3. 肾上腺癌

早期应尽可能手术治疗，如未能根治或已转移者用药物治疗。

4. 异位 ACTH 综合征

主要是治疗原发肿瘤，可根据肿瘤的性质、部位、分期等情况选择手术、化疗或放疗。

5. 高血压的治疗

由于库欣综合征的高血压发生主要因过多的糖皮质激素非特异性结合于醛固酮受体所致，所以可以用醛固酮受体阻滞剂治疗，也可加用血管紧张素转化酶抑制剂（ACEI）或血管紧张素受体阻滞剂（ARB）等。

六、睡眠呼吸暂停

（一）概述

睡眠呼吸暂停（OSA）是最常见的致血压增高原因之一，主要致病机制为脑缺氧导致交感神经兴奋、儿茶酚胺分泌增高所致，包括中枢性、阻塞性和混合性三种，其中以阻塞性最常见。本病伴有高血压者占 50% ~ 80%，以肥胖、短颈者居多。

（二）临床特点

呼吸暂停为在 7 h 的睡眠时间内呼吸暂停 30 次以上，每次持续时间 > 30 s，同时伴有血氧饱和度降低 > 40%。严重睡眠呼吸暂停除引起血压增高外，还可引起各种心律失常、嗜睡。睡眠呼吸暂停在饮酒、呼吸道感染或疲劳时尤为严重。

（三）多导睡眠仪检查及分度

根据呼吸紊乱指数（AHI= 呼吸暂停次数 + 低通氧次数 / 总睡眠时间小时数）分为三度：AHI < 5 次 / 时属正常；AHI 为 5 ~ 15 次 / 时属轻度；AHI 为 15 ~ 30 次 / 时属中度；AHI > 30 次 / 时属重度。呼吸紊乱的程度与高血压程度有一定关联。

（四）与原发性高血压的鉴别诊断

在原发性高血压基础上合并睡眠呼吸暂停从而加重高血压者多见，也有由于肥胖、颈部粗短，或者呼吸道结构及慢性炎症水肿而致阻塞的。经过正压通气治疗后血压恢复正常者，表明高血压是睡眠呼吸暂停所致；如果经过正压辅助呼吸能部分降低血压但仍然较高，则为原发性高血压与继发性高血压并存。

（五）治疗

（1）正压通气辅助呼吸能够有效改善呼吸状况，从而纠正睡眠呼吸障碍以纠正高血压。

（2）呼吸道结构问题可经过手术矫正治疗。

（3）血压纠正不足时，可加用抗高血压药物治疗。

（六）预防

避免受凉和呼吸道感染、避免醉酒和过劳而致的呼吸道水肿加重，将有利于减轻睡眠呼吸暂停。

七、先天性主动脉缩窄

（一）概述及临床表现

主动脉狭窄到一定程度即可引起上肢血压升高。先天性主动脉缩窄包括导管前型和导管后型。导管前型小儿常见，动脉导管多呈开放状态、主动脉缩窄范围较广，常累及主动脉弓，侧支循环不充分，患儿常合并其他畸形；导管后型成人多见，动脉导管呈闭合状态，缩窄较局限。患者双上肢血压升高且对称，胸部及背部可闻及血管杂音较局限。成人型主动脉缩窄严重者局部可以听不到杂音，但此时常有侧支循环形成，大血管显像可见从颈动脉至胸和腹主动脉等处广泛的侧支循环，在颈部可闻及收缩期血管紊紊音，患者股动脉及下肢动脉搏动减弱或触及不到动脉搏动，下肢血压减低或测不出。身材常较矮小，如果侧支循环充分，则对身材发育影响较小。

（二）鉴别诊断

主要与大动脉炎所致的降主动脉狭窄鉴别，后者累及的范围广且不规则，也常累及肾动脉。活动期有炎症因子水平增高、红细胞沉降率增快。

（三）治疗

主动脉缩窄可通过主动脉球囊扩张加支架植入治疗。

八、肾性高血压

（一）概述

肾性高血压（肾实质性高血压）是指慢性肾实质性疾病所致的高血压。慢性肾实质性疾病包括慢性肾小球肾炎、慢性肾盂肾炎、肾病、糖尿病肾病、多囊肾、类风湿和红斑狼疮肾炎等。这些疾病均可引起血压升高，但是引起高血压的概率不尽相同，单侧肾病引起高血压的比例为 10% ~ 50%，而双侧肾病比例明显增高，依病因不同其比例为

20%~80%，终末期肾病90%以上合并高血压。

（二）临床特点

（1）患者有肾病的特点如水肿、蛋白尿等，但是早期通常比较隐匿，需要做适当的检查和检验才能发现。

（2）血压较高且难以控制，且容易进展为恶性高血压，尤其是IgA肾病。当然也不绝对，少数患者血压不高，且较容易控制。

（3）容易发生靶器官功能损害和器官功能衰竭。

（三）治疗

大样本随机对照研究证明，有效降低血压至125/75 mmHg水平将能明显延缓肾损伤的进展，因此指南中将其降血压目标定位在130/80 mmHg以下。当然，对于肾性高血压患者大多难以达到这一目标。治疗原则：①选择对肾有保护作用的药物，如血管紧张素转换酶抑制剂（ACEIs）、血管紧张素Ⅱ受体阻滞剂（ARB）；②使用钙通道阻滞剂，降压效果强而肯定；③联合使用多种药物；④加用利尿剂，对于血钾正常或在做透析治疗的患者可加用螺内酯治疗；⑤对于合并有肺动脉压升高的难治性肾性高血压者，加用前列腺素制剂可能有意想不到的效果。

九、醛固酮相关高血压

（一）概述

醛固酮相关的高血压是指一类与醛固酮及其结构/功能类似物代谢异常有关的血压增高，这类高血压的发生均与肾小管上皮细胞的离子通道蛋白或ATP酶或转运体的功能调节密切关联。在这里主要介绍那些单基因遗传的高血压，因此不包括原发性醛固酮增多症。

（二）临床特点

临床特点各不相同，但均有甾体类激素（包括盐皮质激素、糖皮质激素和性激素）代谢异常的征象电解质异常，大多数有家族史，能够发现基因异常因而做出诊断。

（三）诊断思路

这类疾病诊断的基本原则和路径如下：

（1）评价肾素 – 血管紧张素 – 醛固酮系统至关重要。

（2）代谢评价：电解质（K^+、Na^+、Ca^{2+}、Mg^{2+}、Cl^-）、血尿酸碱度、尿渗透压。

（3）评价远曲小管功能：NaCl 功能、盐皮质激素活性经肾小管尿钾梯度（TTKG）评价（TTKG= 尿 K^+ × 血浆渗透压 / 血浆 K^+ × 尿渗透压）。

（4）24 h 尿皮质激素谱：包括盐皮质激素、糖皮质激素、性激素及其代谢物。

（5）基因诊断：各种遗传性高血压的诊断流程可能为疾病的诊断和鉴别诊断提供参考。

十、显著盐皮质激素过多综合征

（一）概述

显著盐皮质激素过多综合征（apparent mineralocorticoid excess，AME）是 11–β 羟基类固醇脱氢酶 2 型基因（11β–hydroxys– teroid dehydrogenase2，11β–HSD_2）突变导致其不能将活性的糖皮质激素（cortisol，F）转变成无活性的皮质酮（cortisone，E），这样前者大量堆积并作用于盐皮质激素受体而致病。

（二）临床特点

（1）儿童期出现身材矮小，不能正常发育。

（2）严重高血压，早期致器官损害，多饮、多尿。

（3）低肾素、低醛固酮，盐皮质激素水平过高，低血钾。

（4）尿皮质激素谱改变：呈现 11β–HSD_2 酶活性减低表现：四氢皮质醇 + 异体四氢皮质醇 / 四氢皮质醇（ctetra hydro cortisol+allo tetrahydro cortisol/tetrahydro cortisol）的比值增高，或者游离皮质醇 / 皮质酮比值增高。

（5）基因测序分型：可见到在该基因的 1 ~ 5 外显子突变。

（三）治疗

治疗目的：纠正致命性的低血钾和控制血压。

治疗方法：①补钾；②螺内酯应用（需较大剂量，以对抗过多的 F）；③也可加用其他保钾利尿剂如氨苯蝶啶、阿米洛利等；④其他降血压药物均可使用，但是卡托普利有一定的增加Ⅱβ–HSD₂ 酶活性的作用；⑤肾移植可能达到根治的目的。

十一、糖皮质激素可抑制性醛固酮增多症

（一）概述

糖皮质激素可抑制性醛固酮增多症（glucocorticoid remediable aldosteronism，GRA）

是由于在基因遗传过程中醛固酮合成酶和类固醇 11- 羟化酶（负责糖皮质激素合成）铰链不平衡，结果形成一个多余的嵌合基因，该基因的调节区来自类固醇 11β- 羟化酶（即受糖皮质激素 ACTH 调节）而基因体本身却是盐皮质激素合成酶，因而患者醛固酮增高而用糖皮质激素可以抑制该基因表达从而治疗本病。

（二）临床特点和诊断

（1）常染色体显性遗传。

（2）患者早期发生高血压，血清钾降低和碱中毒。

（3）血醛固酮增高，肾素活性降低，ARR 升高，酷似原发性醛固酮增多症。

（4）其临床表型可用糖皮质激素纠正。

（5）经过基因分析能见嵌合基因形成。病情的严重程度与该嵌合基因中醛固酮合成酶所占比例呈正相关。

（三）诊断和鉴别诊断

根据上述特点，尤其是经过基因型分析证实醛固酮合成酶和类固醇 11β- 羟化酶嵌合基因形成即可肯定诊断。此外，本病可以见到肾上腺皮质增生。

临床上需要与这些疾病鉴别：①原发性醛固酮增多症：GRA 酷似原醛，但是其早期发病、有明确的家族史，临床上高血压和电解质紊乱能经糖皮质激素治疗完全纠正，尤其是基因分析发现嵌合基因形成可与之鉴别。②Liddle 综合征：Liddle 综合征也有家族史、早期发病、高血压、低血钾和碱中毒，但是 ARR 并不升高，糖皮质激素治疗无效，没有醛固酮合成酶和类固醇 11- 羟化酶嵌合基因形成。③其他：需要与同时存在的高血压、低血钾和家族史的疾病如 AME、先天性肾上腺皮质增生等鉴别。

（四）治疗

用糖皮质激素治疗会有迅速和明确的治疗反应，如果没有其他共存高血压，则不需要另外加降血压药物。较低剂量的地塞米松（0.125 ～ 0.25 mg/d）可以控制血压，但是还是推荐使用 0.5 ～ 2 mg/d 的剂量，因为这样才能够较好地抑制皮质醇和 ACTH 水平，从而达到抑制嵌合基因表达的目的，但是也要注意有导致皮质激素过多症的可能。此外，也可用螺内酯治疗。

十二、Liddle 综合征

（一）概述

Liddle 综合征是由肾小管上皮细胞钠离子通道基因（ENaC）或亚单位胞质 C 端突

变导致该通道不能正常被泛素化和降解，半衰期延长，因而增加钠氯水重吸收和钾的排泄，从而出现高血压、低血钾和碱中毒。

（二）临床特点

（1）常染色体显性遗传。

（2）早期出现高血压伴低血钾、代谢性碱中毒；有时伴有高钙血症。

（3）血浆肾素活性降低，醛固酮也抑制，但是 ARR 可以增高，需与原醛症鉴别。

（4）基因诊断至关重要，可以见到 ENaCβ 或 γ 亚单位胞质 C 端的点突变，偶见 γ 亚单位胞外环突变或者出现碱基缺失或插入。低血钾可以导致心律失常和猝死，高血压致靶器官损害。

（5）Liddle 综合征是常染色体显性遗传疾病，可以做产前或胚胎植入前诊断，这样可以避免下一代再生出一个有突变的个体。

（三）治疗

螺内酯治疗无效。患者对钠离子通道抑制剂阿米洛利（amiloride）非常敏感，也可用氨苯蝶啶（triamterene）治疗，可以完全纠正高血压和低血钾等表型。

十三、先天性肾上腺皮质增生症

（一）概述

先天性肾上腺皮质增生症（congenital adrenal hyperplasia，CAH）是以先天性肾上腺皮质增生和高血压为共同特点的一组疾病的总称。甾体激素包括糖皮质激素、盐皮质激素和性激素分别在肾上腺皮质球状带、束状带和网状带合成，在这三个带内分别有相应的细胞色素 P-450 氧化酶催化产生。其中有一些酶是其共有的前体生成酶，如果相应的酶基因突变，就可致相应的通路形成障碍，前体物质增多而致病。

（二）临床特点

（1）CAH 是一类由几个酶的缺陷导致皮质醇产生减少，ACTH 增高刺激肾上腺增生引起的疾病，体格发育有异常。

（2）11β- 羟化酶缺陷（Ⅳ型）和 17α- 羟化酶缺陷（Ⅴ型）导致血压高。

（3）11β- 羟化酶缺陷（Ⅳ型）导致性激素前体增加，具有雄激素作用，结果引起女孩男性化，男孩性早熟。

（4）17α- 羟化酶缺陷（Ⅴ型）则不能合成皮质醇和性激素合成早期阻断，导致女孩原发性闭经和性发育迟滞，男孩性器官分辨不清。

（5）两型醛固酮合成大大减少，皮质激素前体增加且具有醛固酮活性，导致低血钾、碱中毒和高血压。

（6）由于上述酶均为氧化酶，它们还需要还原酶（即 cy-tochrome P-450 oxidoreductase，POR）一起才能正常工作，如果 POR 发生突变，则临床上可见到 Ⅵ 型和 Ⅴ 型兼有的特征。

（三）诊断

（1）根据上述特点在临床上可以做出初步诊断，即 Ⅳ 型 CAH 患者系 11β- 羟化酶缺陷导致具有雄激素作用的性激素前体增加，因而出现女性男性化、男性性早熟；而 Ⅴ 型 CAH 患者系 17α- 羟化酶缺陷导致不能合成皮质醇和性激素合成早期阻断而出现女孩原发性闭经和性发育迟滞，男孩性器官发育障碍因而分辨不清。

（2）类固醇谱分析中有过量类固醇前体可以诊断。尿中大量雄激素前体是 Ⅵ 型 CAH，可以区别 Ⅴ 型。

（3）基因诊断：基因定位于 *8q21*（Ⅳ）和 *10q24.3*。经过基因测序可以确诊。

（四）治疗

Ⅳ 型：补充类固醇。Ⅴ 型：补充类固醇和性激素。

十四、Gordon 综合征

（一）概述

Gordon 综合征（家族性高血钾型高血压，假性醛固酮减低症 Ⅱ 型，PHA Ⅱ）是丝氨酸苏氨酸激酶家族的被称为无赖氨酸激酶（with no lysine kinases，WNK）WNK1 和 WNK4 基因突变所致。WNK4 的功能是对 NaCl 共转运子（NCC）起负性调控作用，WNK4 突变则使这一功能丧失。同时，WNK4 还调节外髓层钾通道、ENaCs 和 Cl 共转运体的表达。WNK1 也调节 NCC 和外髓层钾通道，其突变也导致相应的功能缺陷。

（二）临床特点

（1）患者表现为高血压、高血钾，而肾功能（GFR）正常，这是最显著的特点。
（2）患者可以合并有高氯血症、酸中毒、低肾素、高醛固酮和高血钙。

（三）诊断

（1）基于上述临床特点，尤其是高血压、高血钾而肾功能正常的特点可以做出初步诊断。

（2）基因诊断：WNK4（PHA type Ⅱ B）突变位于外显子7和17上，经过测序可以做出诊断；WNK1（PHA type Ⅱ C）在60kb的内含子1中两个大的内含子缺失，可以通过大片段扩增等方法做出诊断。

（3）PHA Ⅱ是常染色体显性遗传疾病，可以做产前或胚胎植入前诊断，以避免遗传给下一代；对患者直系亲属一定要做检查，对患病孕妇，要监测电解质和血压。

（四）治疗

（1）避免高盐和钾饮食。

（2）噻嗪类利尿剂是治疗本病最有效的药物。

（3）必要时加用其他降血压药物。

（李　赫）

第三节　高血压危象

一、概述

高血压危象（hypertensive crisis，HC）包括高血压急症（hypertensive emergencies，HE）和高血压亚急症（hypertensive urgencies，HU）。前者是短期内（数小时或数天）血压严重升高（BP > 180/120 mmHg），伴有靶器官如脑、心、眼底及大动脉等严重功能障碍或不可逆性损害；后者是血压严重升高但不伴有靶器官损害。

高血压急症可以发生在高血压患者，表现为高血压脑病，也可以发生在其他许多疾病过程中，如脑出血、缺血性脑梗死、蛛网膜下腔出血、急性左心衰竭、不稳定型心绞痛和急性心肌梗死、急性主动脉夹层、急性肾衰竭、先兆子痫和子痫、急性术后高血压等。

Gudbrandsson曾报道在5000万高血压患者中，HC发病率低于1%。但HC的预后是凶险的，在静脉内降压药物问世前，1年存活率仅为20%，5年存活率仅为1%，近年来由于静脉内降压药物的广泛应用及强化了血压控制和随访观察，HC 10年存活率达到70%以上。

二、治疗原则

通过详细的询问病史和仔细的体格检查，同时完善各项实验室检查、特殊辅助检查（如超声心动图、眼底检查、头颅 CT 或 MRI 等），确定高血压的可能病因和评估脑、心、肾等靶器官损伤情况。

在正常情况下，尽管血压有一些波动，但平均动脉压（MAP）在 60 ~ 150 mmHg 时脑、心、肾等重要脏器的动脉血流能保持相对恒定。但在 HE 患者，由于暴露于极高水平的血压之下，重要脏器血管床包括脑动脉、冠状动脉及肾动脉等均因动脉硬化或血管阻力增加导致血压 / 血流自动调节曲线右移。故急剧地将严重升高的血压降至上述血管床自动调节范围以下时，将加重脑、心、肾等脏器缺血和梗死。

HE 一旦诊断，所有患者必须进入重症监护病房（ICU）进行严密的血压及其他生命体征监护，并立即给予快速且短效的静脉用降压药物，只有迅速而适当地降低血压，同时去除引起 HE 的直接原因或诱因，才能够最大限度地防止或减轻脑、心、肾等靶器官损伤。

HE 的降压治疗目标是在最初的数分钟至 1 小时内使 MAP 下降 < 25%，如果病情稳定，在随后的 26h 内将血压逐渐降至 160/（100 ~ 110）mmHg，如果患者能够很好地耐受降压治疗和病情稳定，应在随后的 24 ~ 48 h 内进一步将血压降至正常水平，主动脉夹层的患者应将收缩压（SBP）降至 100 ~ 120 mmHg，舌下含服或口服短效硝苯地平时，由于其降压幅度不易调控，故不主张应用在 HC 患者的降压治疗中。

HU 患者可以在急诊室观察治疗数小时，口服短效降压药物如卡托普利、拉贝洛尔或可乐定等。但值得一提的是，临床上 HU 患者常常存在过度降压的情况，因为口服数种负荷剂量的降压药物产生累积效应而引起低血压，有时候发生在离开急诊室之后，应该引起临床医生的高度重视。另外，有些患者治疗顺应性差，没有坚持服药，常在数周内因病情变化又返回急诊室。

三、常见高血压急症的处理

（一）高血压脑病

应注意与出血性和缺血性脑卒中鉴别，排除脑卒中后才可以诊断为高血压脑病。高血压脑病是在脑血管自动调节功能失调基础上，严重高血压致脑组织过度血流灌注，引起脑水肿和微出血。如果不积极治疗，最终导致脑出血、昏迷和死亡。如果采用积极治疗措施，其临床情况能够完全逆转，直至恢复正常。逐渐降低血压通常可使症状迅速缓解，但降压速度过快可导致脑灌注不足，损害脑组织。故建议在最初 1 小时内舒张压（DBP）降低幅度应 < 25% 或 DBP 为 100 mmHg。常用药物为尼卡地平、拉贝洛尔和非诺多泮等。

（二）脑卒中

包括缺血性和出血性脑卒中。需要强调的是，大多数急性缺血性或出血性脑卒中患者都会存在不同程度的血压升高，后者是维持受损部位血流灌注的适应性调节机制。然而，急剧的降压治疗将影响脑血流灌注，加重脑组织损伤。脱水治疗除降低颅内压外，还有不同程度的降压作用。近期美国和欧洲脑卒中指南均指出，在急性缺血性脑卒中的患者，其血压 220/120 mmHg 时才考虑降压治疗，其幅度在最初 24 h 内降低 10% ~ 15%。对准备接受溶栓治疗的患者血压 > 185/110 mmHg 时考虑降压治疗，其目标血压为 180/105 mmHg，如果收缩压为 220 mmHg 或舒张压在 121 ~ 140 mmHg 时，建议应用拉贝洛尔或尼卡地平。如果舒张压 > 140 mmHg，则考虑应用硝普钠。

脑出血患者因颅内压升高总是同时存在反射性血压升高，目前尚无证据证实高血压引起进一步的出血。目前普遍认为，血压 > 200/110 mmHg 或 MAP > 130 mmHg 时才考虑缓慢及谨慎地降压。常用降压药物选择尼卡地平、拉贝洛尔、非诺多泮等。

（三）主动脉夹层

一旦确诊，应立即应用冬眠合剂镇痛、镇静，并迅速将血压降至能够维持脑、心、肾等主要脏器供血的最低水平，通常将 SBP 降至 100 ~ 120 mmHg（MAP 60 ~ 75 mmHg）。

血管扩张剂能有效地降低血压，但引起反射性心动过速，增加左心室 dp/dt，促进夹层分离及扩展，故必须与 β 受体阻滞剂同时合用，后者减慢心率至 60 ~ 70 次/分及降低左心室 dp/dt，可防止夹层进一步扩展。临床上常用的静脉用 β 受体阻滞剂有艾司洛尔和美托洛尔。

硝普钠是传统的扩血管药物，其作用强效，价格低廉，但尼卡地平或非诺多泮的不良反应明显低于前者，也可应用于主动脉夹层。

（四）急性左心衰竭

急性左心衰竭是 HE 常见的临床表现之一，严重时发生急性肺水肿，抢救是否及时合理与预后密切相关，硝普钠能够有效扩张动脉和静脉，降低心脏前后负荷。故常推荐作为急性肺水肿的首选药物。硝普钠应该与吗啡、吸氧和袢利尿剂等联合应用。

（五）急性心肌缺血

严重高血压常常引起显著的冠状动脉缺血。硝酸甘油主要扩张静脉，减少回心血量，降低左心室舒张末期容积及室壁张力，降低心肌耗氧量。另外，它能扩张动脉，改善冠状动脉血流灌注，降低动脉压及心脏后负荷。DBP 应降至 100 mmHg 左右，β 受体阻滞剂和钙通道阻滞剂也是可以选用的药物，两者均能够降低血压和改善心肌氧供。

（六）急性肾功能不全

它是严重高血压的原因和后果。这些患者需要降压治疗，但不减少肾血流量或肾小球滤过率。可首选非诺多泮。

（七）先兆子痫和子痫

大多数先兆子痫的患者存在血管收缩和血液浓缩，故先兆子痫的初始治疗包括扩容和硫酸镁的应用，以防止抽搐。胎儿的娩出对先兆子痫和子痫的治疗起决定性作用。

硫酸镁能降低血压、防止抽搐，故常用于先兆子痫和子痫的患者。先用硫酸镁 4～6 g 加入 100 ml 葡萄糖盐水中，15～20 min 滴完，然后根据尿量和深腱反射按 1～2 g/h 持续静脉滴注。

妊娠期高血压应将血压控制在 SBP 140～160 mmHg，DBP 90～105 mmHg，当血压 > 160/105 mmHg 时才考虑降压治疗，建议选择静脉用拉贝洛尔或尼卡地平。硝普钠和 ACEI 因不良反应大，禁用于妊娠期妇女。

（八）交感神经危象

常见于滥用兴奋剂如可卡因、苯丙胺或苯环利定等，少见于嗜铬细胞瘤的患者。β受体阻滞剂因阻滞β受体后导致a受体激活，继而增高血压，应避免使用。控制血压主要应用尼卡地平、非诺多泮或维拉帕米，上述药物要与苯二氮䓬类药物联合应用。酚妥拉明也是可选择的药物。

（九）围手术期高血压

尽管它可以发生于任何大型外科手术，但其与心胸、血管、头颈部及神经外科手术之间最为密切；在心脏外科手术中，当血压 > 140/90 mmHg 或 MAP > 105 mmHg 时考虑降压治疗。但降压前需要排除或纠正术后患者的一些异常情况，如疼痛、焦虑不安、低体温所致的肌肉颤抖、低氧血症、高二氧化碳血症及尿潴留等，因为它们也能够引起高血压。典型的围手术期高血压与交感神经的激活及儿茶酚胺的过度分泌有关，故治疗中常选用β受体阻滞剂或拉贝洛尔。

四、顽固性高血压

（一）定义

在改善生活方式的基础上，应用足量且合理联合的 3 种降压药物（包括利尿剂）后，血压仍在目标水平之上，或至少需要 4 种药物才能使血压达标时，称为顽固性高血压，占高血压患者的 5%～20%。

（二）病因筛查

与一般高血压比较，顽固性高血压的血压较高、病程较长、心脑血管并发症较多，是临床中最需要干预的一组疾病，故临床医师要重视顽固性高血压患者的诊断和病因筛查。

1. 判断是否为假性顽固性高血压

（1）"白大衣"高血压：患者就诊时精神紧张或特定性神经反应导致诊所血压显著超过其平时血压，家中反复自测血压及动态血压监测有助于鉴别。

（2）假性高血压：多见于老年人的血压测量错误，由于动脉血管壁僵硬加上弹性下降，使袖带测量的血压不能真实反映动脉内的血压值。下列情况应怀疑假性高血压：①显著的高血压而无靶器官损害；②抗高血压治疗并没有将血压降至过低时出现较明显的低血压样症状（头晕、乏力等）；③X线显示肱动脉钙化征；④上肢动脉比下肢动脉血压更高；⑤严重的和单纯收缩期高血压。临床上如果怀疑假性高血压时，可行动脉内测压。

（3）血压测量方法不当：如测量血压时姿势不正确，血压计未置于心脏相同的水平，上臂较粗者未使用较大的袖带。

2. 寻找影响高血压的其他原因

（1）降压药物方面：患者依从性差（未坚持服药），降压药物的剂量偏低，未选择利尿剂等。

（2）其他药物的影响：患者同时服用能够升高血压或拮抗降压的药物，如糖皮质激素、可卡因、甘草、麻黄、口服避孕药等。

（3）未改变不良生活方式：体重增加或肥胖、高盐饮食、吸烟、过量饮酒等。

（4）其他：慢性疼痛和长期焦虑，或长期服用非甾体抗炎药物。

3. 筛查继发性高血压

在排除上述因素后，应积极筛查继发性高血压。

（三）治疗原则

1. 一般原则

强化生活方式干预，如严格控制体重、戒烟、限酒及限制钠盐摄入等。多与患者沟通，提高长期服药的依从性，并增加随访次数，建议转高血压专科治疗。

2. 联合用药

先采用3种药物的方案，如ACEI或ARB+CCB+噻嗪类利尿剂，如果效果不理想可再加一种降压药物如螺内酯、β受体阻滞剂、α受体阻滞剂或交感神经抑制剂（可乐定）。当上述治疗方案疗效不佳时，可在严密观察下停用现有降压药物，重启其他的治疗方案。

（刘　彬）

第四节　高血压的康复护理

一、疾病概述

（一）定义

高血压（hypertension）定义为：在未使用降压药物的情况下，非同日3次测量诊室血压，收缩压（SBP）≥ 140 mmHg 和（或）舒张压（DBP）≥ 90 mmHg，其中，SBP ≥ 140 mmHg 和 DBP < 90 mmHg 者为单纯收缩期高血压。

诊室血压是我国目前诊断高血压、进行血压水平分级及观察降压疗效的常用方法，有条件者应进行诊室外血压测量，包括动态血压监测和家庭血压监测。

（二）分类与分层

高血压可分为原发性高血压和继发性高血压。目前，对于18岁以上的成人，我国仍然采用正常血压（SBP < 120 mmHg 和 DBP < 80 mmHg）、正常高值［SBP120 ~ 139 mmHg 和（或）DBP 80 ~ 89 mmHg］和高血压［SBP ≥ 140 mmHg 和（或）DBP ≥ 90 mmHg］进行血压水平分类。根据血压升高水平，将高血压分为1级、2级和3级；根据血压水平、心血管危险因素、靶器官损害、临床并发症和糖尿病进行心血管风险分层，分为低危、中危、高危和极高危4个层次。

（三）临床表现

从血流动力学角度，血压主要决定于心排血量和体循环周围血管阻力，平均动脉血压（MBP）= 心排血量（CO）× 总外周血管阻力（peripheral resistance，PR）。心脏和血管是高血压病理生理作用的主要靶器官，早期可无明显病理改变，长期高血压引起的心脏改变，主要是左心室肥厚和扩大，而其引起的全身小动脉病变可导致重要靶器官（如心、脑、肾）发生组织缺血。目前认为，血管内皮功能障碍是高血压最早期和最重要的血管损害。

大多数高血压病患者起病缓慢，常见症状有头晕、头痛、颈项板紧、疲劳、心悸等，也可出现视物模糊、鼻出血等较重症状，典型的高血压头痛在血压下降后即可消失。合并其他并发症时，患者可出现受累器官的症状，如眩晕、胸闷、偏头痛、气短、心绞痛、多尿等。

高血压体征一般较少，周围血管搏动、血管杂音、心脏杂音等是重点检查的项目，心脏听诊可有主动脉瓣区第二心音亢进收缩期杂音或收缩早期"喀喇"音。

（四）并发症

高血压病患者常见的并发症有 5 种：①脑血管病（包括脑出血、脑血栓形成、腔隙性脑梗死、短暂性脑缺血发作等）；②心力衰竭；③慢性肾衰竭；④主动脉夹层；⑤冠心病。

（五）治疗方法

高血压病患者的主要治疗目的是最大限度地降低心、脑、肾与血管并发症发生和死亡的总体危险。应根据高血压病患者的血压水平与总体风险水平，决定给予改善生活方式和降压药物的时机及强度；同时，干预检出的其他危险因素、靶器官损害和并存的临床疾病。一般高血压病患者的血压应控制在 140/90 mmHg 以下；能耐受者和部分高危患者，如合并糖尿病、肾病等，可进一步将血压降至 130/80 mmHg 以下；老年高血压降压治疗应强调收缩压达标，在能耐受的前提下逐步使血压达标。

1. 非药物治疗

非药物治疗主要指生活方式干预，即去除不利于身体和心理健康的行为与习惯，可以降低血压、预防或延迟高血压的发生、降低心血管病风险。非药物治疗是高血压病患者降压治疗的基础措施，在任何时候对任何高血压病患者（包括正常高值者和需要药物治疗的高血压病患者）都是合理、有效的治疗，应该连续贯穿高血压治疗的全过程，是高血压康复护理的主要理论依据。主要措施包括 6 个方面：①控制体重；②减少食物中钠盐的摄入量，并增加钾盐的摄入量；③减少食物中饱和脂肪酸的含量和脂肪总量；④戒烟、限酒；⑤适当运动；⑥减少精神压力，保持心理平衡。

2. 药物治疗

在治疗时机上，对于高危、极高危患者，应立即开始降压药物治疗，对并存的危险因素和合并的临床疾病进行综合治疗；对于中危患者，可观察数周，评估靶器官损害情况，改善生活方式，如血压仍不达标，则应开始药物治疗；对于低危患者，则可对患者进行 1～3 个月的观察，评估靶器官损害情况，改善生活方式，如果血压仍不达标，可开始降压药物治疗。在剂量选择上，一般患者采用常规剂量，对于老年患者进行初始治疗时，通常采用较小的有效治疗剂量，根据需要可考虑逐渐增加至足剂量。在药物选择上，建议优先使用长效降压药物，以有效控制 24 h 血压，更有效地预防心脑血管并发症发生；如果使用中、短效制剂，则需每天 2～3 次给药，以达到平稳控制血压。

常用的降压药物包括 CCB、ACEI、ARB、利尿剂和 β 受体阻滞剂 5 类，以及由上述药物组成的固定配比复方制剂。5 类降压药物均可作为初始和维持用药的选择，应根据患者的危险因素、亚临床靶器官损害及合并临床疾病情况，合理使用药物。此外，α 受体阻滞剂或其他种类降压药，有时也可应用于某些高血压人群。

二、高血压急症和亚急症

（一）定义和评估

高血压急症是指高血压病患者在某些诱因作用下，血压突然或显著升高（一般超过 180/120 mmHg），伴有进行性心、脑、肾等重要靶器官功能不全的表现。高血压急症包括高血压脑病、颅内出血（脑出血和蛛网膜下腔出血）、脑梗死、急性心力衰竭、急性冠脉综合征、主动脉夹层、子痫、急性肾小球肾炎、胶原血管病所致肾危象、嗜铬细胞瘤危象及围术期严重高血压等。少数患者病情急骤发展，出现舒张压持续 ≥ 130 mmHg，并有头痛、视物模糊、眼底出血、眼底渗出和视盘水肿，肾损伤突出，持续蛋白尿、血尿与管型尿，称为恶性高血压。一部分患者血压仅为中度升高，但对靶器官功能影响重大，如并发急性肺水肿、主动脉夹层、心肌梗死等，也视为高血压急症。

高血压亚急症是指血压明显升高，但不伴严重临床症状及进行性靶器官损害。患者可以有血压明显升高造成的症状，如头痛、胸闷、鼻出血、烦躁不安等。

（二）高血压急症的治疗

高血压急症的治疗原则有 4 项：①持续监测血压，去除或纠正引起血压升高的诱因及病因。②酌情使用镇静药。③尽快静脉应用合适的降压药物。④减少并发症。在不影响脏器灌注的基础上降压，渐进将血压调控至适宜水平。初始阶段（1 h 内）平均动脉压的降低幅度不超过治疗前水平的 2%；在随后的 26 h 内将血压降至较安全水平，一般为 160/100 mmHg 左右；如果可耐受，在以后 24 ~ 48 h 逐步降压达到正常水平。用药原则包括 4 个方面：①选择合适；②小剂量开始；③逐渐加量；④缓慢减量。

（三）高血压亚急症的治疗

应在 24 ~ 48 h 将血压缓慢降至 160/100 mmHg，可通过口服降压药控制，初始治疗可以在门诊或急诊室，用药后观察 5 ~ 6 h。2 ~ 3 d 后门诊调整剂量，此后可应用长效制剂控制至最终的目标血压水平。急诊就诊的高血压亚急症患者在血压初步控制后，应调整口服药物治疗的方案，定期到门诊调整治疗方案。

三、康复护理

（一）血压测量

血压测量是评估血压水平、诊断高血压及观察降压疗效的根本手段和方法。测量要求包括 8 个方面。

（1）使用经过质检的上臂式医用电子血压计或水银血压计，使用标准规格的袖带（气囊长 22 ~ 26 cm、宽 12 cm），肥胖者或臂围大（大于 32 cm）者应使用大规格的气囊袖带。

（2）患者安静休息至少 5 min 后开始测量坐位或平卧位上臂血压，上臂应置于心脏水平。因两上臂血压值一般不相等，首诊时应测量两上臂血压，以血压读数较高的一侧作为测量的上臂。在测量血压的同时，应测定脉率。

（3）测量血压时，应相隔 1 ~ 2 min 重复测量，取 2 次测量的平均值。如果 SBP 或 DBP 的 2 次读数相差 5 mmHg 以上，应再次测量，取 3 次测量的平均值。

（4）诊室外血压测量可用于鉴别诊断白大衣高血压及隐蔽性高血压，评估降压治疗的疗效，辅助难治性高血压的诊治。

①动态血压监测可评估 24 h 血压昼夜节律、直立性低血压、餐后低血压等。通常白天每 15 ~ 20 min 测量 1 次，晚上睡眠期间每 30 min 测量 1 次，确保整个 24 h 期间血压的有效监测，每 1h 至少有 1 个血压读数。

②家庭血压监测可用于评估数日、数周、数月甚至数年的降压治疗效果和长时血压变异，有助于增强患者的健康参与意识，改善患者的治疗依从性，辅助调整治疗方案。推荐使用上臂式家用自动电子血压计，不推荐腕式血压计、手指血压计或水银血压计，并且应至少每年进行 1 次校准。对于初诊高血压病或血压不稳定患者，建议每天早晨和晚上测量血压，每次测 2 ~ 3 遍，取平均值；连续测量 7 d，取后 6 d 血压平均值。对于血压平稳且控制达标者，可每周自测 1 ~ 2 d 血压，早晚各 1 次。早晨血压指早上起床排尿后，服降压药和早餐前的血压值。血压测量应做到"四定"，即定时间、定部位、定体位、定血压计。血压记录要详细，包括每次测量的日期、时间及血压读数。

（5）对于老年人、糖尿病患者及出现直立性低血压情况者，应该加测站立位血压。站立位血压是指由卧位改为站立位后 1 min 和 3 min 时测量的血压值。

（6）精神高度焦虑的患者，不建议频繁自测血压。

（7）由于节律不整，房颤患者血压测量易出现误差，建议采用 3 次测量的平均值。有条件的情况下，可以使用能够检测房颤的电子血压计。

（8）当左、右上臂血压收缩压差值＞ 20 mmHg 时，建议进行四肢血压测量。

（二）用药管理

1. 静脉用降压药使用要求

（1）正确配制，一般要求现配现用，注意配伍禁忌，硝普钠、硝酸甘油需避光使用。

（2）为保证用药速度稳定，可使用静脉注射泵、输液泵或调速器等。

（3）使用静脉降压药物时，必须进行持续血压监测，一般 30 min 内每 5 ~ 10 min 测量血压 1 次，2 h 内每 30 min 测量血压 1 次，血压稳定后 2 h 后每 1 h 测量血压 1 次。根据血压变化及时调整用药剂量和速度，避免用药过量或无效降压。

（4）注意观察药物副作用，对症处理。

（5）为避免药物外渗，推荐使用中心静脉置管（CVC、PICC、输液港等），不可使用一次性钢针注射。若发生硝普钠外渗，采用浸有 1% 利多卡因的湿纱布外敷；若发生硝酸甘油外渗，采用 50% 硫酸镁湿敷或紫金锭外涂。

（6）更换药物时，注意反折延长管后再连接注射泵，进行无缝更换。

（7）结束用药时，应更换头皮针，或回抽肝素锁内剩余药物并丢弃后，再进行冲管和封管。

2. 口服降压药使用要求

（1）根据患者并发症的不同和药物疗效与耐受性，以及患者个人意愿或长期承受能力，选择适合患者个体的降压药物。

（2）高血压是终身治疗，应向患者强调长期药物治疗的重要性，当用药使血压降至理想水平后，应继续服用维持量，以保持血压相对稳定，不可擅自停药或减药。

（3）患者应定时监测血压，按时复诊，专科医生和临床药师根据患者血压波动情况适时调整用药方案。

（4）加强健康教育，进行摆药训练，教会患者识别药物，掌握正确服药方法和药物副作用，提高患者治疗主动性和服药依从性。

（5）降压药应根据药物类型和剂型选择服药时间。短效降压药每日 3 次，第一次服药时间应在清晨醒后即服，而非早餐后或更晚，最后一次应在 18 时之前，在血压高峰出现前 0.5 ~ 1 h 给药效果最好。长效控释、缓释制剂，每日只服用 1 次，应清晨醒后即服用。

（三）饮食管理

1. 合理膳食

合理膳食模式可降低人群高血压、心血管疾病的发病风险。建议高血压病患者和有进展为高血压风险的正常血压者，饮食以水果、蔬菜、低脂奶制品、富含食用纤维的全谷物、植物来源的蛋白质为主，减少饱和脂肪和胆固醇摄入。DASH 膳食模式常常作为预防和控制高血压的饮食模式，包含丰富的蔬菜、水果、低脂（或脱脂）乳制品、禽肉、鱼、大豆和坚果等，其饱和脂肪和胆固醇水平低，且能保证足够的钾、镁、钙等微量元素与优质蛋白质及纤维素的摄取。

2. 减少钠盐的摄入量，并增加钾的摄入量

钠盐摄入过多和（或）钾摄入不足，以及钾钠摄入比值较低是我国高血压发病的重要危险因素。适度减少钠盐摄入和增加钾摄入可有效降低血压。每人每日食盐摄入量应逐步降至 < 6 g，并增加钾摄入。除烹饪用盐外，加工食品中的钠盐也是重要的钠盐摄入途径。主要措施包括：①减少烹调用盐及含钠高的调味品（如味精、酱油）；②避免或减少含钠盐量较高的加工食品（如咸菜、火腿、各类炒货和腌制品）；③建议在烹调时尽可能使用定量盐勺，以起到控量的作用；④增加富钾食物（如新鲜蔬菜、水果和豆类）的摄入量；⑤肾功能良好者可选择低钠富钾替代盐。

3. 饮水疗法

对于自主神经系统功能障碍者，易出现餐后低血压，导致餐后心脑缺血症状，可采取少食多餐、减少碳水化合物摄入及饮水疗法，即餐前饮水 350 ~ 480 ml。最佳的水摄入量应根据患者具体情况个体化制订，对需要限水的严重心力衰竭及终末期肾病患者需慎重。

4. 控制体重

高血压病患者的体重应维持在健康范围内（BMI 为 18.5 ~ 23.9 kg/m²，男性腰围 < 90 cm，女性腰围 < 85 cm）。控制体重的措施包括控制能量摄入、增加体力活动和行为干预。在膳食平衡的基础上，减少每日总热量摄入，控制高热量食物（如高脂肪食物、含糖饮料和酒类等）的摄入，适当控制碳水化合物的摄入；提倡进行规律的中等强度的有氧运动，减少久坐时间；此外，行为疗法，如建立节食意识、制订用餐计划、记录摄入食物种类和重量、计算热量等，对减轻体重也有一定的帮助。对于综合生活方式干预减重效果不理想者，可联合使用药物治疗或手术治疗。对于特殊人群，如哺乳期妇女和老年人，应注意避免过快、过度减重，视具体情况采用个体化减重措施。减重计划应长期坚持，速度因人而异，不可急于求成。建议将目标定为 1 年内体重减少初始体重的 5% ~ 10%。

5. 戒烟

吸烟是心血管病和癌症的主要危险因素之一，被动吸烟会显著增加心血管疾病风险。戒烟虽然不能降低血压，但可以降低心血管疾病的风险。首先，应询问患者每日吸烟数量及吸烟习惯等；然后应用清晰、强烈、个性化的方式建议其戒烟；在评估患者的戒烟意愿后，帮助患者在 1 ~ 2 周的准备期后采用"突然停止法"开始戒烟；必要时，指导患者应用戒烟药物（如尼古丁贴片、尼古丁咀嚼胶、盐酸安非他酮缓释片和伐尼克兰等）对抗戒断症状；对戒烟成功者进行随访和监督，避免复吸。

6. 限制饮酒

过量饮酒可显著增加高血压的发病风险，并且其风险随着饮酒量的增加而增加。建议高血压病患者不饮酒；如饮酒，则应少量饮用且选择低度酒，避免饮用高度烈性酒。男性每日酒精摄入量 ≤ 25 g，女性 ≤ 15 g；男性每周酒精摄入量 ≤ 140 g，女性 ≤ 80 g；白酒、葡萄酒、啤酒摄入量应分别少于 50 ml、100 ml、300 ml。

7. 增加运动

运动可以改善血压水平，高血压病患者定期锻炼可降低心血管死亡风险。因此，建议非高血压人群（为降低高血压发生风险）或高血压病患者（为了降低血压），除日常生活的活动外，进行每周 4 ~ 7 d、每天累计 30 ~ 60 min 的中等强度运动（如步行、慢跑、骑自行车、游泳等）。运动形式可采取有氧、阻抗和伸展等，以有氧运动为主、无氧运动作为补充。典型的体力活动计划包括 3 个阶段：① 5 ~ 10 min 的热身活动；② 20 ~ 30 min 的有氧运动；③放松阶段，逐渐减少用力，约 5 min。运动强度需因人而异，常用运动时最大心率来评估运动强度，中等强度运动为能达到最大心率［最大心率（次/分）=220- 年龄］的 60% ~ 70% 的运动。老年患者、急性心肌梗死、脑出血等高危患者运动前需经过专科医生和康复科联合评估，制订个性化的运动处方。

8. 减轻精神压力，保持心理平衡

精神紧张可激活交感神经，从而使血压升高。精神压力增加的主要原因包括过度的工作和生活压力，以及病态心理（包括抑郁症、焦虑症、A 型性格、社会孤立和缺乏社会支持等）。医生应该对高血压病患者进行压力评估，指导患者进行个体化认知行为干预，必要时采取心理治疗联合药物治疗缓解焦虑和精神压力，也可建议患者到专业医疗机构就诊，避免由于精神压力导致的血压波动。

9. 病情观察

定期监测血压。一旦发现血压急剧升高、剧烈头痛、呕吐、大汗、视物模糊、面色及神志改变、肢体运动障碍等症状，立即通知医生。

四、延续性护理

（一）自我管理

高血压一旦发生，就需要终身管理。有效的管理是预防严重心脑血管疾病等并发症的关键。所有高血压病患者都应该不同程度地参与自我管理。

（1）成立自我管理小组，医院与社区或居委会结合，开展高血压病患者的健康教育。

（2）采用多样化的形式，如资料发放、视频播放、公众号文章推送、义诊、知识讲座等，加强健康教育，帮助患者了解高血压病的相关知识，消除既往对服药依赖的误解，从而增强患者防治高血压的主动性及降压药物治疗的依从性。

（3）指导患者开展家庭自我测量血压，建议有条件的患者使用经过国际标准认证合格的上臂式自动血压计自测血压。自测血压应保证早晚各 1 次，最好可以将每天自测的时间固定下来，并且能在感觉不舒服时做到紧急测量。指导患者掌握测量技术和规范操

作，如实记录血压测量结果，随访时提供给医务人员作为治疗参考。

（4）对于高龄、危重、生活自理能力差的患者，其照护者应参与管理。

（二）随访

高血压病患者需要系统、长期的随访和管理。除社会支持外，医院延续性护理服务部门可联合社区或居委会对患者进行随访。

（1）患者的随访时间依据心血管风险分层。低危或中危者，每1～3个月随诊1次；高危者，至少每个月随诊1次。

（2）随访可采用多种方式，如电话随访、入户随访、家庭监测和远程服务等。

（3）根据患者血压是否达标分为一、二级管理。分级管理可有效利用现有资源，重点管理未达标的高血压病患者，提高血压控制率。

（4）随访的主要内容是观察血压、用药情况、不良反应，同时关注心率、血脂、血糖等其他危险因素、靶器官损害和临床疾患，以进行有针对性的个体化健康教育和指导。

（刘　磊）

第六章 肺血管疾病的诊治

第一节 肺动脉高压

一、动脉型肺动脉高压

（一）概述

肺循环由右心室始发，流入主肺动脉、叶和段肺动脉、肺小动脉，最终流入肺毛细血管床，由此汇入管径增大的小静脉和肺静脉，最后流入左心房。肺动脉高压的发生是由于血管收缩与舒张、抗凝与血栓形成以及促生长和生长抑制之间的失衡所致。动脉型肺动脉高压（PAH）病变多累及肺小动脉。病变时，肺小动脉特征性改变为中膜增厚、内膜增生和纤维化改变（向心性或偏心性），血管周围炎性渗出增加引起外膜增厚，复合病变（丛样、扩张性损害）以及血栓形成，而肺静脉多不受影响。即使现已知多种病理生物学途径及细胞参与了 PAH 病变，但是对于 PAH 病变的确切过程仍未可知。肺血管阻力（PVR）增加与多种机制相关，包括血管收缩、增生及阻塞性血管壁重构、炎症、血栓形成等。过度的血管收缩可使平滑肌细胞膜上的钾离子通道功能及表达受影响，从而引起血管内皮功能障碍，内皮功能障碍进一步导致血管舒张、抗增殖物质（如 NO、前列环素）的产生长期受损，同时伴有如血栓素 A2、内皮素等缩血管和血管增殖相关物质的过度释放。其余舒张血管及抗增殖物质如血管活性肠肽的血浆水平降低也被证明与 PAH 相关。上述多种异常引起血管张力增加、促进血管重构，这一过程有多种细胞参与，包括炎症细胞、平滑肌细胞及成纤维细胞。此外，外膜的细胞外基质生成增加，包括胶原蛋白、弹性蛋白、纤维黏连蛋白和黏蛋白等。炎症细胞和血小板可能在 PAH 中有着重要作用，通过 5- 羟色胺途径现已证明 PAH 患者存在血栓形成倾向，血栓可以存在于远端的肺小动脉和近端的弹性肺动脉。

正常肺血管床有较强的舒张和收缩储备能力，以适应肺血流量增加的需要。而肺动脉高压患者肺血管床的该种能力缺失，这就造成该类患者静息时肺动脉压升高，运动时更加明显。右心后负荷增加可导致右心室肥大。最初，右心室可以维持静息状态下的正常心输出量，但在运动时心输出量有一定的受损。随着疾病的进展，右心衰竭出现，静息状态下心输出量开始下降。随着右心功能进一步恶化，右心室舒张末期压力增加，肺动脉高压的不良预兆右心衰竭的表现变得更加明显。肺血管病变对左心系统没有直接的影响，但是随着右心室的扩大压迫左心室，会引起左心室舒张功能受限，进而引起左心室舒张末期压及肺毛细血管楔压的升高。呼吸困难是肺动脉高压患者最常见的首发症状，机体活动时需氧量增加，而肺动脉高压患者心输出量增加受限，故无法满足机体需氧量的增加而出现呼吸困难。右心室质量增加、右心室收缩压及舒张压升高引起冠状动脉灌注不足，右心室缺血，临床上即表现为胸痛。当肺动脉主干增宽压迫冠状动脉左主干时，可引起左心室缺血、晕厥，多见于劳力时和劳力后，提示已出现心输出量严重受限及脑供血不足，且在体力活动致外周血管扩张时加剧。

近年在肺动脉高压领域提出心室动脉耦联和心肺单位的概念。过去的研究将肺血管和右心看作两个独立的系统，而现在无论从生理学的角度还是从治疗的角度都将心肺看作一个独立单位来分析。数项研究证实右室对肺动脉高压的适应性依赖于右室在后负荷增加的情况下收缩力的增强。心室动脉耦联特指心室收缩力与后负荷之间的关系，最客观的测量方法是心室弹性回缩力（ventricular elastance，Ees）与动脉弹性回缩力（arterial elastance，Ea）之比。尽管心室动脉耦联的数据主要源于左室的研究，但我们通常认为右心弹性回缩力与动脉弹性回缩力之比与左室相近，为 1.5 ~ 2.0，这一比值提示右室机械做功和氧耗达到最佳平衡。

有研究提出肺动脉高压右心压力负荷过大时，尽管右室心肌收缩力增强，右心泵功能仍有下降。临床上，右心后负荷的估测通常采用动脉弹性回缩力（Ea）、肺血管阻力（PVR）和肺动脉顺应性（pulmonary arterial compliance，PAC）评估。其中 Ea 用于压力—容积环分析时心脏后负荷的测量，而 PVR 和 PAC 用于描述肺循环阻力和搏动负荷。压力容量曲线描述了心室弹性回缩力（Ees），动脉弹性回缩力（Ea）和最大等容收缩压之间的关系。肺循环阻力和搏动负荷也用于描述右心室做功。泵功能曲线描述了当基线 PVR 高时，PVR 的下降可引起每搏量的显著提高，而基线 PVR 低时，PVR 下降引起每搏量升高不显著。近期研究发现肺循环阻力占右心做功的 77%，搏动负荷 23%。与体循环相比，肺循环的独特性决定了右心做功的分布特点。在肺循环中，肺循环阻力和顺应性随时间变化成反比。这是因为肺循环的阻力血管也参与肺循环顺应性的构成。然而近期研究发现肺毛细血管楔压升高导致肺循环阻力顺应性时间常数的下降，因此通过提高搏动负荷而非阻力负荷使右心后负荷出现净增加。尽管以前提到的后负荷指数具有一定的临床实用性，但是一个更加能够界定右室后负荷的生理指标需要考虑导致心缩期室壁张力提高的所有因素，包括心室压、室腔的扩大、室壁厚度和心室的形状。此外，三尖瓣反流和右左分流（例如卵圆孔未闭、室间隔缺损或房间隔缺损）也可以通过提供一个低阻力的旁路降低右室后负荷。同样，右室前负荷可以界定为可导致舒张末期室壁张力被动性升高的所有因素的综合。理想的前负荷可以使心室输出量最大化而不会导致明显的体循环淤血或肾功能障碍。因此，急性右心衰竭患者精细的液体管理非常重要。

（二）先天性心脏病相关性肺动脉高压

肺动脉高压是先天性心脏病的一个常见并发症，大多数病例发生于存在心内分流的患者。未矫正的左右分流患者，肺循环压力升高导致肺血管重构和功能异常，使肺循环阻力逐渐升高和右室压力升高。最终发展成严重的先天性心脏病相关性肺动脉高压（PAH-CHD），由最初的左向右分流发展至右向左分流（肺循环、体循环分流）即为艾森门格综合征。在艾森门格综合征中，右向左分流可以缓解右心压力和保护右心功能。但是，这也导致发绀的出现，低氧含量的血再次回到体循环，进而引起一系列危及生命的并发症。艾森门格综合征患者的发绀会导致运动耐力下降和一系列潜在问题，包括红细胞增多、血液黏度升高、凝血功能异常、脑脓肿卒中和心内膜炎等。心脏的并发症包括心力衰竭、晕厥、心律失常和猝死等。严重的功能障碍通常出现于成人先天性心脏病患者，运动耐力可下降至慢性心衰患者的水平。艾森门格综合征患者功能障碍程度远比其他类型的先天性心脏病患者严重。艾森门格综合征导致的慢性低氧血症也带来一系列的问题，包括红细胞增多症、血液黏稠度增高、痛风、肥大性骨关节病导致的关节和长骨疼痛、咯血和血栓形成。尽管艾森门格综合征患者较先天性心脏病不合并 PAH 患者和 PAH-CHD 不合并艾森门格综合征患者的生存期短，但是右左分流保护了右心功能，使艾森门格综合征患者比 IPAH（特发性 PAH）患者生存期延长。一项回顾性研究分析了 188 位艾森门格综合征患者最常见的死亡原因是意外猝死（30%）、心力衰竭（23%）和由于肺动脉破裂导致的大咯血（11%）。艾森门格综合征患者生活质量（QL）很低。因此，艾森门格综合征的治疗不仅要改善患者预后，还要注重提高患者的生活质量。

为避免发生肺血管疾病和肺动脉高压，先天性心脏病修复手术的时机至关重要。由持续性升高的肺动脉压引起的肺血管病变是一个动态的、多因素作用的过程，伴有进行性内皮功能障碍所导致的肺血管床收缩和重构的特点。若心脏缺陷能够修复，早期肺血管的病变是可逆的：患者若在生命早期（出生后几个月）实施矫正手术，一般在 1 年内恢复正常的 PVR。如果手术推迟到童年（2 岁以后），术后 PVR 可能下降，但一般不能达到正常水平。在已经存在 PAH 的情况下行腔内修复手术，可能会加速疾病的进展和右心衰竭。这表明可能存在一个"临界点"，即先天性心脏病引起的肺血管病变一旦达到某种程度，即便实施了相关的修复手术，也无法实现完全或部分逆转。这就提示我们在可能合并肺血管病变时进行先天性心脏病修复手术应慎重。CHD 相关性 PAH 患者中，肺血流量的增加被认为是左向右分流的结果。当发生三尖瓣前分流时，会导致肺循环的容量负荷增加，而三尖瓣后分流则可以同时导致肺循环容量负荷以及压力的升高，而容易在更早期发生 PAH。

分流增加的肺血管压力导致剪切应力异常、血管圆周壁拉伸和内皮功能障碍。血管活性物质表达异常导致血管收缩，如内皮素 -1 升高、前列环素和一氧化氮下降。而血管内皮细胞和成纤维细胞生长因子表达异常促进血管重构（包括平滑肌肥大和增生）和增加细胞外基质沉积。这些变化共同促进 PVR 逐步增加和右心室压力升高。一旦右心压力达到体循环压力水平，即出现双向分流，长期的双向分流导致右心房、室的压力进一步增加。与其他 PAH 的患者相比，PAH-CHD 患者的肺动脉高压出现得较早（婴幼儿期而非成人期），似乎可以证明 PAH-CHD 的预后更好。有人指出，在生命的早期阶段，右心室肥大以适应压力的增加，而早期的心室重构似乎有利于艾森门格综合征的心脏在成人后更好地适应升高的肺动脉压力。有趣的是，艾森门格综合征患者的心脏和胎儿的心脏有明显的相似之处，都必须在远高于健康成年人的肺动脉压力下运行。

（三）肺静脉闭塞病

肺静脉闭塞病（PVOD）患者的主要病变是小叶间隔静脉和小叶间隔前小静脉弥漫性纤维化闭塞，内膜纤维化、中膜增生，胸膜和肺淋巴管扩张。PVOD 患者肺小静脉狭窄的原因有多种。胶原沉积和内膜纤维化导致肺小静脉管腔闭塞。此外，还有小静脉中膜增生，称为"小动脉样变"。小静脉管腔闭塞通常伴有血栓形成，血栓也可再通。主肺静脉可累及。肺动脉可出现继发性改变，包括内膜纤维化和中膜增生。通常情况下，没有平滑肌细胞的肺小动脉壁出现了平滑肌层，毛细血管会出现扩张和出血小静脉弹性纤维病变被认为是 PVOD 的重要诊断特征。弹性纤维可以出现增生、片段化和钙化表现。伴随不同大小静脉管壁的异常，可出现肺间质炎症病变，表现为肺间质纤维化、淋巴细胞浸润和含铁血黄素沉着。

PVOD 作为一类独立的疾病有别于其他类型的肺动脉高压。虽然 PVOD 与其他类型肺动脉高压的重要区别是病变部位主要在肺小静脉，但是很多研究中发现肺循环的动脉系统也有累及。有研究者报道 50% 的 PVOD 患者发生了动脉纤维化改变。由于累及了肺循环的动脉系统，因此有学者建议应将 PVOD 命名为肺血管闭塞病（pulmonary vaso-occlusive-disease，PVOD）理由如下：①在肺小动脉和小静脉都有血管内膜纤维化和平滑肌细胞的增生。②肺小动脉和小静脉纤维化的程度和纤维化成分类似。③由于 PVOD 不仅影响肺小静脉，还可累及毛细血管和肺小动脉。因此，临床上有些患者应用扩张肺动脉的药物后没有出现肺水肿，且谨慎应用靶向药物取得了一定效果。另一个有趣的现象是，大约 75% 的 PVOD 患者出现肺毛细血管瘤样增生（pulmonary capillary hemangiomatosis，PCH），而 80% 原发病诊断 PCH 患者的活检标本有局灶性 PVOD 的病理改变。实际上 PVOD 和 PCH 的临床表现和影像学特征几乎是一致的，这两类疾病患者都有弥散功能下降和动脉血氧分压下降，且比 IPAH 更加严重。早在 1976 年，人们普遍认为 PVOD 的发病机制是静脉阻塞，凝血功能障碍，血栓形成，暴露于病毒或有毒物质等。正常情况下，血管内皮细胞分泌抗血栓因子，包括血栓调节蛋白和组织因子通路抑制剂，还可分泌组织型纤溶酶原激活物，可以促进纤维蛋白溶解。但是在炎症过程中，内皮细胞分泌组织因子、活化因子 V 和因子 Ⅶ 导致血栓形成内皮细胞炎症导致血管扩张剂 NO 生成减少，使肺血管张力显著增加。

认识 PVOD 的病理生理需了解 PVOD 的血流动力学变化，以及与 IPAH 在血流动力学方面的差异。对于怀疑 PAH 的患者，进行血流动力学的检查可以帮助确诊 PVOD 特发性 PAH（IPAH）和 PVOD 患者都表现为严重的毛细血管前 PAH，即静息状态下 mPAP $\geq$ 25 mmHg 同时 PCWP $\leq$ 15 mmHg。通过活检诊断的 IPAH 和 PVOD 患者具有相似的血流动力学特点，但是 PVOD 患者右心房压力较低。临床研究证实 PVOD 患者的 PCWP 多正常（< 15 mmHg），IPAH 与 PVOD 的不同之处在于血流受阻的部位不同，前者血流受阻于毛细血管前，而后者血流受阻于毛细血管和毛细血管后。依据定义，PAH 的真性毛细血管压力（Pc）和测得的 PCWP 均正常，且< 15 mmHg。因为测量 Pc 在临床应用的难度太高，故 PCWP 作为估计 Pc 的方法现已广泛应用于临床及科研。相反，PVOD 表现为毛细血管后阻塞导致 Pc 压力升高而 PCWP 却正常。在血流动力学评价中，测得的 PCWP 反映的是血流压力。因此，PCWP 反映的是与球囊阻塞肺动脉分支直径相当的远端肺静脉的压力，这些静脉直径远大于受 PVOD 影响的肺小静脉直径，这就解释了 PVOD 患者通常 PCWP 正常的原因。由此得出结论，PCWP 不能反映真性毛细血管压力而能反映大静脉的压力，因此 PCWP 不能用于区别 IPAH 和 PVOD。Pc 测定理论上有助于 PVOD 的诊断，Pc 测定的原理由动物实验外推而来，即根据球囊阻塞后的压力衰减来计算分析毛细血管的压力。Fesler 等发现该方法可用于明确严重 PAH 患者肺血管阻力增加的主要位置，因此用该方法测得的 PVOD 高于 IPAH 患者的 Pc。

急性肺血管扩张试验可以预测 IPAH 患者对钙通道阻滞剂的长期反应。IPAH 患者中，结果阳性者的预后明显好于阴性者。有报道称，一名 NO 反应阳性的 PVOD 患者在初次服用钙通道阻滞剂 48 h 后发生了严重的肺水肿。这就提示我们，急性肺血管扩张试验并不能很好地预测 PVOD 患者的预后和疗效；即使急性肺血管扩张试验阳性，钙通道阻滞剂也应尽量避免用于 PVOD 患者。值得关注的是，现有治疗 PAH 的各种靶向药物都有导致 PVOD 患者发生急性肺水肿的危险，尤其是连续静脉注射依前列醇。有报道称接受 PAH 靶向药物治疗的 PVOD 患者中，约 40% 发生了急性肺水肿。另有报道在怀疑 PVOD 而未进行治疗的患者中，< 10% 的患者在疾病进程中发生了肺水肿；而接受血管扩张剂治疗的所有 PVOD 患者，都在初次治疗后的 72 h 内发生了致死性的急性肺水肿。并且在长期治疗过程中，没有观察到钙通道阻滞剂对 PVOD 患者治疗有效。连续静脉注射伊前列醇仅用于非常严重的患者，应从低剂量开始，同时给予大剂量的利尿剂及密切的医疗监护。自 2003 年起，法国转诊中心将该治疗方法用于一些严重的疑似 PVOD（肺移植术后组织学确诊 PVOD）的患者，作为肺移植前的桥接治疗。在这些患者静脉注射

依前列醇可以改善血流动力学，而不会引起严重的不良反应。

肺水肿多发生于急性肺血管扩张试验后。但是，近期的一项研究中，24 名组织学确诊 PVOD 的患者，在较短时间内（5 ~ 10 min）吸入 10ppm 的 NO 用于急性肺血管扩张试验。结果显示无一人发生肺水肿。该方法似乎不会引起疑诊 PVOD 的患者发生肺水肿。然而，急性肺血管扩张试验却不能预测患者接受 PAH 靶向治疗后是否会发生肺水肿。由此可见，急性肺血管扩张试验对于 PVOD 患者的评估并无帮助，因为还没有发现对钙通道阻滞剂治疗有效的 PVOD 患者。此外，急性肺血管扩张试验同样不能预测患者接受 PAH 靶向治疗后是否会发生肺水肿。鉴于上述重要的观察性研究结果，对于临床上高度怀疑 PVOD 的患者，系统的血管扩张试验检查可能是不必要的，因为血流动力学结果对治疗决策并无影响。非侵入性检查如 HRCT 和肺功能检查，尤其是肺弥散功能（DL）等，可用于区别 PVOD 和 IPAH。

二、左心疾病相关性肺动脉高压

左心疾病相关性肺动脉高压（PH–LHD）的发病机制尚不清楚，可能是多种因素作用的结果。左心疾病引起左室或左房的充盈压升高。最初病变为左心（左心房、左心室或两者均有）充盈压的升高，进而引起肺静脉压被动性升高。持续升高的肺血管压力导致肺泡—毛细血管壁精细结构的破坏，称为"肺泡—毛细血管应激衰竭"，特征性病变为毛细血管渗漏和肺泡水肿。在急性期，肺泡毛细血管应激衰竭是可逆的。若肺静脉血管压力持续升高，肺泡毛细血管膜会发生潜在的不可逆性重构，特征性改变是Ⅳ型胶原蛋白沉积，这已在动物模型中证实。肺泡毛细血管膜的结构改变会导致气体扩散的阻力加大，进而降低肺的弥散功能。此外，持续升高的肺静脉压力（随之被动升高的肺动脉压力）可导致肺动脉和肺静脉的一系列病理改变，包括肺小动脉肌化、中膜肥厚以及远端肺动脉新生内膜生成等，最终导致肺血管阻力指数（PVRI）增加。除了肺血管的结构改变外，内皮损伤还可引起血管活性物质（如 NO、ET-1）的生成和功能代谢障碍，进而造成血管平滑肌松弛受损。肺动脉高压合并心衰患者中，NO 对肺血管张力的作用尤其重要。使用 NG- 单甲基 –L- 精氨酸抑制 NO 生成后，与正常成人或 PVRI 正常的患者相比，心衰患者较低剂量的缩血管药物即可引起 PVRI 的升高。高水平的 ET-1 是一种强血管收缩物质，存在于心衰患者的肺动脉内膜和血浆中，可以预测患者的死亡风险。远端肺动脉和小动脉的病理及功能改变都可导致 PVRI 增加构成 PH 的毛细血管前性部分，肺静脉压力升高构成 PH 的被动升高部分，即 PH 的毛细血管后性部分，两者联合起来决定了最终 PH 的严重程度。需要澄清的是，PH–LHD 患者肺小动脉及远端动脉的病理改变与其他类型 PH，其是第 1 大类的 PAH 相比是完全不同的。

PH–LHD 患者血流动力学的变化反映了肺血管功能及结构的逐步改变。在早期的

"被动"期，肺动脉收缩压的升高是由于左心室充盈压和／或左心房压升高所致。PCWP是测量左心房压力的间接指标，> 15 mmHg；而跨肺压 TPG（mPAP-mPCWP）及 PVR 均在正常范围内。这一时期的病变是可逆性的。但是如前所述，慢性 PCWP 的升高引起肺小动脉及远端动脉的病变，导致跨肺压（> 15 mmHg）及 PVR 的增加。当 SV 是常量时，PCWP 的升高对肺动脉收缩压（sPAP）和平均肺动脉压（mPAP）影响较大，对肺动脉舒张压（DPAP）影响较小。当 SV 升高时，PCWP 升高对肺动脉压力的影响更大。当 DPAP 的升高超过 PCWP 时，则 TPG 升高。在此时期，反应性或不成比例的 PH（平均肺动脉压力的升高与 PCWP 的升高不匹配）仍是可以逆转的，如二尖瓣瓣膜病术后PCWP 可以恢复正常。大多数病例施行了二尖瓣手术后 PH 并未降低，PCWP 升高持续存在（由于二尖瓣功能持续障碍和相伴随的左心室疾病）。极少数的病例 PH 持续升高，但 PCWP 正常，主要是由于阻塞性的肺动脉病理变化不完全恢复所致。随着时间的推移，PH-LHD 的患者阻塞性病变是加重还是好转主要取决于患者的个体因素。

左室舒张功能障碍和肺动脉压力升高之间相关联，但是 PH 的发生和严重的心力衰竭之间不是一个简单的关联，因为轻度和中度左心功能不全的患者可以有显著的肺动脉压升高。Lam 等研究表明，PCWP 相同情况下，体循环高血压合并有舒张期心力衰竭（HFPEF）的患者肺动脉收缩压高于体循环高血压而无心衰的患者，提示心力衰竭可能会造成肺动脉压力的升高。更多的数据来源于 Bursi 等近期的一项大型社区研究，该研究发现即使在已改善舒张功能情况下，肺动脉收缩压的升高是所有原因和心血管疾病所致心衰患者的死亡预测因子。因此，左室功能和肺动脉收缩压之间的独立性支持 PH-LHD 的发生中患者个体差异的重要作用。

一旦发生反应性／不成比例性 PH，肺动脉阻塞效应和肺动脉压力的升高将导致右心室后负荷增加。右室壁肥厚以适应升高的肺动脉压力，最终导致右室过度扩张、三尖瓣反流、收缩功能障碍和右心功能不可逆性下降。右心功能障碍和三尖瓣反流使原有心力衰竭复杂化，因两者可以引起右心房压力升高，进而引起体循环水肿，影响脑钠肽的释放，导致肾淤血，最终出现肾损伤。右心功能障碍和肺动脉高压都是预测左心疾病引起的心力衰竭自然病程和预后的重要因素，对患者心功能及预后有着不利的影响。

三、慢性肺部疾病相关性肺动脉高压

（一）慢性肺部疾病对右心结构及功能的影响

慢性肺部疾病可引起右心室肥厚，而右心收缩功能正常。肺动脉压力升高相对较缓慢（每年 3 mmHg），这就使机体有足够的时间来代偿。正常薄壁、顺应性好的右心室代偿性肥大，以适应升高的腔内压力，并且最终最大程度降低右室壁的应力。右室壁厚度的增加伴随着心肌细胞的肥厚、心肌细胞外基质的重构、葡萄糖代谢的异常以及毛细血管密度的代偿性增加。稳定期 COPD 患者还未出现静息缺氧时即可发生向心性右室肥厚，76% 的晚期 COPD 患者的尸检报告提示右心肥厚也证实了这一点。50% 限制性肺疾病的患者存在右心室肥厚。一项研究表明，71% 的睡眠呼吸暂停（OSA）患者超声心动图检查提示有右心室肥大。目前还不清楚右心室肥大的原因是单独的 OSA 引起还是其他合并症所致。尽管在 Framingham 的群组研究中睡眠呼吸紊乱（SDB）患者右心室的厚度增加，但最近的一项研究发现，OSA 患者不伴有肺部疾病和左心功能不全时，右室壁的厚度并不增加。尽管存在右心室结构的改变，但在慢性肺部疾病相关的 PH 患者中仍然可以维持心肌收缩功能。虽然先前的研究表明慢性肺部疾病患者的右心射血分数通常略有下降，但是射血分数受右心室前负荷、后负荷、心肌收缩力等多种因素的影响，故很难解释这一现象。通过测量静息及运动状态时右心室收缩末期压力容积曲线证实，内在心肌收缩力在 COPD 患者中维持正常。慢性肺部疾病合并 PH 时，右心室舒张功能受损，现为 COPD 患者 PH 升高和早期到晚期的心室充盈速度比（E/ A ratio）之间的直接相关性以及心肌舒张时间的延长。正常健康人急性缺氧时也可表现为右心舒张功能受限。

（二）慢性肺部疾病对右心室后负荷的影响

PVR 的增加是 COPD 患者发生右心功能障碍的必要条件。慢性缺氧和肺血管床的破坏（肺实质损失和肺纤维化）是慢性肺部疾病引起 PVR 增加的主要机制。肺泡缺氧导致肺小动脉和毛细血管前动脉迅速收缩，以维持正常的通气／血流比（V/Q），进而降低对动脉血氧饱和度的影响。缺氧性肺血管收缩的机制是平滑肌细胞的钾离子和钙离子内流发生改变，导致血管收缩和血管张力增加。COPD 合并高碳酸血症和酸血症，或 OSA 患者的交感神经兴奋性增加都可以引起肺血管收缩进一步加强；然而，COPD 患者给予氧疗并不能完全逆转升高的肺动脉压力，肺动脉压力和全身氧合的相关性还不明确。这反映了对于慢性缺氧导致的肺血管收缩和（或）肺血管重构的个体差异。慢性缺氧引起肺血管重构的特征性病理改变有肺小动脉肌化，肌性小动脉中膜肥厚以及内膜增厚和纤维弹性组织增生。慢性肺病通过多种机制引起全身性低氧血症。COPD 是小气道的慢性炎症性疾病，可引起气流受限、气体交换障碍以及肺实质破坏所致的肺气肿。通气血流比例失调和肺气肿时肺泡呼吸膜减少都可引起低氧血症。肺间质疾病是异质性很大的一类慢性肺病，特征性表现为发生在肺泡间质的炎症性和纤维化性病变。肺间质疾病与自身免疫性疾病、吸烟、其他呼吸道刺激物和肉芽肿性疾病相关，也可以是特发性。肺间质病变导致弥散功能障碍，一些患者 V/Q 比例下降可进一步加剧弥散功能障碍。OSA 患者的缺氧是通气不足所致，且是间歇发作。然而在肥胖性低通气综合征患者（OHS）和 COPD 合并 OSA 的患者中，均可出现昼夜低氧血症。高海拔时，慢性肺泡缺氧可引起肺血管重构，通气不足可进一步加重肺血管重构，导致慢性高原病，常合并 PH 和右心功能障碍。慢性肺部疾病引起 PVR 增加的另一常见原因是肺血管床的破坏。COPD 患者正常肺泡组织丢失导致肺气肿，以致肺血管床减少。严重 COPD 患者中一氧化碳弥散功能（DL）与平均肺动脉压（mPAP）呈负相关支持了这一观点。过去认为肺泡过度充气机械压迫肺泡外血管是 PVR 增加的原因，但是最近的研究证据不支持这一假说。ILD 患者肺间质纤维化和炎症浸润导致肺血管床的破坏和小血管受压。血管消失多见于成纤维细胞聚集区域和蜂窝肺组织区肺血管容量也会因为邻近肺组织的纤维化或缺乏正常弹力层的异常毛细血管增生而减少，有研究发现特发性肺间质纤维化患者平均肺动脉压（mPAP）与 DL 成反比关系。血栓栓塞形成不仅进一步阻碍肺血流，还经常使慢性肺病如 COPD、结节病和 IPF 更加复杂化。

（三）慢性肺部疾病对心脏力学的影响

慢性肺部疾病改变胸腔内压力，进而影响左心室和右心室功能。肺过度充气导致右心房压力升高，使静脉回流障碍和右心前负荷减少。COPD 患者过度充气与右心房缩小右心功能障碍及左心室充盈减少直接相关。但是，胸膜腔负压升高对于促进 COPD 患者的通气或 OSA 患者气道阻塞发作时的通气非常重要，胸膜腔负压升高降低了胸腔内压，增加了左心室射血时的室壁应力，可导致左房压升高和右心室后负荷的增加。

四、慢性血栓栓塞性肺动脉高压

慢性血栓栓塞性肺动脉高压（CTEPH）是由于持续的大血管阻塞和血管收缩反应导致继发的小血管动脉样变。由于血栓和血管收缩引起肺动脉直径缩小，进而导致不可逆性肺血管重构。CTEPH 的肺血管病变包括肺动脉内膜和中膜的增生、肥厚，原位血栓形成和类似于 IPAH 的丛样损害。因此，临床上可见部分 CTEPH 患者出现急性肺血管扩张试验阳性，使用 CCB 类药物有效。

CTEPH 的病理生理与血液流经的肺动脉阻力增加相关，肺血管阻力升高首先是由于机化血栓阻塞肺动脉血管（从主干至亚段水平），其次是由于小的未阻塞的肺动脉血管发生重构。肺动脉内膜剥脱术的标本组织学检查发现 72% 的病例血栓组织均一，提示单发的不完全/不彻底的血栓溶解是 CTEPH 发生的重要原因。内膜肥厚见于所有病例，包括多种胶原蛋白沉积、含铁血黄素沉积、动脉粥样硬化和钙化。内膜病变提示需要内膜剥脱术进行有效治疗。病理组织学引发了一系列的问题有待阐明。虽然近期研究的 122 位 CTEPH 患者中，有 42% 出现了Ⅷ因子浓度升高，但是可识别的凝血异常（易栓症）、凝血和/或纤溶障碍只发生于少数人。偶有患者会合并有自身免疫性疾病或血液系统疾病。肺动脉比主动脉有更强的纤溶潜力，这在内源性纤溶系统溶解大部分急性肺栓塞时起到重要作用。但是 CTEPH 中并没有发现固有内皮细胞介导的纤溶缺陷。目前遇到的最困难的问题是如何解释 CTEPH 病理生理中小血管病变的作用。下述两项观察性研究提供了小动脉病变导致肺动脉高压的有力证据。其一有些患者 PEA 手术清除慢性血栓性物质后，通畅的血管仍有持续性的肺动脉高压。其二是越来越多的证据表明，不能手术的 CTEPH 患者接受 PAH 靶向药物治疗后有效。CTEPH 的小动脉病变与 PAH 并无二致，远端未被血栓物质阻塞的肺小动脉血管床血流量的增加和由此产生的剪切应力导致肺血管重构。这与艾森曼格综合征的肺血管病变发展相似。应用先进软件分析肺动脉闭塞波形，对肺血管阻力进行分级是一种有应用前景的技术，它可以对小血管疾病程度分级，评估 PEA 手术风险和判断 PEA 术后发生肺动脉高压的风险。

五、肺动脉高压所致右心衰竭

尽管肺动脉高压药物治疗取得了很大的进步，但是肺动脉高压（PH）仍然可以带来严重的合并症和死亡率。右心室能够适应一定程度后负荷的增加，但是肺动脉血管病变的进展最终导致很多患者出现右心衰竭。此外，多种因素可导致急性右心失代偿，如脓毒血症导致机体心输出量需求的急剧增加，或者由药物治疗中断、心律失常和肺栓塞导致的右心室后负荷的增加。右心室储备差、右室心梗和右心室对左心室充盈的不利影响均可导致机体氧输送的全面下降和多脏器功能衰竭。因此，深刻理解肺动脉高压所致右心衰竭的病理生理变化，对右心衰竭的诊断和处理至关重要。

（一）肺动脉高压患者右心衰竭的诱发因素

虽然有靶向治疗，但是疾病进展时经常会表现为右心衰竭。然而在很多情况下，还是可以找到诱发或加重右心衰竭的因素，特别是感染、贫血、手术妊娠、治疗依从性差和心律失常等。识别和治疗这些诱发因素至关重要。近期法国的病例系列研究发现，入住 ICU 期间明确感染是死亡的最强预测因素，在死亡患者中 74% 有明确感染，而存活患者中仅 22% 有明确感染（$P=0.0005$）。心律失常是 PH 患者右心衰竭的另一个可治疗诱因。虽然室性心律失常，尤其是心室扑动和心室颤动很少发生在这类患者，但是房性快速性心律失常，特别是房性心动过速，心房扑动和心房颤动的发病率越来越高。由于心房收缩增强是右心室（right ventricular, RV）顺应性差患者的一个重要代偿机制，因此心房收缩力下降可能会加重 RV 功能的损害。进展期的 PAH 患者，新发的心房扑动或心房颤动几乎无一例外地导致右心衰竭。PH 患者室上性快速心律失常的处理从未在临床研究中进行评估，但临床经验表明左心疾病的处理策略可能不完全适用于 PH 患者。更重要的是，仅仅控制心率远远不够，恢复窦性心律很关键。当患者出现急性血流动力学不稳或新发心律失常，可以给予抗心律失常药物或电复律。心房颤动的治疗远比心房扑动困难。通常应避免使用 β 受体阻滞剂和钙通道阻滞剂，因为此类药物可能会进一步损害 RV 功能。洋地黄类的作用有限，但可用于控制心率。新发心房颤动通常可先给予胺碘酮预处理，再尝试电复律，然后继续给予胺碘酮以防止复发。顽固性心房扑动或房性心动过速可采用射频消融术治疗。

（二）右心衰竭的病理生理

右心室衰竭是肺动脉高压患者最常见的死亡原因，右心室功能是影响该病人群致残率与致死率的主要决定因素。右心衰竭的特点是心输出量减少 [即心脏指数 CI < $2.5L/（min \cdot m^2）$] 和 RV 充盈压力升高（即右心房压力 8mmHg）。RV 在形态和功能上都与左室（left ventricular，LV）不同。RV 出生后即表现为与成人相似的相对薄壁的月牙形结构，适于将血液射入低阻、低压和高顺应性的肺循环。RV 和 LV 通过室间隔相连，也通过心包相联系。心包可确保每一次心搏之间的心脏容积一致。在正常情况下通过 RV-LV 的相互作用，左室收缩可增强右室射血。但是 RV 不能适应突然增加的后负荷。增加右心室舒张末容积刚开始可通过 Frank-Starling 机制增加心输出量；但严重的、突发的右心室后负荷增加，可能会抑制 RV 的收缩能力，并导致血流动力学不稳。心室动脉耦合是 RV 功能的一个重要决定因素，它涉及 RV 收缩末期弹性回缩力与肺动脉弹性回缩力。正常耦合表现为最低耗能情况下有足够的心输出量。与 PA 弹性回缩力相比，肺动脉高压患者 RV 弹性回缩力降低，右心衰竭表现为正常的心室动脉耦合被不断打破。肺动脉高压患者氧输送的减少存在两种机制。第一，肺血流量减少导致左室充盈减少；第二，RV 扩大可导致 LV 充盈下降，因为 RV 压力升高和容量负荷过大可使室间隔向左位移，RV 收缩的撞击作用可导致左心室充盈受影响。RV 增大导致心包压力升高也会进一步降低左心室充盈。RV 容量负荷增加可以矛盾性地导致左心室充盈减少。相反，适度的右心室容量减少（用利尿剂），可以通过降低心包压力和减少室间隔左侧移位而改善左室充盈和心输出量。这种 RV 的过度充盈极易导致 RV 和 LV 发生恶性的心动过速和快速性心律失常，从而进一步减少 LV 充盈和每搏输出量。

PAH 合并 RV 衰竭患者的处理相对复杂且需要一定的专业知识。右心衰竭最终会导致多脏器功能衰竭。心功能下降会导致肠道灌注减少，从而导致肠道正常屏障功能的缺失和细菌的移位，这也是导致此类患者死亡的常见并发症。肝灌注减少会影响肝功能甚至造成肝衰竭。肾衰竭是 RV 衰竭的另一个极其严重的并发症。治疗 RV 衰竭的首要重点是找到可能导致急性右心功能失代偿的可逆性因素，并制订一套改善右心功能的治疗方案。精确的液体管理、降低静脉充盈压及维持心输出量是改善此类患者右心功能的主要途径。密切监测动脉血压、尿量、右房压、中心静脉血氧饱和度（$ScvO_2$）或混合静脉血氧饱和度（SvO_2）在制订治疗策略时很关键。

（李玉梅）

第二节　肺栓塞

一、临床表现

肺栓塞（PE）是以各种栓子阻塞肺动脉系统为其发病原因的一组疾病或临床综合征的总称，包括肺血栓栓塞症（PTE）、脂肪栓塞综合征、羊水栓塞、空气栓塞等。临床上所说的肺栓塞多指的是 PTE。引起肺血栓栓塞症的血栓多来源于 DVT。实际上可以说深静脉血栓形成于肺血栓栓塞症实质上为一种疾病过程在不同部位、不同阶段的表现，两者合成为深静脉血栓栓塞症（VTE）。

（一）肺血栓栓塞症

肺血栓栓塞症的临床症状多不典型，一般来说存在肺通气和换气功能障碍综合征、肺动脉高压和右心功能不全综合征以及体循环低灌注综合征。具体如下：

1. 症状

（1）不明原因的呼吸困难及气促：是 PTE 最常见的临床症状，常在活动后出现或加重，静息时缓解，可伴发绀。呼吸困难的程度和持续时间的长短与栓子的大小有关。

（2）胸痛：可见于大多数肺血栓栓塞者，包括胸膜炎性胸痛和心绞痛样疼痛或胸骨后压迫性痛。

（3）晕厥：可作为肺血栓栓塞的唯一或首发症状，往往提示有大的 PTE 存在。

（4）咯血：可见于约 1/3 患者，提示肺梗死，多为小咯血，大咯血甚少见。

（5）咳嗽：见于约 1/3 患者，多为干咳，或有少量白痰。

（6）烦躁不安、休克：均为巨大栓塞，常伴肺动脉反射性痉挛，可致心排血量急骤下降、血压下降。患者常有大汗淋漓、焦虑等，严重者可猝死。

（7）心悸：如室上性心动过速。

（8）其他：充血性心力衰竭突然发作或加重，腹痛等。

2. 体征

（1）呼吸系统体征：呼吸急促最常见，发绀、肺部有时可及哮鸣音和（或）细湿啰音或闻及胸膜摩擦音，肺野偶可闻及血管杂音，合并肺不张和胸腔积液时出现相应体征。

（2）循环系统体征：主要是急性肺动脉高压和右心功能不全的体征以及左心心搏量急剧减少的体征。常见窦性心动过速，并可见心律失常。听诊常可及胸骨左缘第 2、3 肋间收缩期搏动，半数以上患者闻及肺动脉瓣第二心音（P2）亢进或分裂，少数患者可闻及收缩期喷射性杂音。如为大块肺栓塞，可产生颈静脉充盈或异常搏动。

（3）其他：可伴有发热，多为低热。可由肺梗死、肺出血、肺不张、继发肺部感染等引起，也可由下肢血栓性静脉炎引起。

（二）深静脉血栓形成

深静脉血栓形成（DVT）是血液在深静脉内不正常凝结引起的静脉回流障碍性疾病，多发生于下肢，血栓脱落可引起肺动脉栓塞（PE），两者合称为静脉血栓栓塞症（VE）。DVT常导致PE和血栓后综合征（postthrombotic-syndrome，PS），严重者显著影响生活质量甚至导致患者死亡。

1. 典型的DVT急性期临床表现

（1）患肢突然肿胀：这是下肢静脉血栓形成最常见的症状。患肢软组织张力增高，呈非凹陷性水肿，皮色泛红，皮温较健侧高，肿胀严重时皮肤可出现水疱。随血栓部位的不同，肿胀部位也有差别。消退时先表现为组织张力减弱，再表现为患肢周径逐渐缩小，但很难转为正常，除非局限性血栓早期被完全消除。

（2）疼痛、压痛和发热：血栓在静脉内引起炎症反应，以及血栓堵塞静脉引起的下肢静脉回流受阻均可使患肢局部产生持续性疼痛，并且直立或活动时疼痛加重，抬高患肢疼痛减轻。压痛主要局限在静脉血栓产生的炎症反应部位。急性期因局部炎症反应和血栓吸收可出现低热。

（3）浅静脉显露或扩张：常于发病1～2周后出现。当主干静脉堵塞后，下肢静脉血液通过浅静脉回流，浅静脉代偿性扩张。因此，浅静脉扩张在急性期一般不明显，是下肢静脉血栓后遗症的表现。

2. DVT严重时临床表现

（1）股白肿：为全下肢明显肿胀、剧痛，股三角区、腘窝、小腿后方均有压痛，皮肤苍白，伴体温升高和心率加快。

（2）股青肿：是下肢DVT最严重的情况，由于髂股静脉及其侧支全部被血栓堵塞，静脉回流严重受阻，组织张力极高，导致下肢动脉痉挛，肢体缺血。临床表现为患肢剧痛、皮肤发亮呈青紫色、皮温低伴有水疱、足背动脉搏动消失、全身反应强烈、体温升高，如不及时处理，可发生休克和静脉性坏疽。

（3）静脉血栓脱落：静脉血栓一旦脱落，可随血流进入并堵塞肺动脉，引起PE的临床表现。

3. DVT慢性期临床表现

DVT慢性期可发生下肢深静脉血栓形成后综合征（post thrombosis syndrome，PTS）：PTS为最严重的远期并发症。PTS发生率为20%～50%，表现为阻塞为主所造成的血液回流障碍和再通后由于瓣膜破坏血液逆流，导致下肢静脉高压的临床表现。下肢深静血栓形成后综合征是由深静脉阻塞造成肢体回流障碍，经过修复达到再通，逐渐演变到血液逆流导致小腿深静脉高压瘀血；其不仅引起腓肠肌泵功能不全，还引起交通支瓣膜破坏，血液逆流入浅静脉，下肢水肿，淤血组织缺氧、代谢产物堆积、组织营养不良、导致皮肤营养性改变。其表现为肢体沉重不适，久站或活动多后加重，患肢胀痛明显，且伴有间歇性静脉跛行，肢体肿胀、肌张力增大、浅静脉扩张、小腿足靴区色素沉着、皮肤增厚粗糙、瘙痒、湿疹样皮炎，形成经久不愈或反复发作的慢性溃疡。

4. 体征

血栓位于小腿肌肉静脉丛时，Homans 征和 Neuhof 征呈阳性：患肢伸直，足突然背屈时，引起小腿深部肌肉疼痛，为 Homans 征阳性；压迫小腿后方，引起局部疼痛，为 Neuhof 征阳性。

二、治疗原则及辅助检查

（一）肺栓塞治疗方法概述

肺栓塞是内源性或外源性栓子阻塞肺动脉引起肺循环功能障碍的临床和病理生理综合征。通常所指的肺栓塞即指肺血栓栓塞，主要发病原因是深静脉血栓形成后脱落至肺动脉所致，PTE 一旦发生，肺动脉管腔阻塞，血流减少或中断，可导致不同程度的血流动力学和呼吸功能改变。轻者几乎无任何症状，重者可导致肺血管阻力突然增加，肺动脉压升高，心排血量下降，严重时因冠状动脉和脑动脉供血不足，导致晕厥甚至死亡，因此 PTE 一旦发生，需要积极治疗。

PTE 发生后，根据危险分层决定治疗策略。早期治疗包括抗凝、溶栓、手术取栓、矫正髂静脉狭窄或闭塞、下腔静脉滤器置入。长期治疗包括抗凝静脉血管活性药物应用和物理治疗。

（二）辅助检查

1. 实验室与常规检查

（1）动脉血气分析：动脉血气分析是诊断急性肺栓塞（APTE）的筛选性指标，应以患者就诊时卧位、未吸氧、首次动脉血气分析的测量值为准。APTE 患者动脉血气的特点为：由过度换气引起的低氧血症、低碳酸血症、肺泡动脉血氧分压差 $[P(A-a)O_2]$ 增大（> 20 mmHg）及呼吸性碱中毒。在小面积栓塞患者中动脉血氧分压也可能正常。据统计，约 20% 确诊为 APTE 的患者血气分析结果正常。发生大块肺栓塞时（超过50% 的肺循环梗阻），动脉血氧分压几乎全部降低。另外，动脉血氧分压随年龄的增长而下降，所以血氧分压的正常预计值应按照公式 PaO_2（mmHg）=106-0.14 × 年龄（岁）

进行计算。

（2）血浆 D- 二聚体测定：D- 二聚体是交联纤维蛋白在纤溶系统作用下产生的可溶性降解产物。血浆 D- 二聚体水平升高是急性凝血的表现，因为凝血和纤维蛋白溶解是同时被激活的。常用的血浆 D- 二聚体测定方法有：定量乳胶凝集法、全血凝集法、ELISA 法，前两种方法通常称为中度敏感含量测定，适合用于预后研究，临床不常用；ELISA 法的灵敏度较高，是用于肺栓塞诊断的主要方法。D- 二聚体测定的主要价值在于能排除诊断 APTE，诊断敏感度达 92% ~ 100%，如 D- 二聚体水平低于 0.5 mg/L（ELISA 法），可排除诊断低风险和中等风险的 APTE 可疑患者，而无须进行其他检查。在急诊科，大约 30% 的患者可通过阴性的 D- 二聚体结果（ELISA 法，< 0.5 mg/L）排除 PTE，而无须继续检查。Tinaquant and Simpli RED 研究表明，D- 二聚体水平低于 0.5 mg/L 且未经治疗的低风险疑似 PTE 患者，3 个月内发生血栓的风险小于 1%。对于高风险疑似 APTE 的患者，无论血浆 D- 二聚体检测结果如何，都不能排除 APTE，均需进行 CT 肺动脉造影等重要评价检查。相反，D- 二聚体水平升高却是非特异性的，其诊断特异性只有 40% 左右。住院患者的 D- 二聚体水平通常可升高，特别是肿瘤和近期行外科手术的患者。此外，D- 二聚体升高还可见于老年人炎性疾病患者、肺炎、心肌梗死、创伤、孕妇、败血症、DIC 等情况，因此 D- 二聚体不能用于确诊 PE。

（3）心肌损伤标记：尽管透壁性的右心室梗死常见于冠状动脉病变，但在大块肺栓塞死亡的患者尸检时也能见到。有研究报告指出，肺栓塞患者的肌钙蛋白水平升高。血浆肌钙蛋白水平升高被认为与肺栓塞患者的不良预后有关，以肌钙蛋白 T > 0.1 ng/ml 作为阳性值，非大块、次大块肺栓塞和大块性肺栓塞的阳性率分别为 0 ~ 35% 和 50%。肌钙蛋白 T 阳性与院内死亡率的相关性为 44%，阴性为 3%（优势比 OR，15.2；95% CI，1.2 ~ 190.4）。绝大多数的研究认为，肌钙蛋白水平升高对肺栓塞早期死亡率的阳性预测值为 12% ~ 44%，阴性预测值为 99% ~ 100%，最近一项 META 分析证实了在血流动力学稳定的亚群患者中，升高的肌钙蛋白水平与死亡率的提高有关（OR，5.9；95% CI，2.7 ~ 12.9）。

（4）脑钠肽（BNP）：肺栓塞引起的右心室功能障碍随着心肌过度伸展导致 BNP 的释放。有证据表明，急性肺栓塞患者的 BNP 和 NT-proBNP 水平反映了右心功能不全和血流动力学损害的严重性。近来有研究建议把 BNP 或 NT -proBNP 作为肺栓塞预后的标记。虽然 BNP 和 NT-proBNP 的浓度升高与不良的预后相关，但它们的阳性预测值很低（12% ~ 26%）。另外，低水平的 BNP 和 NT-proBNP 能确实表明肺栓塞患者有良好的预后，其短期死亡率和复杂临床结果相关的阴性预测值是 94% ~ 100%，同时测定肌钙蛋白和 NT-proBNP 水平能更精确地对血压正常的肺栓塞患者进行分层评估。在肌钙蛋白和 NT-proBNP 水平同时升高的肺栓塞患者中，40 天死亡率超过 30%，单纯 NT-proBNP 水平升高，患者死亡率为 3.7%。当两者都处于低水平时，则提示有良好的预后。

（5）蛋白C活性测定：蛋白C是依赖维生素K合成的蛋白。蛋白C激活后的主要作用是使因子V、Ⅷ灭活，减少纤溶酶原激活物的抑制物，同时抑制因子X结合于血小板膜磷脂。因而蛋白C具有抗凝和促纤溶作用，当蛋白C缺乏时，血栓栓塞的发生率会增加，所以测定蛋白C活性有助于了解患者发生肺栓塞的危险。蛋白C活性测定临床常用发色底物法或免疫火箭电泳法，正常值为82.4%～122.6%（免疫火箭电泳法）或87.02%～113.38%（发色底物法）。当使用华法林治疗时蛋白C活性会下降，可引起继发性高凝，应予以低分子肝素重叠治疗。

（6）抗凝血酶Ⅲ（AT Ⅲ）活性检测：AT Ⅲ是血浆生理性抑制物中最重要的一种抗凝物质，对凝血酶的灭活70%～80%由它完成，AT Ⅲ缺乏是发生静脉血栓与肺栓塞的常见原因之一。AT Ⅲ活性检测有助于评估肺栓塞形成的风险。临床常用发色底物法，正常参考值为75%～125%。AT Ⅲ活性50%～70%表示抑制物缺乏，血栓形成和肺栓塞发生的危险性增加。当使用肝素或低分子量肝素治疗或预防静脉血栓形成时，其抗凝活性依赖于AT Ⅲ。如果AT Ⅲ活性水平较低，肝素作用不易发挥，必要时需给予新鲜血浆以补充AT Ⅲ的水平，所以当抗凝治疗效果不佳时，应检测AT Ⅲ活性水平。

（7）心电图：对PTE的诊断无特异性。大约70%的PTE患者可出现非特异性的心电图异常，25%PTE患者的心电图与基线比较没有变化。心电图异常早期常表现为胸前导联V1～V4及肢体导联Ⅱ、Ⅲ、aVF的ST段压低和T波倒置，部分病例可出现SⅠQⅢTⅢ（即Ⅰ导联S波加深、Ⅲ导联出现Q/q波及T波倒置），完全或不完全的右束支传导阻滞，这是由于急性肺动脉堵塞、肺动脉高压、右心负荷增加、右心扩张引起。有研究认为，上述变化如果是新发则有一定的诊断意义。然而，这些异常可见于任何原因引起的右心室劳损，并不局限于肺栓塞。

（8）X线片：80%PTE患者的胸片有异常表现，但大多是非特异性的，如肺不张、胸腔积液、一侧膈抬高等。三种罕见的特异性表现可出现在PTE患者的胸片中，虽然胸片不能诊断或排除PTE，但对排除其他引起胸痛和呼吸困难的疾病却很有帮助，如气胸、肺炎、左心衰竭、肿瘤、肋骨骨折、大量胸腔积液等。当患者出现呼吸困难时，胸片应该是首先进行的影像学检查。当患者出现急性严重的呼吸困难，未闻及哮鸣音而胸片正常时，应高度怀疑肺栓塞。

2. 影像学检查

（1）CT肺动脉造影（CTPA）：具有无创、扫描速度快、图像清晰、较经济的特点，可直观判断肺动脉栓塞累及的部位及范围、肺动脉栓塞的程度及形态，判断急性血栓与陈旧性血栓（性血栓充盈缺损形态常位于血管中心，如果是偏心或附壁缺损，则与管壁成锐角血，栓圆形向外突出，阻塞血管局部增宽，血管壁光滑；慢性血栓充盈缺损形态多见偏心或附壁缺损，与管壁呈钝角，圆形向内凹陷，局部血管变窄，管壁不规则增厚）。PTE的直接征象为肺动脉内低密度充盈缺损，部分或完全包围在不透光的血流之内（轨道征），或者呈完全充盈缺损，远端血管不显影；间接征象包括肺野楔形密度增高影条带状的高密度区或盘状肺不张，栓塞区与血流正常区或实变肺组织与非实变肺组织间在灌注期可见"马赛克征"，中心肺动脉扩张及远端血管分布减少或消失等。对于大多数患者，CTPA 是确诊或排除 PTE 的首选检查。对于非高风险 PTE 疑似患者，阴性的 CTPA 结果是排除诊断的充分依据。对于临床高风险组且 CTPA 结果阴性的患者，是否需要其他检查如 V/Q 扫描、CUS 肺动脉造影等目前尚无定论。非低风险组患者且 CTPA 提示肺段或以上水平栓塞，是诊断 PTE 的足够证据。

（2）下肢静脉加压超声（CUS）：下肢静脉血栓形成（DVT）是 PTE 血栓栓子的主要来源，90% 的 PTE 栓子源于 DVT，而 70% 的确诊 PTE 患者可找到 DVT，所以对疑诊 PTE 的患者应进行 DVT 筛查。CUS 作为一种无创、廉价、可重复、可在床旁完成的检查，其诊断有症状近心 DVT 的敏感度超过 90%，特异性约 95%，是疑似 PTE 患者进行 DVT 初筛的最佳选择；CUS 阳性结果可基本确定 DVT 的诊断，对于初次 CUS 结果阴性但临床仍疑诊 DVT 的患者，需在 1 周后重复相同检查，其结果仍然阴性且 D- 二聚体 < 0.5 mg/L，才能排除有临床意义的 DVT。需要强调的是，唯一有 DVT 诊断意义的图像特征是静脉不完全的压缩，而血流动力学数据的异常是不可靠的。

（3）核素肺通气/灌注显像（V/Q 显像）：是诊断可疑肺栓塞的可靠手段，已被证明非常安全，很少出现变态反应，且患者接收的放射量明显少于 CTPA。典型的 PTE 肺灌注征象是呈肺叶或段分布的灌注缺损，且与肺通气显像不匹配，V/Q 显像缺损匹配则多见于肺通气不足造成反应性血管收缩引起的非栓塞性肺血流灌注不足。V/Q 显像未见缺损则认为肺血流灌注正常。PIOPED Ⅱ 研究表明，有至少一段灌注缺损和通气不匹配的患者，诊断 PTE 的阳性预测值为 88%（95% CI，84% ~ 91%）；如果出现至少两段灌注缺损和通气不匹配，则可作为确诊 PTE 的依据。而正常的 V/Q 显像图像可以排除肺栓塞诊断。但是，在日常工作中，时常出现无诊断意义的疑似显像结果，这显著降低了 V/Q 显像的诊断价值，因此单一的肺扫描不推荐作为诊断肺栓塞的手段。

（4）肺动脉造影（PAA）：是侵入性检查，造影导管经手臂、腹股沟或颈部进入静脉，通过右心到达肺动脉，直接在肺动脉造影，通过数字减影血管成像可以显示所有的肺血管系统。PTE 的直接征象包括：肺动脉分支的充盈缺损或截断，可直观地显示小至 1 ~ 2 mm 的亚段肺动脉血栓，但在亚段水平存在较大的观察者间差异。间接的 PTE 征象包括：相对缓慢的血流，局部的灌注不足，延迟或减少的肺静脉血流。与其他影像学手段相比，PAA 的敏感性（94%）和特异性（96%）都很高，被认为是确诊 PTE 的金标准。此外，在进行 PAA 时可同时监测肺动脉压力和其他血流动力学指标。然而，PAA 是侵入性的，有不可避免的风险。综合统计 5696 例进行肺动脉造影的患者，PAA 的死亡率为 0.2%（95% CL，0 ~ 0.3%）。但死亡多发生于存在血流动力学损害或急性呼吸衰竭的危重患者。当导管通过右心室时会引起阵发性室性心动过速。当注射造影剂时，患者会感到发热、咳嗽、暂时性低血压。PAA 的禁忌有出血倾向、孕妇、肾功能不全、右心室血栓、碘剂过敏。

（5）超声心动图：可同时探知心包填塞、急性瓣膜功能障碍、急性心肌梗死，依此可发现休克的原因，有助于鉴别诊断。如果发现右心功能不全、右心扩大的依据可作为急性肺栓塞危险度分级的一个标准。

（6）磁共振肺动脉造影（MPRA）：是一种无创且无辐射的影像学检查，有报道称，MRPA 诊断肺段及以上水平 PTE 的敏感性为 85%，特异性为 96%。但是，MRPA 缺乏对远端肺动脉的敏感性，且要求患者屏气时间较长（单次 15 s 左右），患者不宜耐受，不推荐作为疑似 APTE 的常规检查。可用于对碘剂过敏、肾功能不全的患者作为辅助诊断手段。

三、抗凝治疗

早在 20 世纪 60 年代，研究即发现在 PTE 患者中，静脉给予普通肝素治疗组和不给予普通肝素组相比，可明显获益。PTE 进行抗凝治疗的主要目的是防止住院患者死亡，在可控的出血事件风险下尽可能减少肺栓塞复发，减少长期死亡率和并发症。PTE 抗凝治疗分为急性期抗凝治疗和长期抗凝治疗。Prandoni 等人研究发现，在 24 h 内，如果 APTT 没达到治疗水平，那么 3 个月内静脉血栓复发率是达标组的 3 倍，欧洲 PTE 指南推荐，对于中高度疑诊或确诊的 PTE 患者，应尽早启动抗凝治疗。Circulation 发表研究显示周末住院的 PTE 患者 30 d 生存率要低于非周末住院患者，而影响两组患者预后的关键原因为周末住院患者由于诊断 PTE 时间延迟而启用抗凝时间晚于非周末患者。因此，这个研究也充分提示如无明显抗凝禁忌，应对怀疑 VTE 或 PTE 的患者尽快启动抗凝治疗。

PTE 急性期抗凝治疗即住院期间抗凝治疗是基本治疗，可抑制血栓蔓延，有利于血栓自溶和管腔再通，从而减轻症状、降低病死率。但是单纯抗凝不能有效消除血栓、降低 PTS 发生率。抗凝药物包括普通肝素、低分子量肝素、维生素 K 拮抗剂、直接 Ⅱ a 因子抑制剂、Xa 因子抑制剂等在确诊检查结果出来之前，就应该开始使用皮下或者静脉给予上述抗凝药物，不能一开始就单独使用华法林治疗。在患者病情稳定后，开始加用华法林；肝素和华法林需要交叉使用 3 ~ 5 d，才能停用肝素。

（一）常用抗凝治疗药物

1. 普通肝素

治疗剂量个体差异较大，使用时必须监测凝血功能，一般采用静脉持续给药。起始剂量为 80 ~ 100 U/kg 静脉推注，之后以 10 ~ 20 U/（kg·h）静脉泵入。抗凝必须充分，否则将严重影响疗效，导致血栓复发率明显增高。开始治疗最初 24 h 内需每 4 h 测定 APTT1 次，并根据该测定值调整普通肝素的剂量，每次调整剂量后 3 h 测定 APTT，使 APTT 尽快达到并维持于正常值的 1.5 ~ 2.5 倍。治疗达到稳定水平后，改为每日测定 APTT1 次，由于应用普通肝素可能会引起血小板减少症（heparin induced thrombocytopenia, HIT），故在使用普通肝素的第 3 ~ 5 d 必须复查血小板计数。若较长时间使用普通肝素，应在第 7 ~ 10 d 和第 14 d 复查。而普通肝素治疗 2 周后较少出现血小板减少症，若患者出现血小板计数迅速或持续降低超过 50%，或血小板计数小于 100×10^9/L，应立即停用普通肝素，一般停用 10 d 内血小板数量开始逐渐恢复。

值得注意的是，APTT 并不是监测肝素抗凝效果最理想的指标，达到抗 Xa 因子水平的肝素浓度是 0.35 IU/ml。因此，当肝素静脉滴注剂量增加至 1667 U/h（相当于 40 000 U/d）时，即使患者 APTT 没有达到目标范围，没有必要继续增加剂量。

对有严重肾功能不全的患者在初始抗凝时使用普通肝素是更好的选择（肌酐清除率 < 30 ml/min），因为普通肝素不经肾排泄。对于有严重出血倾向的患者，如须抗凝治疗，应选择普通肝素进行初始抗凝，一旦出血可用鱼精蛋白迅速纠正。此外，对肥胖患者或孕妇应监测血浆抗 Xa 因子活性，并据以调整肝素剂量。

2. 低分子量肝素

大量研究已经证实，低分子量肝素和普通肝素在肺栓塞患者初始抗凝中治疗效果相似，严重出血并发症相似，全因死亡率相似；但低分子量肝素使用更方便简单，所有低分子量肝素均应按照体重给药，每次 100 IU/kg 或 1 mg/kg，皮下注射，每日 1 ~ 2 次。除严重肾功能不全的患者外，一般的急性肺动脉血栓栓塞症（acute pulmonary thrombo embolism, APTE）患者，均可使用皮下注射低分子量肝素进行抗凝。低分子量肝素的相对分子质量较小，血小板减少症发生率较普通肝素低，可在疗程大于 7d 时每隔 2 ~ 3 d 检查血小板计数。建议普通肝素、低分子量肝素至少应用 5 d 直到临床症状稳定方可停药。对于大块 PTE、髂静脉或股静脉血栓患者，约需用至 10 d 或者更长时间。

使用低分子量肝素一般情况下无需监测，但对肾功能不全的患者需谨慎使用低分子量肝素，并应根据抗因子活性来调整剂量。当抗 Xa 因子活性在 0.6 ~ 1.0 IU/ml 范围内推荐皮下注射每日 2 次，当抗 Xa 因子活性在 1.0 ~ 2.0 IU/ml 范围内推荐皮下注射每日 1 次。目前更多证据支持达肝素对于肾功能影响要小于其他低分子量肝素。对于有高度出血危险的患者，以及严重肾功能不全的患者，抗凝治疗应该首选普通肝素而不是低分子量肝素和新型的抗凝药物。

3. 直接 IIa 因子抑制剂（如阿加曲班）

相对分子质量低，能进入血栓内部，对血栓中凝血酶的抑制能力强于普通肝素 HIT 及存在 HIT 风险的患者更适合使用。

4. 间接 Xa 因子抑制剂（如磺达肝癸钠）

皮下注射时需根据患者体重调整剂量，无需监测，是一种低分子量肝素的良好替代品。其半衰期是 15 ～ 20 h，推荐每天使用一次。因磺达肝癸钠在使用过程中也不会发生 HIT 事件，所以在使用过程中无需监测血小板变化情况。当严重肾损伤、内生肌酐清除率 < 20 ml/min 时，需要减量使用。

5. 维生素 K 拮抗剂（如华法林）

患者需要长期抗凝应首选华法林。华法林是一种维生素 K 拮抗剂，它通过抑制依赖维生素 K 凝血因子（Ⅱ，Ⅶ，Ⅸ，Ⅹ）的合成而发挥抗凝作用，初始需要同静脉抗凝药联合使用。起始剂量为 2.5 ～ 3.0 mg/d，3 ～ 4 d 后开始测定部分凝血酶原活动度的 INR；当该比值稳定在 2.0 ～ 3.0 时，48 h 后停止使用静脉抗凝药，单用华法林治疗。定期检测 INR 值，达到目标值 2.5 或在 2.0 ～ 3.0 范围内。因华法林治疗窗窄，吸收易受食物影响，药物相互作用大，故需要定期监测 INR，及时调整治疗剂量。

6. 直接 Xa 因子抑制剂（如利伐沙班）

治疗剂量个体差异小，无需监测凝血功能。单药治疗急性 DVT 与其标准治疗（低分子量肝素与华法林合用）疗效相当。推荐：急性期 DVT，建议使用维生素 K 拮抗剂联合低分子量肝素或普通肝素；在 INR 达标且稳定 24 h 后，停低分子肝素或普通肝素；也可以选用直接（或间接）Xa 因子抑制剂。高度怀疑 DVT 者，如无抗凝治疗禁忌证，在等待检查结果期间可行抗凝治疗，根据确诊结果决定是否继续抗凝。有严重肾功能不全的患者建议使用普通肝素。

（二）长期抗凝治疗的疗程

长期抗凝治疗的时间因人而异，部分患者的危险因素可短期内消除，如口服雌激素、短期制动、创伤和手术等，抗凝治疗 3 个月即可。对于栓子来源不明的初发病例，给予抗凝治疗至少 6 个月；特发性或合并凝血因子异常的 DVT 导致的 PTE 患者需长期抗凝；若为复发性 PTE 或合并慢性血栓栓塞性肺高压的患者，需长期抗凝；肿瘤合并 APTE 患者抗凝治疗至少 6 个月；部分病例也需长期抗凝治疗。

近年来研究表明，血浆 D- 二聚体水平除了能辅助诊断外，也可以指导临床抗凝治疗疗程的长短。Palareti 等一项研究表明，对无明显高危因素的近端 DVT 或 PTE 患者，停用维生素 K 拮抗剂抗凝治疗 1 个月后复测血浆 D- 二聚体水平，如正常，则继续停止抗凝治疗。如 D- 二聚体水平偏高，则随机开始给予重新抗凝治疗，随访患者 1 ～ 2 年后血栓复发及主要出血事件的发生情况，结果发现 608 例患者中有 233 例（38.3%）血浆 D- 二聚体正常，停用抗凝治疗的 120 名患者中有 18 人复发，重新开始抗凝治疗的 103 例患者仅有 3 例复发（2.9%，P=0.02）。在终止抗凝的患者中，血浆 D- 二聚体偏高患者血栓栓塞复发的危险度是正常患者的 2.27 倍（95% CI，1.15 ～ 4.46，P=0.02），故在临床上将患者的危险因素和 D- 二聚体水平相结合来判断长期抗凝的疗程可能最为合适。

总之，对确诊或者高度疑诊 PTE 患者需要立即给予普通肝素、低分子量肝素或者磺达肝癸钠进行初始抗凝治疗。因维生素 K 拮抗剂（华法林）起效慢，开始口服有促凝作用，故维生素 K 拮抗剂华法林用于抗凝治疗时需要与皮下或者静脉抗凝药物联合使用 3 ~ 5 d，不推荐一开始单独使用，而且需定期监测 INR，根据 INR 调整剂量。在临床诊治中，对于抗凝的肺栓塞患者，需要长期定时监测血浆 D- 二聚体水平变化，从而决定抗凝治疗时间长短。

（三）特殊情况的抗凝治疗

1. 孕期抗凝治疗

孕妇发生肺栓塞时，肝素和低分子量肝素均可安全使用，因为肝素和低分子量肝素均不会通过胎盘，在乳汁中也含量甚微。目前还没有磺达肝癸钠在孕期抗凝的安全性和有效性数据，不建议使用。因华法林可以通过胎盘，可导致胎盘早剥、新生儿溶血、中枢神经系统畸形，如无特殊情况，在整个孕期应避免使用，分娩后可以使用华法林继续抗凝治疗，分娩后至少持续抗凝治疗 3 个月。

2. 右心血栓抗凝治疗

ICU 患者中，肺栓塞患者合并右心血栓发生率为 7% ~ 18%。一般人群中，肺栓塞患者合并右心血栓发生率低于 4%，但死亡率明显增加。研究表明，右心存在移动性血栓的肺栓塞患者，如果不治疗，死亡率为 80% ~ 100%。ICOPER 注册研究显示，该类患者及时给予溶栓治疗，14 天死亡率也高达 20%。单独给予抗凝治疗效果差，溶栓和外科手术清除血栓是目前比较有效的两种方法。

四、急性肺动脉血栓栓塞症的溶栓治疗

急性肺栓塞是现代临床上的一种危重疾病，大量的注册研究和队列研究表明，大约 10% 的急性肺栓塞患者在诊断 1 ~ 3 个月后死亡。大约 1% 的送至医院患者死于肺栓塞，10% 住院死亡与肺栓塞相关。患者心肺功能变化的程度取决于肺动脉阻塞的程度，因阻塞动脉栓子的大小、数目和部位而异，也取决于患者原有心肺功能状态，其中右心室功能不全对肺栓塞患者预后起着关键作用。右心室功能对右心室压力负荷较为敏感，溶栓治疗可迅速溶解部分或全部血栓，恢复肺组织再灌注，减小肺动脉阻力，降低肺动脉压，改善右室功能及机体氧合，迅速逆转右室功能，减少血栓后遗症出现的概率。5% 的急性肺栓塞患者会发展成 CTEPH 急性肺栓塞，CTEPH 6 个月累计的发生率为 1.0%（95% CI，0.0 ~ 2.4），1 年为 3.1%（95% CI，0.7 ~ 5.5），2 年为 3.8%（95% CI，1.1 ~ 6.5），随访 2 年后未见 CTEPH 发生。

（一）溶栓治疗现状

尽管我国 APTE 的基础与临床研究得到快速发展，但与发达国家相比仍有较大差距，至今还缺乏经过循证医学研究的全国公认的统一溶栓治疗方案，应当引起相关领域临床及科研人员的高度重视。实际上我国在 20 世纪 80 年代末即已在个别医院开展了 APTE 的溶栓治疗，并在 20 世纪 90 年代中期开始推广用于 APTE 的溶栓治疗。但由于各种原因，该领域在国内尚存在许多问题，现状令人担忧。主要原因有：①由于 APTE 的临床表现没有特异性，且国内许多临床医师缺乏 APTE 的诊断意识，导致误诊漏诊率非常高；②相当多的患者发生在肿瘤科、骨科、妇产科及普外科等临床科室中，因缺乏诊断意识，未治疗前患者往往已死亡；③溶栓指征掌握不准确，对相当多无溶栓适应证的患者进行了溶栓治疗，有"凡是肺栓塞即应溶栓治疗"的错误认识；④溶栓方案不规范，往往是经治医生根据其自身喜好和经验实施溶栓治疗，有"溶栓随意化"的倾向；⑤溶栓前后的治疗不规范，对肝素、华法林等药物使用的时机和剂量缺乏了解；⑥对慢性血栓栓塞性肺动脉高压患者实施溶栓治疗等。

（二）APTE 危险分层对溶栓的指导价值

近年来对 APTE 的危险分层越来越重视，因为患者病情的轻重直接关系预后和治疗策略的选择，尤其在决定是否进行溶栓治疗时具有重要的参考价值。

急性肺栓塞需根据病情严重程度制订相应的治疗方案，因此必须迅速准确地对患者进行危险度分层，为制订相应的治疗策略提供重要依据。危险度分层主要根据临床表现、右室功能不全征象、心脏血清标记物（脑钠肽、N 末端脑钠肽前体、肌钙蛋白）进行评价。

（三）目前 APTE 溶栓药物及其溶栓治疗机制

溶栓药可直接或间接地将纤维蛋白溶酶原转变成纤维蛋白溶酶，迅速降解纤维蛋白，使血块溶解，还通过清除和灭活纤维蛋白原、凝血因子Ⅱ、Ⅴ、Ⅷ及系统纤维蛋白溶酶原干扰血凝，导致纤维蛋白原降解产物增多，抑制纤维蛋白原向纤维蛋白转变，并干扰纤维蛋白的聚合。溶栓治疗可迅速溶解血栓和恢复肺组织灌注，逆转右心衰竭，增加肺毛细血管血容量及降低病死率和复发率。欧美多项随机临床试验一致证实，溶栓治疗能够快速改善肺血流动力学指标，改善患者早期生存率；国内一项大样本回顾性研究也证实，对 APTE 患者行尿激酶或 rt-PA 溶栓治疗＋抗凝治疗总有效率为 96.6%，有效率为 42.7%，病死率为 3.4%，显著优于对症治疗组和单纯抗凝治疗组。美国胸科医师协会已制定肺栓塞溶栓治疗专家共识，对于血流动力学不稳定的 APTE 患者，建议立即行溶栓治疗。

我国临床上常用的溶栓药物有尿激酶（UK）和重组组织型纤溶酶原激活剂（rt-PA）

两种。

尿激酶：1997—1999 年，国内有 22 家医院参加的"急性肺栓塞尿激酶溶栓（栓复欣）抗凝治疗多中心临床试验"，其方案是 UK 20 000 IU/（kg·2 h）静脉滴注，共治疗 101 例，总有效率为 86.1%，无大出血事件发生。初步证明该方案安全、有效和简便易行。欧洲心脏病协会推荐方法为：负荷量 4400 IU/kg，静脉注射 10 min，随后以 4400 IU/（kg·h）持续静脉滴注 12 ~ 24 h；或者可考虑 2 h 溶栓方案：300 万 IU 持续静脉滴注 2 h。

专家共识建议，我国尿激酶治疗急性大块肺栓塞的用法为：UK 20 000 IU/（kg·2 h）静脉滴注。

rt-PA：Conte 等人公布了 rt-PA 治疗急性肺栓塞合并休克的临床研究结果，共入选 21 例血流动力学不稳定合并休克的大块肺栓塞患者，按 0.6 mg/kg 给予 rt-PA 静脉注射 15 min，结果住院期间患者死亡率仅为 23.8%；而国际肺栓塞注册登记协作研究中类似患者的死亡率高达 58.3%，并且仅有 5 例发生轻微出血并发症。该研究证实 rt-PA 溶栓治疗血流动力学不稳定的急性大块肺栓塞疗效显著并且耐受性较好。Dalla-Volta 等人开展一项 rt-PA 溶栓治疗与肝素抗凝治疗急性肺栓塞的比较研究，入选 20 例肺血管床阻塞超过 30%，发病时间 10 d 内的急性肺栓塞患者，rt-PA 组患者给予静推 10 mg，90 mg 静脉注射 2 h，然后给予肝素抗凝。结果与常规肝素抗凝治疗相比，rt-PA 能够更快更明显改善肺栓塞患者的血流动力学和肺动脉造影结果，但出血并发症发生率增加。Konstantinides 等人公布了 rt-PA 治疗次大块肺栓塞的临床研究结果，入选 25 例血流动力学稳定的次大块肺栓塞患者；其中 118 例患者接受 rt-PA 治疗，用药方法为静推 10 mg，90 mg 静脉注射 2 h，结果表明 rt-PA 能够改善血流动力学稳定的急性肺栓塞临床病程，降低病情恶化事件的发生率。

上海市肺科医院肺循环中心进行的一项前瞻性研究证实，阿替普酶 100 mg/2h 方案用于急性肺栓塞患者治疗能够取得更好的风险效益比。研究提示，100 mg 阿替普酶溶栓治疗出血等并发症无明显增多，只要认真评估患者溶栓风险、获益，严格把握适应证及禁忌证，rt-PA100 mg/2 h 溶栓方案可能不增加出血风险。相反，研究表明 100 mg/2 h 阿替普酶溶栓治疗因充足迅速溶解血栓，可恢复肺组织再灌注，减小肺动脉阻力迅速逆转右心室功能，减少血栓后遗症出现的概率，安全有效。

专家共识推荐 rt-PA 用法为 50 ~ 100 mg 持续静脉滴注 2 h。

尿激酶与 rt-PA 比较：国外已开展多项临床研究比较不同溶栓药物的疗效和安全性。Meyer 等人开展了 rt-PA 与尿激酶治疗急性大块肺栓塞的比较研究，结果表明使用 100 mg rt-PA 输注 2 h 和输注尿激酶 4400 IU/（kg·12 h）或 24 h 相比，rt-PA 能够更快地改善肺动脉造影和血流动力学指标，治疗 12 h 后两种药物的疗效相当。另外，有两个临床试验比较了 2 h 内输注 100 mg rt-PA 和 15 min 输注 0.6 mg/kg rt-PA，结果均显示

15 min 输注方案与 2 h 输注方案相比，血流动力学指标改善速度要略快于后者，出血事件的发生率也略高于后者，但差异均无统计学意义。通过导管直接在肺动脉内输注 rt-PA 溶栓（剂量较静脉输注方法少）和体静脉输注溶栓相比优势并不明显。

（四）溶栓治疗的适应证

适应证：高危患者、中危患者经有效危险度评分系统例如肺栓塞危险度指数（pulmonary embolism severity index，PESI）评估后提示危险度高时也可以溶栓。

（五）溶栓治疗的禁忌证

绝对禁忌证：①活动性内出血；②近期自发性颅内出血。

相对禁忌证：① 2 周内的大手术、分娩、器官活检或不能压迫止血部位的血管穿刺；② 2 个月内的缺血性卒中；③ 10 天内的胃肠道出血；④ 15 天内的严重创伤；⑤ 1 个月内的神经外科或眼科手术；⑥难于控制的重度高血压（收缩压 > 180 mmHg，舒张压 > 110 mmHg）；⑦近期曾行心肺复苏；⑧血小板计数低于 100×10^9/L；⑨妊娠；⑩细菌性心内膜炎；⑪ 严重肝肾功能不全；⑫ 糖尿病出血性视网膜病变；⑬ 出血性疾病；⑭ 动脉瘤；⑮ 左心房血栓；⑯ 年龄 > 75 岁。

（六）溶栓时机

肺组织氧供丰富，有肺动静脉、支气管动静脉、肺泡内换气三重供氧，因此肺梗死的发生率低，即使发生也相对比较轻。肺栓塞溶栓治疗的目的不完全是保护肺组织，更主要是尽早溶解血栓疏通血管，减轻血管内皮损伤，降低慢性血栓栓塞性肺高压的发生危险。因此，在 APTE 起病 48 h 内即开始行溶栓治疗能够取得最大的疗效，但对于那些有症状的 APTE 患者，在 6 ~ 14 d 内行溶栓治疗仍有一定作用。

（七）溶栓治疗中的注意事项

1. 溶栓前应常规检查内容

血常规、血型、活化的部分凝血活酶时间（APTT）、肝功能、肾功能、动脉血气、超声心动图、胸片、心电图等作为基线资料，用来与溶栓后资料做对比以判断溶栓疗效。

2. 备血

向家属交代病情，签署知情同意书。

3. 用药注意点

使用尿激酶溶栓期间勿同时使用肝素，rt-PA 溶栓时是否停用肝素无特殊要求，但一般也不使用。溶栓使用 rt-PA 时，可在第 1 小时内泵入 50 mg，观察有无不良反应，如无则序贯在第 2 小时内泵入；另外，50 mg 应在溶栓开始后每 30 min 做一次心电图，复查动脉血气，严密观察患者的生命体征。使用普通肝素或低分子量肝素后，可给予口服抗凝药，最常用的是华法林。华法林与肝素并用通常在 3 ~ 5 d 以上，直到国际标准化比值（INR）达 2.0 ~ 3.0 即可停用肝素。有些基因突变的患者，华法林 S- 对映体代谢减慢，对小剂量华法林极为敏感。INR 过高应减少或停服华法林，可按以下公式推算减药后的 INR 值：CINR 下降 =0.4+（3.1 华法林剂量减少的％），必要时可应用维生素 K 予以纠正。对危急的 INR 延长患者，人体重组Ⅶa 因子浓缩剂可迅速防止或逆转出血。

4. 溶栓治疗结束后的注意事项

应每 2 ~ 4 h 测定 APTT，当其水平低于基线值的 2 倍（或 < 80 s）时，开始规范的肝素治疗。常规使用肝素或低分子量肝素治疗。使用低分子量肝素时，剂量一般按体重给予，皮下注射，每日 2 次，且不需监测 APTT。普通肝素多主张静脉滴注有起效快停药后作用消失也快的优点，这对拟行溶栓或手术治疗的患者十分重要，普通肝素治疗先予 2000 ~ 5000 IU 或按 80 IU/kg 静脉注射，继以 18 IU/（kg·h）维持。根据 APTT 调整肝素剂量，APTT 的目标范围为基线对照值的 1.5 ~ 2.5 倍。溶栓结束后 24 h 除观察生命体征外，通常需行核素肺灌注扫描或肺动脉造影或 CT 肺动脉造影等复查，以观察溶栓的疗效。

（八）溶栓疗效的观察

主要有两点：疗效和药物的副作用。需密切观察有无出血并发症和血栓再次脱落。注意患者的神志、表情、症状变化、呼吸、心律、血压、脉搏、血氧饱和度、皮肤和针刺部位出血点，以及过敏反应等。数小时后，或次日做确诊性手段的复查，以评估溶栓的疗效。在溶栓后 3 日内监测血红蛋白、红细胞及大便潜血等，可以及时发现难以察觉的内脏出血，尤其是消化道出血。

溶栓治疗有效的主要指标：①症状减轻，特别是呼吸困难好转；②呼吸频率和心率减慢、血压升高、脉压增宽；③动脉血气分析示 PaO_2 上升、pH 下降、合并代谢性酸中毒者 pH 上升；④心电图提示急性右室扩张表现（如不完全性右束支传导阻滞或完全性右束支传导阻滞、V1 S 波挫折，V1 ~ V3 S 波挫折粗顿消失等）好转，胸前导联 T 波倒置加深，也可直立或不变；⑤胸部 X 线片显示的肺纹理减少或稀疏区变多，肺血分布不均改善；⑥超声心动图表现如室间隔左心移减轻右心房右室内径缩小、右心室运动功能改善、肺动脉收缩压下降、三尖瓣反流减轻等。

最明确的评价溶栓疗效的指标是复查具有确诊性质的技术与方法，常用的方法是核素肺灌注显像、螺旋 CT、电子束 CT 及肺动脉造影。

（九）疗效评价标准

1. 治愈

指呼吸困难等症状消失，放射性核素肺通气灌注扫描、CT 肺动脉造影或导管肺动脉造影显示缺损肺段数完全消失。

2. 显效

指呼吸困难等症状明显减轻，放射性核素肺通气灌注扫描、CT 肺动脉造影或导管肺动脉造影显示缺损肺段数减少 7 ~ 9 个或缺损肺面积缩小 75%。

3. 好转

指呼吸困难等症状较前减轻，放射性核素肺通气灌注扫描、CT 肺动脉造影或导管肺动脉造影显示缺损肺段数减少 1 ~ 6 个或缺损肺面积缩小 50%。

4. 无效

指呼吸困难等症状无明显变化，放射性核素肺通气灌注扫描、CT 肺动脉造影或导管肺动脉造影显示缺损肺段数无明显变化。

5. 恶化

呼吸困难等症状加重，放射性核素肺通气灌注扫描、CT 肺动脉造影或导管肺动脉造影显示缺损肺段数较前增加。

6. 死亡

在我国对 APTE 患者的溶栓治疗存在一个很棘手的问题。很多医院尤其是基层医院，缺乏确诊 APTE 的技术与设备，在这些临床单位中如遇到高度可疑的 APTE 患者是否实施溶栓治疗？目前对这个问题缺乏循证医学的研究结果，但部分专家认为如患者存在低血压、休克及呼吸衰竭等严重影响预后的问题，且临床确属高度可疑，可以酌情实施盲溶。应注意此方案不宜进行推广，还是应尽可能将这些患者及时转运到就近的有条件确诊的上级医院明确诊断，再进行溶栓治疗。需强调三点：①如无禁忌证，应及时给予抗凝治疗；②尽量使患者制动，使其情绪平稳，避免再次静脉血栓脱落栓塞肺动脉，引发致命事件；③高度可疑的 APTE 患者如出现低血压、休克等症状，且无法转运时，应果断行盲溶栓。

（郑　岩）

第三节　慢性阻塞性肺疾病

一、慢性阻塞性肺疾病的临床表现

（一）病史

COPD 患病过程有以下特征：

（1）吸烟史：多有长期较大量吸烟史。

（2）职业性或环境有害物质接触史：如较长期粉尘、烟雾、有害颗粒或有害气体接触史。

（3）家族史：COPD有家族聚集倾向。

（4）发病年龄及好发季节：多于中年以后发病，症状好发于秋冬寒冷季节，常有反复呼吸道感染及急性加重史，随病情进展，急性加重越频繁。

（5）慢性肺源性心脏病史：COPD后期出现低氧血症和（或）高碳酸血症，可并发慢性肺源性心脏病和右心衰竭。

（二）症状

（1）慢性咳嗽：通常为首发症状。初起咳嗽呈间歇性，早晨较重，以后早晚或整日均有咳嗽，但夜间咳嗽并不明显。少数病例咳嗽不伴咳痰。也有少数病例虽有明显气流受限，但无咳嗽症状。

（2）咳痰：咳嗽后通常咳少量黏液性痰，部分患者在清晨较多；合并感染时痰量增多，常有脓性痰。

（3）气短或呼吸困难：这是COPD的标志性症状，是使患者焦虑不安的主要原因，早期仅于劳力时出现，后逐渐加重，以致日常活动甚至休息时也感气短。功能性呼吸困难分级，可用呼吸困难量表来评价。

（4）喘息和胸闷：不是COPD的特异性症状。部分患者特别是重度患者有喘息；胸部紧闷感通常于劳力后发生，与呼吸费力、肋间肌等容性收缩有关。

（5）全身性症状：在疾病临床过程中，可能会发生全身性症状，如体重下降、食欲减退、外周肌萎缩和功能障碍、精神抑郁和（或）焦虑等。合并感染时可咳血痰或咯血。

（三）体征

COPD早期体征可不明显。随着疾病进展，常有以下体征：

（1）视诊及触诊：胸廓形态异常，包括胸部过度膨胀、前后径增大、剑突下胸骨下角（腹上角）增宽及腹部膨出等；常见呼吸变浅，频率增快，辅助呼吸肌如斜角肌及胸锁乳突肌参加呼吸运动，重症可见胸腹矛盾运动；患者不时采用缩唇呼吸以增加呼出气量，呼吸困难加重时常采取前倾坐位；低氧血症者可出现黏膜及皮肤发绀，伴右心衰竭者可见下肢水肿、肝大。

（2）叩诊：由于肺过度充气使心浊音界缩小，肺肝界降低，肺部叩诊可呈过度清音。

（3）听诊：两肺呼吸音可减低，呼气相延长，平静呼吸时可闻及干啰音，两肺底或其他肺野可闻及湿啰音；心音遥远，剑突部心音较清晰响亮。

二、慢性阻塞性肺疾病的诊断方法

（一）确诊 COPD 的检测方法

COPD 的漏诊率很高，肺功能检查是诊断 COPD 的唯一方法，应推荐人群筛查肺功能，高危人群定期监测肺功能。

（二）肺功能检测

肺功能检查是判断气流受限的客观指标，重复性好，对 COPD 的诊断、严重度评价、疾病进展、预后及治疗反应等均有重要意义。气流受限是以第一秒用力呼气容积（FEV_1）和 FEV_1 与用力肺活量（FVC）之比（$FEV_1/FVC\%$）降低来确定的。$FEV_1/FVC\%$ 是 COPD 的一项敏感指标，可检出轻度气流受限。FEV_1 占预计值的百分比是中、重度气流受限的良好指标，它变异性小，易于操作，应作为 COPD 肺功能检查的基本项目。吸入支气管扩张剂后 $FEV_1 < 80\%$ 预计值且 $FEV_1/FVC\% < 70\%$ 者，可确定为不能完全可逆的气流受限。呼气峰流速（PEF）及最大呼气流量—容积曲线（MEFV）也可作为气流受限的参考指标，但 COPD 患者 PEF 与 FEV_1 的相关性不强，PEF 有可能低估气流阻塞的程度。

（三）支气管舒张试验

作为辅助检查，支气管舒张试验有一定价值。

（1）有利于鉴别 COPD 与支气管哮喘。

（2）可获知患者能达到的最佳肺功能状态。

（3）与预后有更好的相关性。

（4）可预测患者对支气管舒张剂和吸入皮质激素的治疗反应。

（四）胸部 X 线

X 线检查对确定肺部并发症及与其他疾病（如肺间质纤维化、肺结核等）鉴别有重要意义。COPD 早期胸片可无明显变化，以后出现肺纹理增多、紊乱等非特征性改变；主要 X 线征为肺过度充气。表现为肺容积增大，胸腔前后径增长，肋骨走向变平，肺野透亮度增高，横膈位置低平，心脏悬垂狭长，肺门血管纹理呈残根状，肺野外周血管纹理纤细稀少等，有时可见肺大疱形成。并发肺动脉高压和肺源性心脏病时，除右心增大的 X 线征外，还可有肺动脉圆锥膨隆，肺门血管影扩大及右下肺动脉增宽等。

（五）胸部 CT 检查

胸部 CT 检查一般不作为常规检查，但高分辨率 CT 对辨别小叶中心型或全小叶型肺气肿及确定肺大疱的大小和数量有很高的敏感性和特异性，对预计肺大疱切除或外科减容手术等的效果有一定价值。

（六）动脉血气分析

当 $FEV_1 < 40\%$ 预计值时或患有呼吸衰竭或右心衰竭的 COPD 患者均应做动脉血气分析检查。动脉血气分析异常首先表现为轻、中度低氧血症。随疾病的进展低氧血症逐渐加重，并出现高碳酸血症。呼吸衰竭的血气诊断标准为静息状态海平面吸空气时动脉血氧分压（PaO_2）$< 60\ mmHg$，伴或不伴动脉血二氧化碳分压（$PaCO_2$）$> 50\ mmHg$。

（七）其他实验室检查

低氧血症即 $PaO_2 < 55\ mmHg$ 时，血红蛋白及红细胞可增高，红细胞压积 $> 55\%$ 可诊断为红细胞增多症。并发感染时，痰涂片可见大量中性白细胞，痰培养可检出各种病原菌，常见者为肺炎链球菌、流感嗜血杆菌、卡他莫拉菌、肺炎克雷伯杆菌等。

三、慢性阻塞性肺疾病急性加重期（AECOPD）的诊断以及其严重性的评价

美国胸科学会和欧洲呼吸学会的 COPD 共识报告将 AECOPD 定义为：COPD 患者出现超过平常变异的呼吸困难、咳嗽和（或）咳痰变化，需要调整原有治疗方案。

根据我国国情可以依据以下标准来定义 COPD 急性加重：COPD 患者出现具备下列中 2 个以上症状（其中至少 1 个为主要症状），并持续至少 2 天；主要症状包括气促（呼吸困难）、痰量增加、脓性痰；次要症状包括咳嗽、喘息、胸闷、感冒等。当患者出现运动耐力下降、发热和（或）胸部影像异常时可能为 COPD 加重的征兆。气促加重，咳嗽痰量增多及出现脓性痰常提示细菌感染。

应特别注意了解本次病情加重或新症状出现的时间，气促、咳嗽的严重程度和频度，痰量和痰液颜色，日常活动的受限程度，是否曾出现过水肿及其持续时间，既往加重时的情况和有无住院治疗，以及目前的治疗方案等。本次加重期肺功能和动脉血气结果与既往对比可提供极为重要的信息，这些指标的急性改变较其绝对值更为重要。对于严重的 COPD 患者，神志变化是病情恶化和危重的指标，一旦出现需及时送医院救治。此外，COPD 急性加重次数也可作为 COPD 严重程度的一项监测指标。

（一）肺功能测定

加重期患者常难以满意地完成肺功能检查。$FEV_1 < 1\ L$ 可提示严重发作。

（二）动脉血气分析

静息状态下在海平面呼吸空气条件下，$PaCO_2 < 60\ mmHg$ 和（或）$SaO_2 < 90\%$，

提示呼吸衰竭。如 $PaO_2 < 50$ mmHg，$PaCO_2 > 70$ mmHg，pH < 7.30，提示病情危重，需进行严密监护或入住 ICU 行无创或有创机械通气治疗。

（三）胸部 X 线影像、心电图（ECG）检查

胸部 X 线影像有助于 COPD 加重与其他具有类似症状的疾病相鉴别。ECG 对心律失常、心肌缺血及右心室肥厚的诊断有帮助。螺旋 CT、血管造影和血浆 D- 二聚体检测在诊断 COPD 加重患者发生肺栓塞时有重要作用，但核素通气灌注扫描在此诊断价值不大。低血压或高流量吸氧后 PaO_2 不能升至 60 mmHg 以上可能提示肺栓塞的存在，如果临床上高度怀疑合并肺栓塞，则应同时处理 COPD 和肺栓塞。

（四）其他实验室检查

血红细胞计数及红细胞比容有助于了解有无红细胞增多症（红细胞比容 $> 55\%$）或出血。部分患者白细胞计数增高及中性粒细胞核左移可为气道感染提供佐证。但通常白细胞计数并无明显改变。

四、慢性阻塞性肺疾病的治疗措施

（一）稳定期的治疗

（1）预防性用药：①支气管舒张药，包括短期按需使用和长期规则使用。②受体激动剂，短效制剂（沙丁胺醇、特布他林）、长效制剂（沙美特罗、福莫特罗）。③抗胆碱能药，异丙托溴铵。④茶碱类，氨茶碱、多索茶碱。

（2）长期家庭氧疗（LTOT）：可提高 COPD 慢性呼吸衰竭患者的生活质量和生存率。

LTOT 指征：$PaO_2 < 55$ mmHg 或 $SaO_2 \leqslant 88\%$，有或没有二氧化碳潴留；PaO_2：$50 \sim 60$ mmHg 或 $SaO_2 < 89\%$，并有肺动脉高压、心力衰竭、水肿或红细胞增多症。

LTOT 方法：鼻导管给氧，氧流量 $1.0 \sim 2.0$ L/min，吸氧时间 > 15 h/d，维持在静息状态下，$PaO_2 \geqslant 60$ mmHg 和（或）$SaO_2 \geqslant 90\%$。

（3）免疫治疗。

（4）慢性阻塞性肺疾病的腹式呼吸锻炼。

（5）戒烟，避免发病的高危因素。

（二）急性加重期的治疗

（1）确定急性加重期的病因及病情的严重程度。

（2）根据病情严重程度决定门诊或住院治疗。

（3）支气管舒张剂：主要品种有沙丁胺醇、异丙托溴铵和茶碱类。

（4）氧疗：低流量吸氧。

（5）抗生素：是治疗的关键。一般根据病原菌药敏选用抗生素。

（6）糖皮质激素：急性期可考虑短期使用。

（7）处理并发症。

五、慢性阻塞性肺疾病的预防

（一）耐寒锻炼

耐寒锻炼宜从夏季开始，以冷水洗面，逐渐用冷水擦洗面、颈部，每日 1 ~ 2 次，每次 5 ~ 10 min。1 个月后进而擦洗四肢乃至全身，并在阳光下做呼吸操。待天凉时也要坚持下去，并且早晚到室外活动。冬季视体质状况可改为温水擦洗，注意不要受寒。

（二）坚持慢跑

肺组织由肺泡组成，经常锻炼能保持和增强肺泡弹性。在平静呼吸时，大约仅有 1/20 的肺泡起通气或换气作用，其余的肺泡是陷闭的，所以肺泡的储备力量很大。坚持慢跑锻炼，肺泡张开率就会大幅度提高，使通气量增加多倍。

（三）做呼吸操

（1）深吸细呼：吸气要深，但不宜用力，呼气时将嘴收拢，像吹口哨形状，细细呼气以防止小气道过早关闭，保证肺内气体充分排出。

（2）鼻吸口呼：吸时经鼻，呼时经口。让空气自鼻逐渐吸入，使吸入的空气经过加温、湿化和过滤，减少对气管黏膜的刺激。

（3）呼比吸长：呼气比吸气时间长，时间比约为 2 : 1，吸气速度不能太快，每分钟七八次。以保证肺内气体充分呼出，并减少体力消耗。

（4）腹式呼吸：先呼气，使腹肌收缩，腹部凹陷，膈肌充分上升，吸气时尽量使腹部鼓起，膈肌下降。根据体力，在做腹式呼吸时取站位、坐位或卧位。

（于　瑶）

第四节　支气管哮喘与心源性哮喘

根据最新流行病学调查结果，目前儿童哮喘和成人哮喘都存在诊断不足，很多哮喘没有得到诊断，尤其是老年人。由于诊断不足导致治疗不足。不足的原因是许多患者的症状可以耐受，常常是症状不断多次发作时患者才开始重视。另外一个原因就是很多不典型的哮喘被诊断为其他疾病。儿童哮喘常被误诊为各种类型的支气管炎而反复使用抗生素和止咳药。GINA 指出，虽然"并不是所有的喘息都是哮喘引起的"这一说法常被引用，但因哮喘导致的喘息和其他症状非常常见，所以较为正确的说法应该是"除非有其他原因，所有的喘息都是哮喘引起的"。

一、诊断标准

哮喘可以通过典型的症状如发作性呼吸困难、喘息和胸闷确定诊断。症状有季节性特点、有哮喘或过敏性疾病的家族史对哮喘诊断有帮助。

在询问病史时，下列提问有助于哮喘的诊断：患者有无 1 次或多次发作的喘息？运动后有无喘息或咳嗽？在接触过敏原或污染物后有无喘息、胸闷或咳嗽？在感冒以后有无合并下呼吸道症状？感冒是否持续 10 天以上？在接受适当的抗哮喘治疗后症状有无改善？

哮喘的最常见体征是听诊闻及哮鸣音，但部分患者体格检查不能发现异常。严重的哮喘发作可以出现发绀、意识模糊、心动过速、辅助呼吸肌参与呼吸等，但也可以听不到哮鸣音。

目前临床诊断支气管哮喘依据的是中华医学会呼吸病学分会哮喘学组制定的《支气管哮喘防治指南》，其中支气管哮喘的诊断标准明确为：

（1）反复发作、喘息、气急、胸闷或咳嗽，多与接触变应原、冷空气、物理、化学性刺激、病毒性上呼吸道感染、运动等有关。

（2）发作时在双肺可闻及散在或弥漫性、以呼气相为主的哮鸣音，呼气相延长。

（3）上述症状可经治疗缓解或自行缓解。

（4）除外其他疾病所引起的喘息、气急、胸闷和咳嗽。如慢性支气管炎、阻塞性肺气肿、支气管扩张、肺间质纤维化、急性左心衰竭等。

（5）临床表现不典型者（如无明显喘息或体征）应至少具备以下一项试验阳性：

①支气管激发试验或运动试验阳性。

②支气管舒张试验阳性，即一秒钟用力呼气容积（FEV_1）增加 15% 以上，且 FEV_1 增加绝对值 > 200 ml。

③最大呼气流量（PEF）日内变异率或昼夜波动率 ≥ 20%。

符合（1）~（4）条或（4）、（5）条者，可以诊断为支气管哮喘。

这一标准把哮喘的诊断分为两种情形，一种是符合（1）~（4）项者，具有典型的症状、体征和发病特点；另一种是符合（4）、（5）项者，临床表现不典型，但有一项试验阳性。这两种情况的共同之处是必须满足第（4）条，即除外其他引起相同症状的疾病。对于典型的哮喘患者，仅凭病史、症状和体征即可做出初步诊断，但为了排除其他疾病，则有必要行进一步的检查才能确诊。符合（1）～（4）项者常常同时符合第（5）项，这更有利于哮喘的诊断及鉴别诊断。

二、分期与分级

《全球哮喘防治创议（GINA）》规定哮喘分为非急性发作期和急性发作期，前者分为4级。世界各国的哮喘防治指南均推荐这种分期和分级标准，并主张分级治疗，这一观念也为越来越多的医生所接受。我国的哮喘诊治指南将哮喘分为急性发作期、慢性持续期和缓解期，慢性持续期仍分为4级。近年的修订版仍沿用这一方法。

所谓分级治疗，是指根据哮喘病情严重程度的不同，采取相应的药物治疗方案，其核心是吸入型糖皮质激素（ICS）联合受体激动剂。根据病情轻重，ICS的使用剂量和受体激动剂的使用次数不同，同时随病情加重逐渐增加其他药物的种类和剂量，如茶碱、白三烯受体拮抗剂、色甘酸钠、奈多酸钠乃至全身激素。分级治疗的另一核心内容是根据治疗后哮喘控制程度对治疗方案进行动态调整，即所谓升级或降级治疗。

为了制订正确的治疗方案，包括用药的种类、方法、剂量、疗程等，在确定哮喘的诊断后必须对其病情的严重程度做出客观而准确的判断。所以哮喘的分期和分级在临床上显得尤为重要。

（一）分期

根据临床表现哮喘可分为急性发作期、慢性持续期和缓解期。急性发作期是指喘息、气促、咳嗽、胸闷等症状突然发生，或原有症状急剧加重，常有呼吸困难，以呼气流量降低为其特征的阶段。常因接触变应原、刺激物或呼吸道感染诱发。其程度轻重不一，可在数小时或数天内出现，偶尔可在数分钟内危及生命。慢性持续期是指在相当长的时间内，每周均不同频率和（或）不同程度地出现症状（喘息、气急、胸闷、咳嗽等）。缓解期系指经过治疗或未经治疗症状、体征消失，肺功能恢复到急性发作前水平，并维持4周以上。我国的《支气管哮喘防治指南（征求意见稿）》，将"缓解期"定义为"维持3个月以上"。

GINA方案把哮喘分为非急性发作期和急性发作期，实际上非急性发作期就是慢性持续期或缓解期。哮喘被定义为气道慢性炎症，本身就有慢性、持续的含义。对于非急性加重期患者，是否处于缓解期并没有指导治疗的实际意义，这就是GINA没有明确规定缓解期标准的理由。但在临床上若要观察某种药物或某种新疗法的效果，缓解期的概念是必不可少的，而且需要客观、严格界定。对于哮喘急性发作的分期，临床医生、患者都比较重视，容易掌握，但对于哮喘急性加重的概念却容易忽视。哮喘加重的定义为：气促、咳嗽、喘息、胸闷或这些症状的组合呈进行性加重。哮喘加重的定义包括哮喘急性发作加重的程度可以从缓慢进展到迅速危及生命。目前对哮喘加重的严重度做了比较一致的界定。轻度加重为：①与基础值比较第一秒用力呼气容积（FEV_1）下降 ≥ 20%；②在随访的 7 d 内，与基线比较最大呼气流速（PEF）下降 ≥ 20% 的天数 > 2 d，或每天使用 β_2 受体激动剂的天数 > 2 d，或在临床上有哮喘发作的症状。有任何下列 1 项指标则可做出严重哮喘加重的诊断：因哮喘发作需要口服糖皮质激素治疗 3 d；因哮喘发作需要住院或急诊治疗；连续 2 d 晨间 PEF 低于基线值 70%。

（二）病情严重程度分级

目前的分级标准包括 3 个部分：治疗前哮喘病情严重程度分级、治疗期间哮喘病情严重程度分级和哮喘急性发作时病情严重程度分级。GINA 强调哮喘临床控制的概念，并根据控制情况对哮喘进行分级，分为控制、部分控制和未控制。这种新的分级法容易被临床医生掌握，有助于指导临床治疗。

哮喘严重度分级的依据是：①症状发作的频率；②夜间哮喘发作的次数；③哮喘对生活质量的影响（对活动和睡眠的影响为主要指标）；④肺功能受损情况［以第一秒用力呼气容积占预计值百分比（FEV_1 占预计值%）为指标］；⑤PEF 变异率。

在哮喘非急性发作期如仍有不同程度的哮喘症状，则可定义为哮喘慢性持续。哮喘慢性持续期按病情可以分为间歇发作、轻度持续、中度持续和重度持续。

1. 治疗前哮喘病情严重程度分级

微型 PEF 测量仪简便、经济，能客观和敏感地反映哮喘的气道阻塞及病情变化。哮喘诊断和治疗的国际共识报告和 GINA 均推荐哮喘患者使用 PEF 作为自我监测病情的重要方法。国外哮喘患者使用 PEF 自我监测较为普遍，而国内的普及率却非常低。笔者的研究也显示，仅按临床表现进行严重度分级与 PEF 测定分级仍有较大差异，两者相结合可以正确指导临床治疗，避免治疗不足或过度治疗。正确地评估哮喘的严重度，宣传教导患者主动、长期正确监测记录 PEF，能给医生治疗提供可靠依据，以早日达到控制哮喘的目标。

2. 治疗期间哮喘病情严重程度分级

当患者已经处于规范化分级治疗期间，哮喘病情严重程度分级则应根据目前的临床表现和每天用药方案所处的级别进行综合判断。应避免在实际工作中对哮喘病情的低估。例如，1 例有轻度持续哮喘症状的患者，目前的治疗级别是按照轻度持续（第二级）的治疗方案，经过治疗后患者目前的症状和肺功能仍为轻度持续（第二级），说明目前的治疗级别不足以控制病情，应该升级治疗；因此，病情严重程度的分级应为中度持续（第三级）。区分治疗前和规范化分级治疗期间的病情严重程度分级，目的在于避免在临床诊治过程中对哮喘病情的低估，并指导正确使用升降级治疗。

在新的指南中，治疗期间的严重程度分级已被取消，取而代之的是根据控制水平进行分级。

3. 哮喘急性发作时病情严重程度分级

哮喘急性发作是指喘息、气促、咳嗽、胸闷等症状突然发生，或原有症状急剧加重，常有呼吸困难，以呼气流量降低为其特征，常因接触变应原、刺激物或呼吸道感染诱发。

哮喘急性发作的程度有轻、中、重度和危重之分，分级标准根据发作时的症状和体征、PEF 和血液气体分析的结果，但没有充分考虑发作前的哮喘严重程度，因此急性发作控制后获得缓解的程度各不相同，多数只能恢复到急性发作前的程度，达不到完全控制的标准。

哮喘急性发作严重度分级中的重度和危重度者，常被称为重症哮喘。

经常规治疗症状继续恶化或伴严重并发症者，称为难治性急性重症哮喘或突发致死性哮喘。这类哮喘起病为暴发性发作，短时间内进入危重状态，迅速出现昏迷、呼吸衰竭，甚至窒息，发作数分钟至数小时内死亡。典型的重症哮喘诊断并不困难，然而特殊类型的重症哮喘因其临床症状的不典型，或非哮喘病而呈重症哮喘样发作，所以很容易导致误诊或漏诊。

临床常见各种特殊类型的哮喘，包括不同人群哮喘。特殊类型哮喘症状不典型：如"静肺"型哮喘或沉默型哮喘、咳嗽型哮喘、夜间哮喘、运动型哮喘、癫痫样哮喘、晨性哮喘、妊娠哮喘及月经哮喘等；而且这类哮喘的症状具有易变性和突变性：当伴随并发症时如气胸和纵隔气肿、呼吸衰竭、猝死等，会使原有的症状和体征被掩盖。

在诊断哮喘时不能拘泥于哮鸣音的存在与否。胸部的"沉默状态"即双肺呼吸音减低、不能闻及干湿啰音或哮鸣音，这种"静音"的胸部往往是哮喘病情极危重的征象，随着哮喘的加重，气道被黏液广泛堵塞，通气量严重下降，此时可不出现哮鸣音。另外，哮鸣音的强弱同时还取决于呼吸的力量，如患者发病时间较长、重度憋喘导致极度衰弱、呼吸肌疲劳导致呼吸流速减慢，哮鸣音可明显减弱。这种情况如不仔细询问病史并做必要的检查，而是拘泥于哮鸣音的存在与否，就可能做出错误的诊断。

重症哮喘样发作是指临床症状虽呈典型哮喘，但病因却为其他疾病，如心源性哮喘、气胸性哮喘、大气道阻塞性疾病、慢性喘息性支气管炎等。重症哮喘样发作往往是急性心肌梗死合并急性左心衰竭的表征，由于急性左心衰时肺淤血和肺顺应性降低，可出现胸闷、气急、喘息等，听诊双肺可闻及哮鸣音及湿啰音，因而称为心源性哮喘。如果不仔细询问病史，观察痰液性状，并进行必要的胸部 X 线、心电图检查，往往很难将两者区分。

三、哮喘控制的诊断

为了指导各国哮喘防治工作者努力实现哮喘的完全控制，降低哮喘的患病率和死亡率，提高患者的生活质量和工作质量，GINA 提出了哮喘治疗目标和哮喘控制的概念，制订了哮喘分级治疗标准，并且强调哮喘教育的重要性。这些方针策略相互联系、相互促进，目的只有一个，就是实现对哮喘的控制。GINA 特别强调哮喘控制在哮喘治疗中的重要地位。

（一）哮喘治疗目标和哮喘控制是不同的概念

GINA 提出的哮喘治疗目标共有 7 项：有效控制急性症状并维持最轻的症状，最好是无任何症状；防止哮喘的加重；尽可能使肺功能维持在正常或接近正常水平；保持正常活动（包括运动）的能力；避免哮喘药物治疗的不良反应；防止发生不可逆的气流受限；防止哮喘死亡，降低哮喘死亡率。

GINA 提出根据临床控制状况将哮喘分为控制、部分控制和未控制 3 种类型。

最新指南提出，以控制哮喘临床特征、肺功能为目标进行哮喘治疗。这一转变反映了在患者进行药物治疗方面所取得的进步。

（二）使用哮喘管理工具评估哮喘控制

1. 慢性病的治疗目标

很多慢性疾病都有非常明确的治疗目标，并以具体、量化的数值作为目标值治疗方案的设计是为了实现这些特定的目标值，以达到疾病的"控制"。如高血压的治疗是以将血压控制在 140/90 mmHg 或更低为目标；糖尿病则以糖化血红蛋白低于 6.5% 为目标；脂肪代谢紊乱以 LDL < 100 mg/dl 为目标。

2. 哮喘的评估工具

在哮喘的治疗和管理中，理想的评估工具应具备：便于操作、具有客观指标可定量评估哮喘控制水平、具有简单的目标值可指导治疗、检测哮喘控制水平的变化敏感性高、可预测治疗结果、可作为肺功能检查的补充以及与肺功能的相关性好等特征。

目前可用于临床评估哮喘的问卷主要有：哮喘控制问卷（ACQ），该问卷计分方式较烦琐，所包含的肺功能测试在基层医院还不能普及。哮喘治疗评估问卷（ATAQ），该问卷对哮喘控制评价可能不全面；30 s 哮喘控制测试，该测试还未经过有效性验证。哮喘控制测试（ACT）是由 Nathan 等人总结的一种评估哮喘控制水平的方法，经欧美国家的可行性评估研究证实，ACT 是一种简便、有效、可靠的哮喘评估工具。GINA 将 ACT 正式列为可长期监测哮喘控制水平的有效评估工具。我国进行的一项全国多中心、前瞻性的临床研究也显示，ACT 具有较好的可靠性、有效性及筛查精确性。

ACT 所选择的 5 项内容为：呼吸困难、夜间症状、对生活和工作的影响、急救药物的使用、患者对哮喘控制的主观感受。每一项分为 5 个等级，分值分别为 1 ~ 5 分，满分 25 分，ACT 得分 25 分，提示患者哮喘已达到完全控制，但至少需维持哮喘控制 3 个月以上，然后考虑在确保维持哮喘控制状态下进行减量治疗；ACT 得分 20 ~ 24 分，提示患者哮喘良好控制，但尚未达到完全控制。应继续维持治疗，以早日达到哮喘完全控制；ACT 得分低于 20 分，提示患者哮喘未得到控制，可考虑升级治疗或加强随访，尽早达到哮喘控制。

ACT 用于儿童哮喘控制测试时，问题增加到 7 个，其中前 4 个问题由哮喘患儿回答：今天你的哮喘怎么样？当你在跑步、锻炼或运动时，哮喘是个多大的问题？你会因哮喘而咳嗽吗？你会因为哮喘而在夜里醒来吗？后 3 个问题由家长回答：在过去的 4 周里，您的孩子有多少天有哮喘日间症状？在过去的 4 周里，您的孩子有多少天因为哮喘在白天出现喘息声？在过去的 4 周里，您的孩子有多少天因为哮喘而在夜里醒来？

国内外众多临床研究证实，ACT 是一种简易、有效、可靠的哮喘评估工具，可作为肺功能检测的补充，并可改善医患交流，提高患者对哮喘治疗的依从性，以及对达到哮喘控制的期望值。除有助于临床医生评估患者的哮喘控制水平外，也可用于患者哮喘控制水平的自我评估。

什么才是理想或首选的检测哮喘控制状况的方法？这是一个现在还尚未解决的重要问题。最近，Slats 等建立的深吸气支气管扩张模型是一项很有意义的研究。哮喘患者的深吸气后支气管扩张能力常受损，这是由于气道炎症或气道重塑导致气道力学的改变。尽管吸入型糖皮质激素可以改善哮喘患者深吸气后气道反应，然而气道炎症仍持续存在，从而在深吸气时影响气道力学。

3. 现代社会的"三高一低"

临床上常以提高患者的 FEV_1、PEF、ACT 等评分为治疗哮喘目标，无论我们选择何种工具作为达到哮喘控制的监测手段，都是要"提高哮喘患者的生命质量和肺通气功能"。哮喘与糖尿病、高血压病、高脂血症一样，是现代社会的常见病，也是内科最多见的慢性病，其治疗理念正在逐步接近。哮喘与其他 3 种疾病不同的是，患者表现为以 FEV_1、PEF 为代表的肺通气功能"降低"，而不是"升高"。长期以来，高血压、糖尿病的管理有很多成功的经验值得哮喘借鉴，将哮喘与这些慢性病放在一起对于提高哮喘长期管理水平势必产生积极影响。笔者认为用"三高一低"来代表这 4 种需要长期管理的慢性疾病，有利于我们提高认识、相互借鉴，取得更好的治疗和预防效果。

四、心源性哮喘

心源性哮喘是急性左心衰竭的主要表现，是由于急性心脏病变引起左心室排血量显著和急骤减少，导致组织、器官灌注不足和急性肺淤血的综合征。严重者发生心源性休克。

大多数心源性哮喘发生在已有慢性充血性心力衰竭病史的患者，原有心脏收缩或舒张功能障碍而临床尚无心力衰竭症状的部分心脏病患者，在某些诱因下也可突然发生心源性哮喘。

（一）心源性哮喘的病因

（1）急性弥漫性心肌损害、广泛性急性心肌梗死、急性重症心肌炎、扩张型心肌病、肥厚型心肌病等，由于大量心肌丧失功能，导致急性心肌收缩力减低和舒张功能障碍而引起急性心力衰竭。

（2）急性压力负荷过重、高血压性心脏病患者血压急剧升高，主动脉瓣狭窄或梗阻性肥厚型心肌病患者由于左心室压力负荷过重，排血受阻而致急性左心衰竭。严重二尖瓣狭窄、左心房黏液瘤或血栓嵌顿瓣口，可致左心室舒张期充盈减少，左心室排血量降低，肺静脉及肺毛细血管压力增高，当感染、体力活动、情绪激动等诱发因素使体循环回心血量增多、左心室排血量低于右心室排血量时，则发生急性左心衰竭。

（3）急性容量负荷过重由急性心肌梗死、感染性心内膜炎等引起的乳头肌功能不全或断裂、腱索断裂、瓣膜穿孔等可致急性瓣膜反流；人工瓣膜损坏、主动脉窦瘤破入心腔、室间隔穿孔，以及输血或输液过多、过快等诱因均可导致急性左心室容量负荷过重而发生急性左心衰竭。

（4）急性心室舒张受限由急性心包渗液或积血引起的急性心脏填塞，可致心排血量减低和肺循环淤血。快速性心律失常因左心室舒张期缩短，肺静脉血液不能充分回流，引起肺静脉、肺毛细血管压力急骤升高而发生急性肺水肿，从而导致急性左心衰竭。

（二）临床表现

由于肺循环淤血导致液体由肺毛细血管内逸出至肺间质、肺泡，可影响气体交换和产生急性肺水肿。典型者常突然发生呼吸困难、高度气促、呼吸浅速端坐呼吸、咳嗽，以肺泡性肺水肿为主时常咳白色或粉红色泡沫样痰，面色灰白、口唇及肢端发绀、大汗淋漓、烦躁不安、心悸、乏力等；以肺间质肺水肿为主时，只是频繁咳嗽而无泡沫样痰。

体征包括双肺广泛水泡音和（或）哮鸣音。以间质性肺水肿为主者，以哮鸣音和细湿啰音为主；肺泡性肺水肿则双肺满布大、小水泡音伴哮鸣音。心率增快可伴心律失常，心尖区可闻及奔马律及收缩期杂音，有时因双肺啰音可掩盖原有心脏杂音以致听不清楚，心界向左下扩大，可有交替脉，不同的心脏病尚有相应的症状和体征。发病开始时可有一过性血压升高，病情如不缓解，血压可持续下降直至休克。轻中型急性左心衰竭常表现为阵发性夜间呼吸困难，患者入睡后突觉胸闷、气促而被迫坐起，两肺明显哮鸣音，在坐起咳出泡沫样黏痰后症状逐渐好转。严重急性左心衰竭可发生晕厥、心源性休克和心脏停搏。

（三）实验室及辅助检查

1. X线片

可见间质性肺水肿，肺野透亮度下降呈云雾状，肺纹理增多、增粗、模糊，肺门边缘轮廓不清，有K-B线；肺泡性肺水肿，典型者表现为双肺门大片蝴蝶形云雾状阴影并向周围肺野扩展呈放射状分布，大多数表现为肺野广泛分布大小不等点片状阴影，边缘模糊，可融合为大片，也可呈粟粒状阴影，少数为大叶性或局限性高密度阴影。透视可见心界扩大、心尖搏动减弱等表现。

2. 心电图

常表现为窦性心动过速或各种心律失常，心肌缺血，左心房、左心室肥大等图形。

3. 超声心动图

显示左心房、左心室扩大，可有程度不同的心室壁运动幅度减弱，左心室射血分数降低。

近年研究认为，血清脑钠肽水平在心源性哮喘时明显升高，可作为与非心源性呼吸困难鉴别的指标。

（四）心源性哮喘与支气管哮喘的鉴别

支气管哮喘多在儿童或青少年期起病，常有反复发作哮喘病史或过敏史、家族史等；发作时带哮鸣音的呼气性呼吸困难，无痰或咳白色泡沫痰，可自行缓解或用支气管解痉药缓解为其特征；肺部以哮鸣音及干啰音为主病程长者常有肺气肿。

（赵　帅）

第五节　肺血管疾病的康复护理

一、疾病概述

肺栓塞（PE）是较常见的心血管急症，临床表现缺乏特异性；随肺动脉及其分支堵塞程度及时间不同，可出现不同的临床表现，导致漏诊率较高。尸检发现临床隐匿性 PE 或生前 PE 未获诊断者高达 84%。尽管"急性 PE 临床可能性评分"及实验室检查（D- 二聚体检查）可为临床诊断提供客观指导，但确诊主要依靠影像学检查。目前，选择性肺动脉造影是诊断急性 PE 的金标准，其假阳性少、不易漏诊；但其为创伤性检查，费用较贵，不适合较重患者，且存在一定的死亡风险和并发症，故不适合临床推广使用。

肺 V/Q 显像为无创检查，任何影响肺毛细血管血流灌注的因素均表现为病变区域放射性稀疏或缺损，故其对 PE 检出具有的高灵敏度和低特异性。PTE 患者的肺 V/Q 显像阳性率为 97.5%；肺 V/Q 显像对周围型 PE 诊断的灵敏度、特异性均明显高于中央型，因急性非大面积 PTE 患者以周围型为主，故周围型所占比例大。肺 V/Q 显像与 PTE 发生时间有一定关系，如检查时间较晚，栓子自溶则检查结果可为正常。临床应用的 CTEPH 无创性诊断方法主要是核素肺 V/Q 显像，肺动脉栓塞栓子 86% 来源于下肢深静脉血栓脱落，有下肢深静脉血栓形成的患者 51% 可能发生肺栓塞，故早期诊断肺栓塞很重要。^{99m}Tc–MAA 肺灌注显像结合 ^{99m}Tc–DTPA 肺通气显像是目前最有效和准确的无创性方法。

二、肺 V/Q 检查方法

肺 V/Q 显像 GE 采用 Millennium VG Hawkeye 双探头仪及核素显像器，配低能通用准直器；通气设备用 ^{99m}Tc 气体发生器。对疑诊 PTE 患者先行 ^{99m}Te 气体肺显像，反复吸入 2 ~ 5 次 ^{99m}Tc 气体后，常规取前后（AP）、后前（PA）、右侧（RL）、左侧（LL）、右后斜（RPO）及左后斜（LPO）六个体位进行摄像。必要时增加左前斜（LAO）及右前斜（RAO）两个体位进行肺 V/O 显像，采集矩阵 256×256，每帧图像计数 2×10^5，2 小时后患者仰卧于检查床上，经肘静脉注射 ^{99m}Tc 聚合白蛋白 145 ~ 185MBq（同时行双下肢深静脉显像者经双下肢浅静脉注射）；10min 后采用与肺 V 显像相同条件进行肺 Q 显像，每个体位采集计数 5×10^5。显像结束后处理图像，并发至医学图像存档与通信系统。

三、肺通气（Ⅴ）显像

1. 肺 Ⅴ 显像剂
肺通气用的放射性气溶胶是由气溶胶雾化器将 ^{99m}Te–DTPA 溶液雾化而成。
2. 肺 Ⅴ 显像正常值
由于通气显像法是动态连续过程，每期的时间较短，一般只用 PA 位摄片。吸入及平衡期正常图像为两肺放射性分布较均匀对称，吸入期的肺较平衡期略大，洗脱期第 1 min 时肺内放射性已明显减低，图像较前两个时期不清晰，第 3 min 时肺影已基本消失，气道无放射性沉积，放射性接近本底。

3. 肺 V 显像临床意义

（1）临床上用于了解呼吸道的通畅情况及各种肺疾病的通气功能，也可用于估价药物或手术治疗前后的局部肺通气功能，以指导治疗和观察疗效，常与肺灌注显像配合，用于肺栓塞和阻塞性肺疾病的诊断和鉴别诊断。

（2）肺 V 显像显示异常或受损肺叶，肺段显示相应放射性缺损提示气道完全或不完全阻塞。

（3）若肺 V 显像正常，而肺灌注显像异常，提示肺血管阻塞性疾病，如肺栓塞、肺血管炎等。

（4）若肺 V/Q 显像均异常，则多为气道疾病所致的肺实质疾病，如慢性阻塞性肺疾病等。

四、肺灌注（Q）显像

当静脉注入直径 > 10 μm 的放射性颗粒，并随血流灌注到肺的毛细血管（直径 7 ~ 10 μm）时，这些颗粒就不能通过而暂时滞留于管腔内，其分布与肺局部血流有关，可作为肺局部血流灌注的指标，称为肺灌注显像，用于检查肺动脉血流的分布，肺血液灌注功能状态的检查。适用于：①肺动脉栓塞；②慢性阻塞性肺疾病，肺动脉高压患者；③结缔组织疾病，主动脉炎疑有肺动脉受累者；④肺部占位性病变的诊断。

（一）肺 Q 显像剂

（1）常用的放射性药物有：^{99m}Tcm 或 ^{131}I 标记大颗粒聚合人血清白蛋白（^{99m}Tc-labeled macro-aggregated albumin，^{99m}Tc-MAA）或微粒，3Xe 生理盐水等。临床多以 ^{133}Tc-MAA 作为肺灌注显像剂，然而，目前大颗粒聚合白蛋白（macro-aggregated albumin，MAA）的来源问题引起广泛关注。人血白蛋白是 MAA 的重要组成成分，主要源于捐献的血液。尽管对献血者常规筛检乙型肝炎、丙型肝炎及艾滋病病毒（HIV）感染，但对其他传染性疾病如克雅氏病却从未筛检。

（2）新型显像剂：以 ^{99m}Tc（CO）$_5$I 作为一种新型合成的显像剂替代 ^{99m}Te-MAA，有利于减少疾病传播，^{99m}Tc（CO）$_5$I 放化纯度高，肺内摄取率高，可为肺灌注显像提供更加广阔的前景。

（二）肺 Q 显像正常值

正常图像两肺轮廓完整，放射性分布比较均匀，肺外带及肺尖放射性略低，AP 位右肺底常呈向上弧形，左肺内有主动脉弓及心脏压迹，因而小于右肺，PA 位两肺大小接近，中间空白区为脊柱及纵隔，心影被左下肺遮盖而不清楚，LL 位前下缘内凹为心脏压迹。

（三）肺 Q 显像临床意义

（1）不正常肺灌注显像图表现为肺叶或肺段性（楔形，常见于肺栓塞）或不规则形放射性缺损，但一个体位出现的缺损尤其是斜位，必须在其他体位也有同样部位的缺损才能判断异常。

（2）正常吸烟者的图像，有时可能有小的灌注缺损区。

（3）胸膜病变可影响正常图形，如胸膜增厚或少量胸腔积液在侧位或斜位可产生"叶间征"（叶间裂增宽，形成线性放射性缺损）；中量积液可形成类似肺段状放射性缺损，但改变体位显像可消失；大量积液可压迫全肺使肺影缩小。

（4）血栓特异性显像剂通过与血栓结合而获得 PE 的阳性显像，能够很好地区分急性 PE 与治疗后未溶解的血栓，为临床准确治疗和评估预后提供参考。血栓的交联纤维蛋白中广泛存在 D–二聚体抗原表位，即使在应用大剂量肝素抗凝时，仍能够与血液中的抗体结合。

五、康复护理

（一）检查前护理

1. 了解病情

检查前 1 天了解患者病情，因可疑肺动脉栓塞患者大多数有合并慢性支气管炎、肺气肿等病史甚至哮喘，可使用解痉治疗和吸氧改善呼吸状态。

2. 腹式呼吸训练

指导患者正确进行深慢而有节奏的腹式呼吸训练显得尤为重要。肺通气显像成功与否取决于患者肺内吸入锝气体的多少，也就是取决于患者的吸入方法。如患者呼吸情况差，出现气急、气短，几乎不能自我控制，锝气体不能有效地吸入口咽气管进入肺内，肺通气显像就很难完成。无效的吸入方法直接影响肺通气显像质量。

3. 雾化吸入

指导患者取坐位或平卧位，进行深慢而有节奏的腹式呼吸，将尚未加药的吸入口含通导管放入患者的唇齿之间，指导患者模仿吸管吮吸饮料的动作。由于呼吸运动及肺容积的周期性变化不仅降低通气及灌注图像的清晰度，还影响 V/Q SPECT 与 CT 图像的精确配准。通过吸气时肺容积增加，使放射性缺损区易显示，从而提高图像的清晰度及病变检出率。指导做呼气—吸气—屏气训练，呼吸（将呼气至超出功能余量），提高吸气效果。

4. 心理护理

检查当天先对患者及家属解释 ^{99m}Tc–DTPA 肺 V/Q 前准备工作的必要性，解除患者紧张情绪，以积极配合完成检查。

（二）肺通气（V）检查护理

（1）专用治疗室开窗通风，打开抽风机。

（2）协助患者取坐位。

（3）护士在熟练掌握操作规范的同时做好必要的防护措施，如穿防护服，戴口罩、手套等。

（4）在雾化器内加 ^{99m}Tc-DTPA 溶液 1480 ~ 2960MBq（40 ~ 80mCi）；患者口含吸入器，调节氧流量为 8 ~ 10L/min，使 ^{99m}Tc-DTPA 充分雾化，吸入锝气体至潮气量，再屏气 5 ~ 10s，这呼气—吸气—屏气的程序多次重复，一个循环过程可能需要 3 ~ 10 次吸气动作，吸入时间 5 ~ 8min。吸入完毕用清水漱口。文献报道，患者吸入锝气体后 10min 内有 5% 放射性弥散到空气中，因此停止吸入锝气体后，需协助患者戴上口罩。

（5）在进行肺 V 显像过程中严密观察患者呼吸情况，保持对患者发生肺栓塞和肺梗死的高度警惕性。

（6）将用过的手套、口罩、吸入器作为放射性污染的废物，按照放射性废弃物处理原则处理；吸入器为一次性的，不得重复使用。

（三）肺 Q 显像检查护理

（1）在专用治疗室，取仰卧位。

（2）给患者鼻导管吸氧 10min，减少肺血管痉挛造成的肺部放射性分布减低。

（3）护士在熟练掌握操作规范的同时，做好必要的防护措施，如穿防护服，戴口罩、手套等。

（4）摇匀 ^{99m}Tc-MAA 溶液，以免蛋白颗粒沉淀，注射器抽吸药液，穿刺静脉，缓慢注射。由于 ^{99m}Tc-MAA 是大颗粒聚合白蛋白，静脉注入时随血流嵌顿在所灌注血管的毛细血管网中，容易引起血栓塞；深慢而有节奏的腹式呼吸有利于加速血流循环，尽量避免回血，以防颗粒凝聚。

（5）防止放射性药物残留在穿刺点，注射完毕，用 0.9% 生理盐水 10 ml 冲洗。

（6）拔针后正确按压，防止药物发生渗出。

（7）在进行肺 Q 显像过程中严密观察患者呼吸情况，保持对患者发生肺栓塞和肺梗死的高度警惕性。

（8）将用过的手套、口罩、注射器作为放射性污染的废物，按照放射性废弃物处理原则处理。

（四）下肢深静脉显像的护理

（1）在专用治疗室，协助患者取仰卧位。

（2）护士在熟练掌握操作规范的同时，做好必要的防护措施，如穿防护服，戴口罩、手套等。

（3）用弹力绷带分别捆扎双下肢，掌握弹性绷带的使用，捆扎松紧要适度，对于双下肢肿胀的患者，扎上止血带后，要注意肢端血运情况。

（4）在双踝关节上方 10 cm 处扎上止血带，一般选 5 号头皮针，用 0.9% 生理盐水 10 ml 建立双下肢足背静脉通路。

（5）将 2 支备好的 ^{99m}Tc-MAA22.5mCi 在开启 SPECT 机同时，双足静脉同时缓慢注射；注射完毕，用 0.9% 生理盐水 10 ml 冲洗。避免放射性药物残留在穿刺针口，从而减少有效剂量，影响图像质量。

（6）显像结束后，取下止血带，协助患者做双下肢伸展活动；5 min 后，在病情允许的情况下，鼓励患者自行活动，再做延迟显像。

（7）将用过的手套、口罩、吸入器作为放射性污染的废物，按照放射性废弃物处理原则处理。

（代 茜）

后　记

不知不觉间，本书的撰写工作已经接近尾声，作者颇有不舍之情。因为本书是作者在研究心肺血管疾病诊治与康复数年后的一部投入大量精力的作品，倾注了作者的全部心血。但是，想到本书的出版能够为心肺血管疾病诊治提供一定的帮助、为心肺血管疾病康复贡献力量，作者颇感欣慰。同时，本书在编写过程中得到社会各界的广泛支持，在此表示深深的感激与感谢！

作者在本书的撰写与研究过程中，一是通过科学的收集方法，确定了该论题的基本概况，并设计出研究的框架，从整体上确定了论题的走向，随之展开层层论述；二是对常见心肺血管疾病诊治的论述有理有据，先提出问题，然后多角度进行解读，进而给出合理化建议；三是通过深度解析与鞭辟入里的分析，试图构建关于常见心肺血管疾病诊治与康复的系统研究体系，通过理论与案例分析找到常见心肺血管疾病诊治与康复研究的新途径和新内容。

心肺血管疾病诊治与康复不能一蹴而就，需要学者和医生不断探索与实践。因此，作者由衷地期待全社会共同努力，推动常见心肺血管疾病诊治与康复的深入研究。

感谢编写过程中给予帮助的多位老师。因为有了他们的不懈努力与精益求精的专业精神以及对作者的鼓励，才使这部《常见心肺血管疾病诊治与康复》成书，呈现在读者面前。但文章中难免存在不足之处，希望得到各位同行及专家的批评指正。

参考文献

［1］霍勇.心血管内科常见病临床思路精解.北京：科学技术文献出版社，2017.

［2］李鹏，周立宇，肖兴平，等.常见心血管疾病诊疗学.青岛：中国海洋大学出版社，2020.

［3］戎靖枫，王岩，杨茂.临床心血管内科疾病诊断与治疗.北京：化学工业出版社，2021.

［4］苏彦超.心血管内科疾病临床诊疗技术.北京：中国医药科技出版社，2016.

［5］曾和松，汪道文.心血管内科疾病诊疗指南.3版.北京：科学出版社，2013.

［6］侯黎莉.肺血管疾病护理学.北京：人民卫生出版社，2014.

［7］刘锦铭.肺血管疾病经典病例解析.北京：人民卫生出版社，2019.

［8］李圣青.肺血管病及精选病例解析.北京：人民卫生出版社，2017.

［9］杨国良.临床心血管疾病诊疗学.天津：天津科学技术出版社，2018.

［10］何建桂，柳俊.心血管疾病预防与康复.2版.广州：中山大学出版社，2020.

［11］柯新桥，张敏.支气管哮喘.北京：中国医药科技出版社，2008.

［12］徐艳玲.慢性阻塞性肺疾病.北京：中国中医药出版社，2010.

［13］徐娜.心血管内科常见症状的临床护理.世界最新医学信息文摘，2021，21（13）：361-362.

［14］孙玉波.心血管内科护理风险分析与对策.临床医药文献电子杂志，2020，7（35）：120.

［15］陈桂英，张苗苗，吴群红.心血管疾病的整合管理.中国全科医学，2020，23（11）：1368-1371.

［16］刘洋.心血管疾病的疗效观察.糖尿病天地，2019，16（7）：117-118.

［17］冯灿，樊民.心血管疾病防治的常见误区.家庭用药，2019，（5）：19.

［18］朱兆平，赵哲.心血管疾病的保健与康复.中华养生保健，2019，1（1）：34-35.

［19］陈建军.支气管哮喘的治疗.世界最新医学信息文摘，2020，20（25）：111.

［20］罗婷婷.支气管哮喘的危害.幸福家庭，2020，（18）：113.

［21］蔡琳.支气管哮喘的防治.家庭生活指南，2019，（12）：267.

［22］张挺.慢性阻塞性肺疾病康复治疗.养生保健指南，2020，（15）：289.

［23］刘珺.慢性阻塞性肺疾病稳定期患者肺康复护理.甘肃科技，2021，37（4）：119-121.

［24］谭琳.慢性阻塞性肺疾病的发病机制.家庭生活指南，2020，（11）：185-186.

［25］范天慧.慢性阻塞性肺疾病的分析及护理.特别健康，2020，（20）：192.

［26］刁云云.临床心血管护理与合理用药.医药卫生（文摘版），2018，1（9）：121.

［27］郭晓燕.临床心血管内科常见疾病与治疗.家庭医药，2019，5（5）：2-3.

［28］李亚兰，李敏.浅析临床心血管护理以及合理用药.医药卫生（全文版），2017，4（4）：104.

［29］张辉，胡海波，罗勤.肺血管疾病介入治疗的现状与进展.中国医药，2020，15（2）：307-310.

［30］杨涛，何建国.2017年肺血管疾病重要进展.中华医学信息导报，2018，33（4）：13.

［31］刘玉霞，王宏达.肺血管疾病.辽宁医学杂志，1996，2（4）：174-176.

［32］翟振国.肺栓塞与肺血管疾病之2012.中华医学信息导报，2013，3（5）：12.

［33］方毅贞，蔡立慧，魏少君，等.临床心血管内科用药的护理.中国误诊学杂志，2006，6（20）：4066-4067.

［34］徐娜.心血管内科常见症状的临床护理.世界最新医学信息文摘，2021，21（13）：361-362.

［35］张正勇.心肌病的种类有哪些？保健文汇，2020，（7）：102.

［36］童兰，蔡琳.心房心肌病新认识.中华心律失常学杂志，2019，23（3）：265-268.